U0206895

中医非物质文化遗产临床经典名著

本草乘雅半偈

清·卢之颐 著

张永鹏 校注

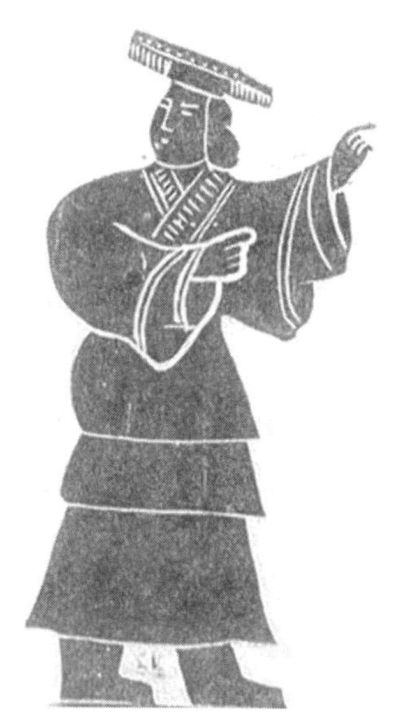

中国医药科技出版社

图书在版编目（CIP）数据

本草乘雅半偈/（清）卢之颐著；张永鹏校注．—北京：中国医药科技出版社，2014.4

（中医非物质文化遗产临床经典名著/吴少祯主编）

ISBN 978 -7 -5067 -6671 -5

Ⅰ.①本…　Ⅱ.①卢…　②张…　Ⅲ.①本草　Ⅳ.①R281

中国版本图书馆 CIP 数据核字（2014）第 029142 号

版式设计　郭小平

出版　中国医药科技出版社

地址　北京市海淀区文慧园北路甲 22 号

邮编　100082

电话　发行：010 -62227427　邮购：010 -62236938

网址　www. cmstp. com

规格　787 ×1092mm 1/16

印张　17

字数　303 千字

版次　2014 年 4 月第 1 版

印次　2023 年 8 月第 2 次印刷

印刷　三河市万龙印装有限公司

经销　全国各地新华书店

书号　ISBN 978 -7 -5067 -6671 -5

定价　69.00 元

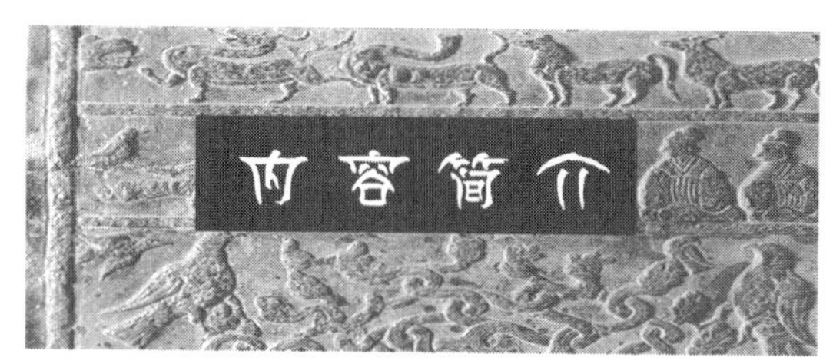

《本草乘雅半偈》由明末清初著名医药学家卢之颐所撰。之颐，字子繇，一字繇生，少时号昔公，又自称卢中人，浙江钱塘（今杭州市）人。作者在其父卢复《本草纲目博议》的基础上，增补撰成《本草乘雅》。所谓乘雅，即体例上分核、参、衍、断四项，四数为乘，诠释为雅。因书稿遭兵燹而亡佚，复凭追忆重写核、参两部分，为原稿之半，故书名《本草乘雅半偈》。

全书取《本经》药物二百二十二种，又于历代名医所纂，采取一百四十三种，以合三百六十五之数。各药之前，注明出处品级。次行列药名、气味、良毒、功效、主治，是为正文。注文低一行，首列“核曰”。核，是核对、考察之意，即与《本经图说》对照，再结合实际情况，阐述别名、释名、产地、形态、采收、贮存、炮制、畏恶等内容。次列“参曰”。参，是参考、研究之意，通过对《本经》的研究，提出之颐对该药功效、形态等有关药学理论的见解。书中亦常夹引“先人云”（卢复语）及缪仲淳、王绍隆、李时珍诸家之论。《四库全书提要》高度评价其议论和选药，谓其“考据赅洽，辨论亦颇明晰”。

本书是一部根据《本草纲目》发挥，以阐述药理为主的本草著作。对研究古代本草学，有一定的价值，是药学工作者研究药物的重要参考书。

《中医非物质文化遗产临床经典名著》
编　委　会

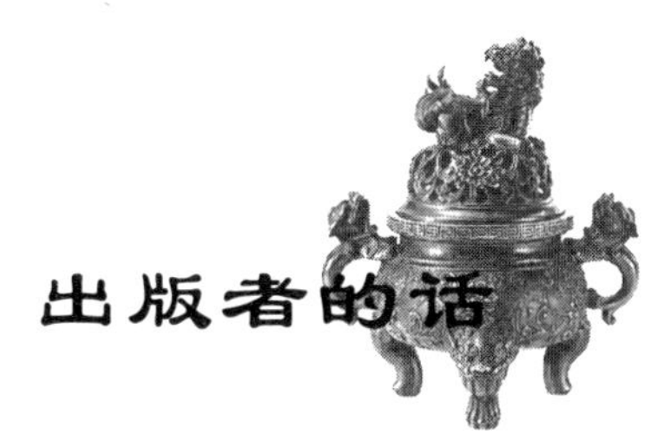

出版者的话

中华医学源远流长，博大精深。早在两汉时期，中医就具备了系统的理论与实践，这种系统性主要体现在中医学自身的完整性及其赖以存续环境的不可分割性。在《史记·扁鹊仓公列传》中就明确记载了理论指导实践的重要作用。在中医学的发展过程中，累积起来的每一类知识如医经、经方、本草、针灸、养生等都是自成系统的。其延续与发展也必须依赖特定的社会人文、生态环境等，特殊的人文文化与生态环境正是构成中医学地域性特征的内在因素，这点突出体现在运用“天人合一”、“阴阳五行”解释生命与疾病现象。

但是，随着经济全球化趋势的加强和现代化进程的加快，我国的文化生态发生了巨大变化，中国的传统医学同许多传统文化一样，正在受到严重冲击。许多传统疗法濒临消亡，大量有历史、文化价值的珍贵医药文物与文献资料由于维护、保管不善，遭到损毁或流失。同时，对传统医药知识随意滥用、过度开发、不当占有的现象时有发生，形势日益严峻。我国政府充分意识到了这种全球化对本民族文化造成的冲击，积极推动非物质文化遗产保护。2005年《国务院办公厅关于加强我国非物质文化遗产保护工作的意见》指出：“我国非物质文化遗产所蕴含的中华民族特有的精神价值、思维方式、想象力和文化意识，是维护我国文化身份和文化主权的基本依据。”

中医药是中华民族优秀传统文化的代表，是国家非物质文化遗产保护的重要内容。中医古籍是中医非物质文化遗产最主要的载体。杨牧之先生在《新中国古籍整理出版工作的回顾与展望》一文中说：“古代典籍是一个民族历史文化的重要载体，传世古籍历经劫难而卓然不灭，必定是文献典籍所蕴含精神足以自传。……我们不能将古籍整理出版事业仅仅局限于一个文化产业的位置，要将它放到继承祖国优秀文化传统、弘扬中华民族精神、建设有中国特色的社会主义的高度来认识，从中华民族的文化传统和社会主义精神文明建设的矛盾统一关系中去理解。”《保护非物质文化遗产公约》指出要“采取措施，确保非物质文化遗产的生命力，包括这种遗产各个方面的确认、立档、研究、保存、保护、宣传、承传和振兴”。因此，立足于非物质文化遗产的保护，确立和展示中医非物质文化遗产博大精深的内容，使之得到更好的保护、传承和利用，对中医古籍进行整理出版是十分必要的。

而且，中医要发展创新，增强其生命力，提高临床疗效是关键。而提高临床疗效的捷径，就是继承前人宝贵的医学理论和丰富的临床经验。在中医学中，经典之所以不朽是因其经过了千百年临床实践的证明。经典所阐述的医学原理和诊疗原则，已成为后世医学的常规和典范，也是学习和研究医学的必由门径，通过熟读经典可以启迪和拓宽治疗疾病的思路，提高临床治疗的效果。纵观古今，大凡著名的临床家，无不是在熟读古籍，继承前人理论和经验的基础上成为一代宗师的。因此，“读经典做临床”具有重要的现实意义。

意识到此种危机与责任，我社于2008年始，组织全国中医权威专家与中医文献研究的权威机构推荐论证，按照“中医非物质文化遗产”分类原则组织整理了本套丛书。本套丛书包括《中医非物质文化遗产临床经典读本》与《中医非物质文化遗产临床经典名著》两个系列，本套丛书所选精当，涵盖了大量为历代医家推崇、尊为必读的经典著作，也包括近年来越来越受关注的，对临床具有很好指导价值的近代经典之作。

本次整理突出了以下特点：①力求准确：每种医籍均由专家遴选精善底本，加以严谨校勘，为读者提供准确的原文。②服务于临床：在书目选择上重点选取了历代对临床具有重要指导价值的作品。③紧密围绕中医非物质文化遗产这一主题，选取和挖掘了很多记载中医独特疗法的作品，尽量保持原文风貌，使读者能够读到原汁原味的中医经典医籍。

期望本套丛书的出版，能够真正起到构筑基础、指导临床的作用，并为中国乃至世界，留下广泛认同，可供交流，便于查阅利用的中医经典文化。

本套丛书在整理过程中，得到了作为本书学术顾问的各位专家学者的指导和帮助，在此表示衷心的感谢。本次整理历经数年，几经修改，然疏漏之处在所难免，敬请指正。

中国医药科技出版社

2013年10月

校注说明

《本草乘雅半偈》为本草专著，撰于明天启6年至崇祯16年（公元1626～1643）间。原书未明确分卷，仅分《本经》上、中、下三品，其余诸家本草，按时代先后类列，分为第一帙、第二帙等。《四库全书》编者所见仅十卷本。《全国中医图书联合目录》著录为十一帙（含补阙）。此书每药考证药性，参以诊治之法，颇为实用。

一、版本选择

现存的本子主要有清初月枢阁刊本，共十一帙，最后一帙是补阙，现存于中国中医研究院图书馆等。四库全书本，改帙为卷，未收补阙，共十卷。现存两种版本比较，月枢阁本卷五有"蛋虫"，四库本改作"丹雄鸡"；月枢阁本有清顺治4年丁亥著者自序、明崇祯14年辛巳宋之绳序、胡开文序、李绍贤序、李玄晖序及李际期序。近有1986年人民卫生出版社冷方南、王齐南校点本（以月枢阁本为底本），共十二帙，第十二帙为"芷园素社痎虐论疏"和"芷园素社痎虐疏方"。经反复甄别比较，确定以下几种为本次校勘所采用的版本：

底本

清初月枢阁刊本，中国中医研究院馆藏（简称月枢阁本）。

校本

1. 《四库全书》文渊阁本，1986年商务印书馆影印（简称：四库本）
2. 冷方南、王齐南校点本，1986年人民卫生出版社（简称：冷本）
3. 《神农本草经》1997年辽宁科学技术出版社，孙星衍辑，石学文点校本（简称：本经）
4. 《名医别录》1986年人民卫生出版社，尚志钧辑校本（简称：别录）
5. 《证类本草》1993年华夏出版社，尚志钧、郑金生、尚元藕、刘大培校点本（简称：证类）
6. 《本草纲目》1957年人民卫生出版社影印本（简称：纲目）
7. 《抱朴子》1986年上海书店出版社，据《诸子集成》影印本
8. 《雷公炮炙论》1986年上海中医学院出版社，王兴法辑校本（简称：炮炙论）
9. 《本草图经》1994年安徽科学技术出版社，尚志钧辑校本
10. 《浙江医籍考》2008年人民卫生出版社，刘时觉编著
11. 《太平御览》1960年中华书局出版社缩印本（简称：御览）
12. 《黄帝内经素问》1956年人民卫生出版社影印本（简称：素问）

二、点校方法

1. 校勘以对校和他校为主，辅以本校，理校则慎用。因本书版本较少，故此次点校较多运用了他校。

2. 凡底本无误，校本讹误的，均以底本为准，不改动底本文字，亦不出校记。

3. 凡属月枢阁本明显校勘错误者，据四库本和冷本径改，但出校说明。如月枢阁本作“轻身，明日”，“日”字四库本作“目”，据四库本径改，并出校说明。

4. 对于底本校本一致，但有讹误的文字，一律不予改动，但出校说明。如“眼似鬼”，“鬼”字诸本同，《纲目》作“兔”，义长。

5. 对于底本校本不一，其义并通者，以底本为准，但出校说明。如月枢阁本“如脉如络”，“脉”字四库本作“麻”，对此不作改动，但出校说明。

6. 对于书中繁体字、异体字、通假字和笔画有差错残缺的字均径改，且不出校记。如“已”作“以”，“藏府”作“脏腑”，“华”作“花”，“尝”作“常”，“輙”作“辄”，“犛”作“牦”等。

7. 凡底本中有不规范的药名，一律径改为规范字，如“栝楼”作“瓜蒌”，“卢根”作“芦根”，“白芨”作“白及”，“消石”作“硝石”等。

8. 凡缺文无从补入者，均以“□”标示。

9. 全书每新列出处或品级，其下“本草乘雅半偈，钱唐后学卢之颐子繇核参”径删。

10. 原文中所引据的论述，每有所省改。对此，凡与引文原意相符者，一律不作校正。只对其中与原意不合或实质性的错误加以校注。

由于水平有限，编校中难免存有错漏之处，敬请同道斧正。

校注者

2011 年 8 月

偈　序[1]

昔文殊拈药草示人曰：此草能活人，亦能杀人。何居[2]乎其能杀人？余见晚近活人者，胸无农经诸书，而以人试吾药，安在夭札日消哉？独武林卢子繇氏，以其慈悯，运其智慧，通览本草经四十余种，采其中要药三百六十五品，核之参之衍之断之以告世，箴缕万状，剖判百家，纾一人之心胸，发后人之才识。余欲举汉魏以下诸[3]雅目之，令神农家汰其浮气，厚其沉思，聪明当自开发，将见此草之但能活人，赭鞭在手，皆成春色。顾夫核以代绘象，参以研精微，衍以破拘挛，断以定同异，四者备而后乘之名立，若犹为之中分也，得无令拘方之士增[4]其窒碍，善疑之子失其裁割乎？噫！此正作者之苦心也，不知者以为姑令人载[5]半以去，夫卢子则欲人碍而得通、疑而得悟耳。诚碍而得通，疑而得悟而后能等视洞垣，登斯民于寿域，是卢子从大慈悯运其智慧，即文殊拈草之微机也。

周南李际期撰

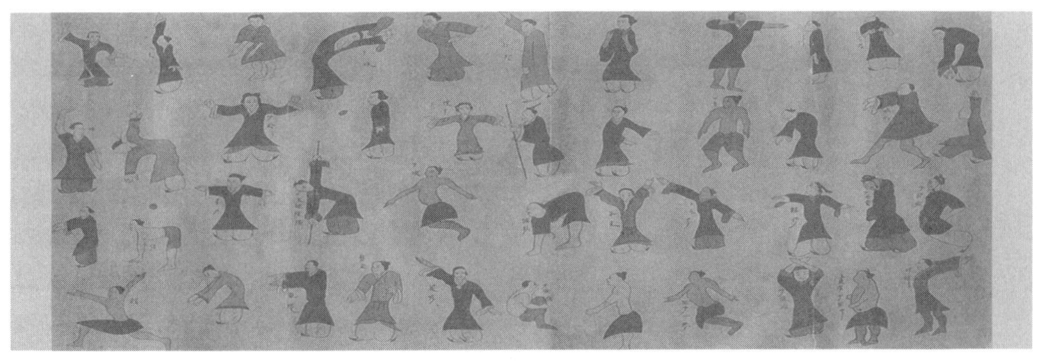

---

❶ 偈序：此序四库本、冷本无。
❷ 居：《浙江医籍考》作“知”。
❸ 下诸：《浙江医籍考》作“诸宪”。
❹ 增：《浙江医籍考》作“失”。
❺ 载：《浙江医籍考》作“裁”。

本草乘雅半偈叙[1]一

余盖素奇子繇，云子繇之生，奇甚。祖心斋公急在得孙，愿以一周星课华严满一十二部，于时灯香前，即时时现一童子相，既满，子繇生焉。余托交子繇父不远，事心斋公犹父也。闻是灵验，甚诧其奇。今读其所著本草乘雅半偈，则又并奇其书，而要之，此即一大因缘矣。尝考神农本经及隐居别录各三百六十五种，唐以后无算。子繇各耴[2]其要药，而本经、别录十七合之，得七八百种，金石服食之类备焉，命之曰：本草乘雅半偈。夫诠释名物之书，皆以“雅”称，独尔雅最为精核，其余为翼、为逸、为广、为埤，不免信任睹闻，阔略[3]衡尺，故绳以得所，间有失安。乘雅名物，即无同异乎？而子繇已悉为判滞，语无影撰，理有宗本，仰瞻姬公，虽不敢称敌拟[4]，亦庶几私学弟子矣。名乘雅者，数四曰乘，如四矢、四雁，四马、四丘[5]，佥[6]以乘名，而子繇之雅已备有核、参、衍、断四则，固不特载以为义也。核者，考实之谓也，考其生成处所，形色种族已，不待绘象，而周郑璞朴，不能名眩，故曰核也。参，不越名、性、气、味、主治功力，而形上实尽于名相，故古人命名不异，羲皇一画，曰缊，曰门，将在斯焉。此之不研，则一切猜度又安所得。形上者而称之，是以伏藏[7]之珍，未经发覆，半现之宝，犹待倾湫，隐居尚尔，他复何论？乃子繇即名寻义，为之施启钥之功，运补天之手，勘一药，则必另转一关机，立一参则必另开一生面。大似历代老椎，棒喝不袭，而西来大意无不显出也。衍，则如大衍之衍，五十相

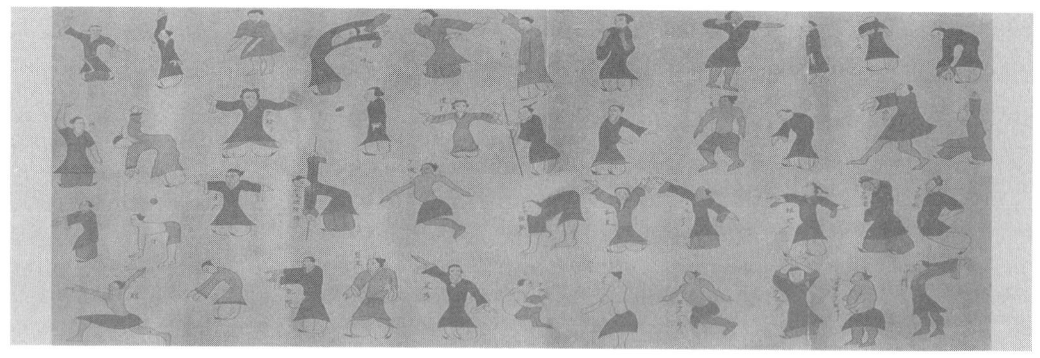

---

[1] 本草乘雅半偈叙：此序四库本、冷本无。
[2] 耴：《浙江医籍考》作“取”，义长，下同。
[3] 略：《浙江医籍考》作“备”。
[4] 拟：《浙江医籍考》作“抑”。
[5] 四丘：《浙江医籍考》作“四立”。
[6] 佥：冷本作“咸”。
[7] 伏藏：《浙江医籍考》作“伏羲”。

乘，有何尽藏，才拈一品，而横说竖说，正说旁说，浩乎无有津岸，非特明心灯而破暗，亦多借法喻以解缠矣。夫参与衍例，不自子繇刱❶也，农经三品药石，在别录及唐宋诸家皆有衍，子繇既参定农经正文，旋耴衍本经者重衍之，以经出圣人，殊不敢逾越范围，恣谈胸臆，迨隐居以后之本草，子繇取其既衍者而衍之也。其弘阔胜大之言直借以写其中脏矣。尝观农经三品，上中犹易立言，至下品而立言稍难矣，至别录及唐宋以后立言益难矣，得子繇而悬河之论始出，则所谓既启钥以辟门，仍炼石以补漏，明心灯而破暗，假法喻以解缠者，诚非溢美也。若夫七方十剂，谁不知大小缓急奇偶复，如列卦位，缺一即不成方，宣、通、补、泻、燥、湿、重、轻、滑、涩，如调鼎羹，失量即不成剂，乃方剂具有体用，而药药具有七方十剂之体用，故助方之立，直欲使药物神奇毕供世用。无奈经传所传，理则同条，语有异指，而反以成后人之疑城❷，若不拆❸以片言，则哗然聚讼，岂特议礼者为然？抑又何以祛蔽而入觉？故子繇就方剂中立断，所以通天下之志，断天下之疑也。如是则遗一不可称乘，而又名半偈者何说？盖耴四者中分之，核、参所该，衍、断具足，能者从之，将一已函三，何况得二。所以子繇书成，但耴核、参示人，而“半偈”名焉。如来悟道，不用全文，半字满字，此亦死❹机下者自为周欠尔。子繇殆不欲以声闻障人觉，故著书则不留余义以生疑，命世则姑留不尽，以待悟也。夫自烈山以药草救生，伊尹以汤液立教，世岂乏传，而费人者不少，岂夭札之患难消、淳华之功难继哉？则启迪无其人也，求其人，子繇足当之。会见治鸿术者，尽耀光明，登斯民于寿域。屈指奇书，古今有几？余奇其人并奇其书也固宜，然余既奇其书，则益奇其人，盖子繇应颤❺而生，定从智慧海中来，能为是书不足奇，所奇者自绝乳而后曾不露一隙慧光，而何以能擅作者之奇。今夫纷具而后有核，三立而后有参，蓄满而后有衍，听审而后有断，是四者皆于幼慧中植根，而以此求之，群儿戏独不能戏，群儿诵独不能诵，口若胶生，耳若纩塞，形若木偶，了了乎，懵懵乎，而何以能擅作者之奇？惟九岁时，侬不远禅坐，现一身世俱空之境，随诣闻谷师，以三语令参，能举心为对。弱冠忽处方药有合，人亦稍稍许之，然父执王公绍隆召听内经、素问，则聋哑如故，其不以前此之偶然为疑者谁，乃❻自夏徂秋，讲仲景书，遂大出辨❼驳，以困其师。明年即摄师讲席，著摸象。摸象者，实发仲景奥藏，谦言之，以手为识也。书未成，不远促之；既成，火之，曰：十年后方许汝著书。于是奇颖之声渐起。而于本草又不相入，每求入则喷血如注者曷故，会不远著纲目博义，有椒菊双美之疑，不能决，得子繇私评而决，因令面判七❽药，皆有至理，乃更以著书许之，而乘雅于此伊始矣。无❾何，不远病亟，

---

❶ 刱：《浙江医籍考》作“并”，下同。
❷ 城：《浙江医籍考》作“阵”。
❸ 拆：《浙江医籍考》作“析”。
❹ 死：冷本作“玄”。
❺ 颤：《浙江医籍考》作“愿”。
❻ 乃：《浙江医籍考》作“知”。
❼ 辨：《浙江医籍考》作“辞”。
❽ 七：《浙江医籍考》作“匕”。
❾ 无：《浙江医籍考》作“奈”。

谆谆以博义为言。先是，余有楚游，就别不远，忽谓余：豖❶两人交若兄弟，来年此时归视我含❷。余如期归，亲闻遗命，数以此趣子繇，而子繇不堪涕泪。至于今，仲景论疏金錍❸成，而乘雅亦成。金錍者，即踵摸象而作者也，乘雅中冠以先人字者，即博议也。夫小时之光景如是，今读其书，而光景又不如是。其观理之妙，不谬毫芒，非胸中默具一大衡鉴必不能尔，剖析举往❹，哲未经指示之玄机，及得未曾有之刱论，普现笔端，非胸中默具一大解悟必不能尔。点化不事咿唔，而阴阳生克，苞符图纬、经子史集，琅函贝叶之文皆供❺驱使，非胸中默具一大学问必不能尔。该洽振笔成草，义议云骞❻，词华景焕，非胸中默具一大文章必不能尔。斌❼郁而后知往时之不见一慧者，非无慧也，应化圣贤，具大智慧，特其初❽不肯轻露一相，而世间肉眼方且为按图之索，则懵与慧几无辨矣。众闻斯言，遂疑其人为药王，药上遍尝十万八千药物使比味，因著书乘觉，而余谓不然，夫不见伊祖诵华严时，灯香前每现一童子相呼，则子繇从来是即华严会上散财童子耳。童子遍参诸圣贤，皆有药喻，今日发悲悯心，即以所喻之药喻世也。夫既以所喻之药喻世，则核、参、衍、断何者忍秘，而秘即非秘，文殊之默，迦叶之笑，实已一切摄入，吾所谓大因缘者，如是，如是。

钱唐李玄晖具草

---

❶ 豖：冷本、《浙江医籍考》作“我”。
❷ 含：《浙江医籍考》作“追”。
❸ 錍：《浙江医籍考》作“鎞”，下句同。
❹ 往：《浙江医籍考》作“借”。
❺ 供：《浙江医籍考》作“借”。
❻ 骞：《浙江医籍考》作“蹇”。
❼ 斌：《浙江医籍考》作“赋”。
❽ 初：《浙江医籍考》作“物”。

本草乘雅叙[1]二

包牺氏俯仰画卦，而生克制化之理大备，五行真世儒纚纚术之，亦既明晰，顾彰往则哲，而知来则拙，岂包牺氏有所挂漏哉？则后夫[2]未能洞曙其精之真也。轩辕氏起而治药以拼疗天下，一本五行之序而广之，虽近在吾身，所守甚约，然自岐、俞诸圣论说以来，迄周秦至今，能以医名世者，寥寥可指而数也。然亦莫不以为囿于五行，而无越其藩而足矣。乃竺典西来，始言四大，四大所具互循发而无凌夺，彼且不相生，又恶有所相克，又恶有所相制与化哉。夫吾人守师说于五行之精之真犹有未曙，乃若四大之互循发而无凌夺，奚第河汉之无极乎？然迦文又谓如来顺流，大士逆流，顺逆皆方便也，合而观之，则四大五行之说非一非异，而其故要可推矣。友人卢君子繇释博士家言，而习轩辕诸经，且因不远氏尝著本草博议，遂精心求之，可十年而憬然曰：吾始以全求之而不得也，吾继以偏求之，而乃得其全，则释氏之昌言四大，吾合之仲景之论，较若符节。嗣逆而合之本经，则一茎一味之所存，而至理赅矣，吾可以无疑矣。复按李濒湖所著本草纲目，摭本经而参之，未已也，于图说有核，别录有衍，而所附诸方又详为之断焉。书既成，而本草之精义殆昭，昭揭日月而行已。彼二帝之称五行，可繇之而使知也，而有未尽知者，非二帝过也。迦文之谭四大，将使知之而可繇也，而有不克知与繇者，惟拳拳焉，怜而悯之而已尔。顺行既非吾事，舍逆行其安归。若是，子繇之以偏求也，合斯全已，则夫善用方便者乎？则逆

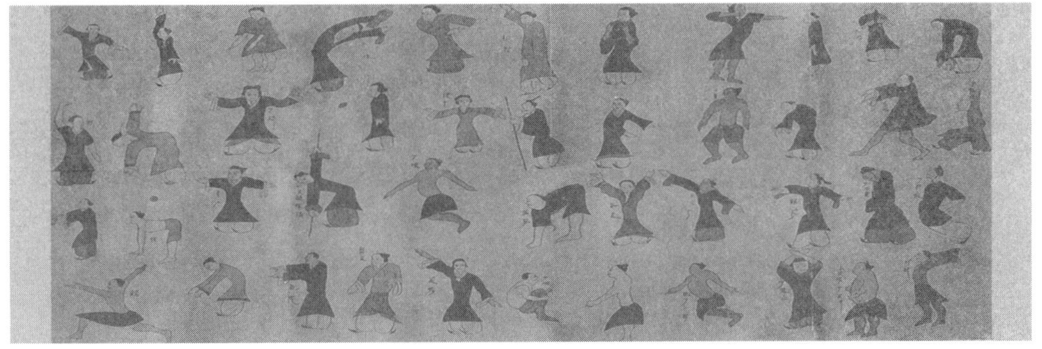

❶ 本草乘雅叙：此序四库本、冷本无。

❷ 夫：《浙江医籍考》作“天”。

者乎？是编也，精义在参本经，经也，而先之以核，申之以衍，裁之以断，皆纬也，裒而名之日乘雅耳，食者方骇为吊诡，脱知且繇之，洵雅言已。已往家大夫治榷于浙，余庭趋之，暇获形交不远，服其允而敏，今二十余载，又获声求子繇，睹其广而衷，且叹不远之有子也，几迈迹矣。子繇缄所著草以示余，辄弁其端，以俟天下后世。

蒲坂友人李绍贤撰

本草乘雅叙[1]三

灵枢经奇，并出轩帝，是得以用兵喻用药。夫用兵者，必将与士习而后战，胜可成，此不易之论也。病与贼相准，病入人身前，不得不委制于名手，犹贼入内地则不得不委命于大将，为大将者从容指顾而安攘责功，则惟是平日之简阅精能，辩士勇怯而善用之耳。繇斯以谈今习岐黄，在于药物，有漏理而犹自鸣曰吾能，任人之委制，是一月三捷之功，可收于不习兵之庸将也，然乎否耶？钱唐卢君子繇者，究心坟典之外，兼读瞿昙氏之书，特以医药，可以开仁寿之域，寄济度之想，故而精心方药。夫儒之理，灿如日星，佛之理，超于津筏，以是二者，而发农轩之奥，又何论冀全生人！子繇固尝以觉人自任，拥皋比升高座如儒者之临渊潭，易佛子之上常布萨而意不自得，辄欲以其所觉启牖来竟于是，著本草乘雅凡若干，卷不佞卷，一再读之，理不出农轩二圣人而为之发云藏，指其归于农轩二圣人，曾不能得之他人者，而尽得之云君，试观其言不为陈陈之因，亦不为摇摇之见，巩巩之拘，而断之其辨鉴，其谈何殊！治兵者某勇某怯，怯者作以气，勇者训以礼，而匡王定国无不如意兮，子繇是书真万世启牖之书，何况受委制而冀全也。故其未病而药之，即是若师不陈之能也，其药到而病除者，是役不再籍之兵也，其审因立方，用古而不泥于古者，是奇正相生之法也，其无妄之勿药者，是舞千之格因垒之降也。身作慈航，言为鲁铎，吾既已识子繇，其但吾能识子繇而不能书子繇？读子繇他书，瑞典幽经，聆子繇高谈，天华玉屑。吾欲有所以名子繇，又不得所以名子繇，无己其王将军之武库乎！

云间友人胡开文撰

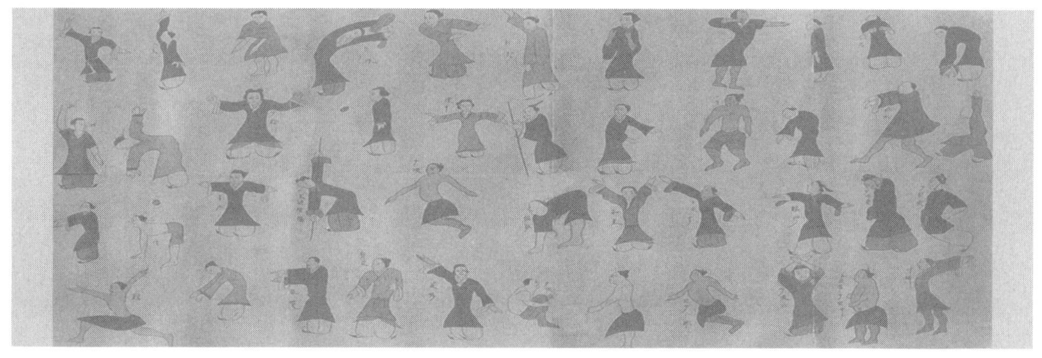

---

[1] 本草乘雅叙：此序四库本、泠本无。

乘雅序[1]四

南朝宋文帝云，天下有五绝，而皆出钱唐。徐道度疗疾，其一也。道度之礼遇神人，授之扁鹊镜经，谓其后宜以道术显，当得二千石，神言皆验，是知钱唐之代有异士宜矣。余浪游明圣湖假数楹于城阴最僻处，木落霜繁，萧萧掩户，过从之迹绝少，惟严子岸偕群季时携柑酒对语耳，酒后狂叫曰：焉得岐伯大隗与问治身以治世耶。子岸急趋谓余曰：子鲁识此地之岐伯大隗否？余曰：非人言所称卢君子繇者乎？子岸颔然之，卒相订期，洁诚而逞见子繇，幅巾道貌，穆然恬然，登阶握手，遂为莫逆，因获觇其手稿数千篇，篇不能尽读，读一二犹不能尽解，子繇亹亹指悉，句诂字释，开我顽愚，余叹曰：世有博物君子如斯人者哉！今圣天子在上，使下明诏，物色人间异书，此本当不复为子繇枕中秘矣，倘公卿大夫交章连牍，吕异人闻此君文，当立玉阶备顾问，吾辈并不得为之友矣，彼苍从容其进者，若留其书其人以令余读之交之，宁非殊遇哉，子繇之书，俯仰观察，本之六经，尤以子史，旁及稗官百家，无所不贯，不为镂刻隐深之辞，自然驯雅，而令人多习异闻、识奇字，故知其非惟论医也，即以医论，子繇之言曰今世察疾知证而不知因，夫知证而不知因，则药之生死人已相半矣，余闻之惕然，因念徐嗣伯以鬼枕疗三疾，疾甚殊而效归于一，其答王休默之问，于证于因，条析可听，故能审病因者方许读子繇之书也。夫钱唐之有徐氏千百年后而复有卢氏，其地同其人之学行同，则其遇要无不同。今而后，贤公卿大夫之有闻圣天子之有诏决然矣，于其未也，可不附之以言乎。

崇祯辛已年长至日平陵社盟
弟宋之绳其武氏拜书

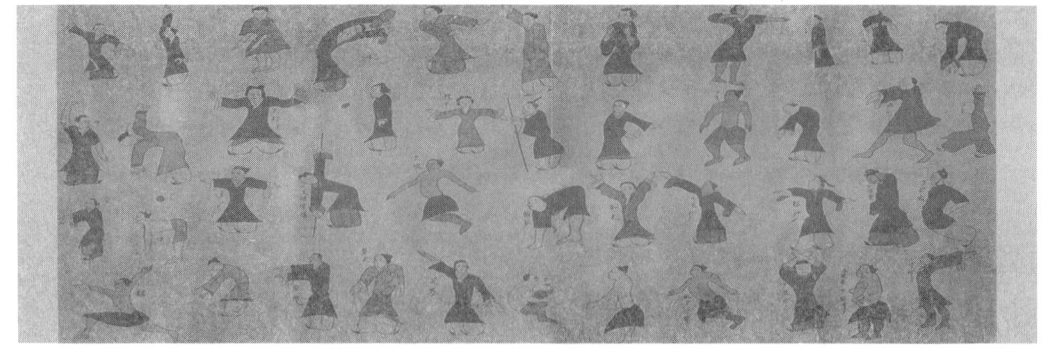

---

[1] 乘雅序：此序四库本、冷本无。

本草乘雅半偈·自序

余质性黑暗，又不能多取师承。然以黑暗故，益不自知其为黑暗。每阅本草，艰苦殊甚，间亦弋获，记之侧理。夫自写其一得尔。而稍稍为人物色。岁在庚午，武林诸君子大集余舍，举仲景两论及灵素秘奥，期余一人为之阐发。余谢不能，然亦不欲自秘其师承也。于是时计此书之成。自丙寅至庚午，仅得十之二；自庚午至癸酉，仅得十之三，而以诵说，故几不能竣事。会春风座中狂飚拂面，余遂绝念世纷，专意笔墨，自丙寅至癸未，几历十八春秋，而此书始成。原分参、核、衍、断四种，故名其书为乘雅。数四为乘，非取载之义也。明年甲申方事剞劂，又明年乙酉五月，会有兵变，挈家而逃，流离万状，诸楚备尝。沿至丙戌之十月，始得生还，而家徒四壁，则板帙之零落殆尽可知已。既慕古人破甑弗顾之意，而仍自怀千金敝帚之思，勉缉旧业，仅能完参、核之残缺。衍、断倍多，何能补漏，虽余之始意亦欲中分四种，谓参、核可该衍断。遂又名其书为乘雅半偈。寻又念一生精力，何忍自藏其半，语详义例中，而今则姑俟之矣。余平生，实不能负笈远游，师承殊少，于家庭则有先大人荷薪之训，于父执，则有绍隆王先生金匮之心传象先陈先生薛案之私淑；于往来，则有仲淳缪先生之指示，而李不夜先生、严忍公先生则文章道谊之宗模也。幼耽禅学。于闻谷、憨山二大师，得其南车。于离言和尚，得其点醒。而云间施笠泽、古娄潘方孺、同邑茹居素[1]亦皆宇内名流，既己于于[2]而来，岂少起予之益。故余之言虽不乏道脉，持黑暗之资，恐犹是摸索语耳。将以就正海内，即以贻笑海内，而前所称武林诸君子，咸以是书出，殊可为人师承，余不敢冒其称也。余特不敢不称述其师承者也。

丁亥重九日[3]卢之颐书于无恒业

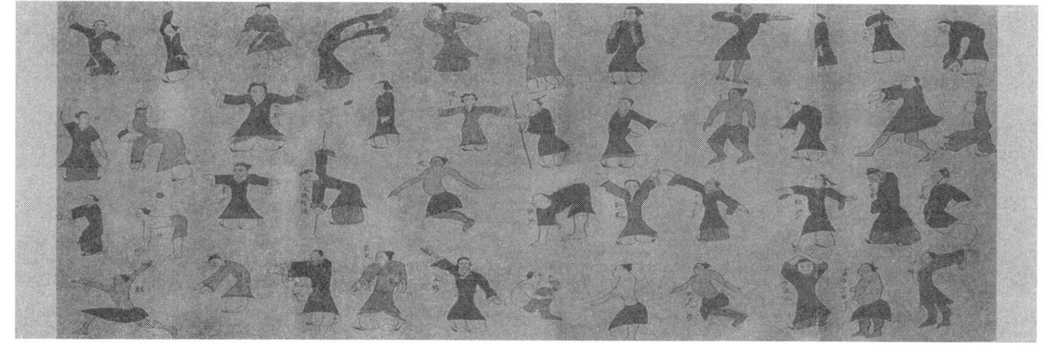

---

[1] 同邑茹居素：四库本作“邵阳宁比玉”。

[2] 于于：四库本作“不远”，义长。

[3] 丁亥重九日：四库本作“钱塘”。

乘雅半偈采录诸书大意❶

神农本经三百六十五种，恰应周天之数。天度无亏，此药何容去取。惟是古有今无，存空名者，居三之一。故于本经实得二百二十二种。

今之人，知有神农本经，而不知其有食经。然亦三卷中，存茗草一条，而后之人，始知有食经也。夫本经已乱于张华，而食经又归于剥蚀。故以茗草寓存羊之意，殊不必于此一条，再如本经争所自出矣。盖淮南、世纪，皆以本经出自黄帝；既出黄帝，而神农之称，又何以传之千万禩❷，而无改。惟陶隐居则信以为烈山氏之书。在汉书亦云，本草不知断自何代而作，犹疑之耳。未尝确言其出于轩辕氏也。总之，神圣开天之笔，非二帝不能作，即随属一人，亦可。或者书契未作之先，口耳相授，至后而始有笔传也。此非余之言，而先哲之言也；今食经以剥蚀，故人无置喙则幸矣。

陶弘景，字通明，于本经已各有别录，数如本经，而又于本经之外，复收采汉、魏以下诸名家所用之药，三百六十五种，亦名别录，上之梁武。按弘景在宋末，为诸王侍读，寻归隐勾曲山房，号华阳、隐居。梁武每有大事，辄往咨访，故时人又号为山中宰相。卒年八十五，谥贞白。其书，首叙药性之源，论病名之诊，次分玉石等部，又有名未用者，三品。今于三百六十五药之中，采五十种。

唐本草者，出自唐高宗时，故系之以唐。初高宗以陶隐居所注本经精粗溷收，特命英国公李绩等，主纂修之事，绩等亦稍有增损，故又谓之英国公唐本草。显庆中，有监门长史苏恭等，以重加订释，请帝复命赵国公长孙无忌等，与恭等，互相采访。则又增入新药一百二十四种，分类诸品，及有名未用者，列十一部，合目录及图经，通共五十三卷。世又谓之唐新定本草。今于其中，录其功用者，凡二十种。

药性本草，即药性论，非陶隐居之笔，而唐甄权之笔也。权，扶沟人，仕隋为秘省正字，唐太宗时，春秋百二十岁矣。帝幸其第访以药性，因上此书。其他著述，尚有脉经、明堂人形图。今从药性中，取神曲、土茯苓二种。

唐·孙思邈，撰千金备急方三十卷。亦采灵、素、扁鹊诸书。所论补养诸说，及本草之关于食用者，分类而系之名曰千金食治。夫思邈隐居太白，隋唐征辟，皆不就，年百余而卒。则其所得，必不止服食也。而服食亦足以概所得矣。尚有千金翼方、枕中素书、摄生真录、福录论、三教论、老庄注，为世所重。而余录其食治中，牦酥一种。正为切于观颐耳。

唐开元中三原尉陈藏器，撰本草拾遗，亦以本经，虽有补集，而遗沉尚多，故别为此书。今按，藏器为吾浙之四明人。其书博极群书，精核物类，订绳谬误，搜罗幽

---

❶ 乘雅半偈采录诸书大意：此篇冷本、四库本在“本草乘雅凡例”之后，疑倒。

❷ 禩：四库本作“禩禩”。

隐，自本草以来，一人而已。而世犹有僻怪之诮，此与指橐驼为肿背马者，何异。人胞一种，功用最大，特亟采之。

蜀后主昶命翰林学士韩保升等，取唐本草，重加[1]订释，间有增补，别为图经。凡二十卷，昶自为文，以弁其首，谓之蜀本草。其生成形状，更核于陶、苏诸家，即增补金樱子，为世要药，特录之。

宋太祖开宝六载，命尚药奉御刘翰、道士马志等，取唐、蜀本草，及拾遗诸书，而参校之。马志注解，学士卢多逊等刊正。七年复诏志等，重定。学士李昉等，看详此书，凡两经参订。今取凡三十一种。

宋仁宗嘉祐二年，诏光禄卿直秘阁掌禹锡、尚书祠部郎中秘阁校理林亿等，重修本草所增定共九十九种，计一千八百条，谓之嘉祐本草。秉笔者意在兼收，务从该博，以副诏旨而于秘奥，实无大发明。今为采十种。

日华诸书本草，开宝中人撰，不著姓氏。但云日华大明序，集诸家本草。按千家姓，大姓出东莱，则其人乃姓大，名明也。或又言田姓。云其于药之主治功能颇称详悉，凡三十卷。今取硼砂一种。

用药法象为李东垣先生笔。先生讳杲，字明之，真定人。其祖尝见神女从地涌出，谓汝有贤孙，当以鸿术名世。后得先生，果有倍年之觉。受业于洁古老人，即尽得其学。祖洁古珍珠囊，而增以义例、向导、活法，著为此书。中，亦间有补遗，如所采通脱木一种，是已。尝嗟世人不辨脉证，溷同治病，著辨惑论。其遗稿实多，皆门人集成，不无出入。惟脾胃一论，谓其以一脏具五脏体，一气备五气用，发人未发，真千古之卓见也。

本草衍义补遗，乃朱震亨所著。震亨，元末人，字彦修，世称为丹溪先生。云震亨，尝从罗太无学医，而此书则因寇氏之衍义而推衍之者也。几二百种，亦多所发明。但时泥旧说，而又以诸药分配五行，恐不无牵强之失。今采红曲一种。

本草会编出祁门汪机手。机，字省之，嘉靖时人。惩王氏本草不收草木形状，乃削去上中下三品，以类相从。菜、谷通为草部，果品通为木部，合诸家序例，共二十卷。故有会编之名。其撮约似乎简便，而混同反难捡阅。荠在菜部中最为微品，而取以为冠，何其陋也。掩去诸家，更觉零碎，臆度疑似，殊无实见。仅有数条可录，取虫白蜡一种。

嘉靖末年，祁门陈嘉谟撰本草蒙筌，其部次一宗王氏集要，每品具气味、产采、治疗、方法，创成对偶，以便诵记，间附己意，颇有发明，便于儿读，故名蒙筌。秋石一种，亦属新增，取之。

本草纲目者，乃明楚府奉祠敕封文林郎李时珍之所撰也。珍，字东璧，蕲州人。其书搜罗百代，访采四方，分五十二卷，列一十六部，部各分类，类凡六十，标名为纲，列事为目，增药三百七十四种。今采六种。

本经药品，惟本经及别录得依三品，且不敢紊次，自别录而下：为草、为木、为果、为谷、为虫豸，不无后先者，以各自成帙故耳。

---

[1] 加：四库本作“再”。

从来本草命名虽殊，而各有增入，故损益之权，非一手一足之所能操也。损操损益者，岂有意乎损益哉。知荒谷贵玉之说，则知不佞采录之意矣。所录切要药品，各附诸家本条下。

历代本草，几四十家，除食经及本经不论外，今所录者，止一百四十三种，合之农经，仍是三百六十五种。上契周天，下备人用，亦既优然有余矣。

丁亥中秋[1]卢之颐子繇甫识

[1] 丁亥中秋：四库本此四字无。

本草乘雅[1]凡例

一、本草立名，圣贤各有深意。以德、以性、以色、以味、以体、以用，为品不同，要使后人顾名思义，即一端而得其大全。如六书之指事会意，八卦之设象通变，原有至理存焉。古之名家，精识洞彻，未有不深窥本草之奥者，故尝以一种而治多病。自药性有赋，人安苟简，执一端而遗大全。求其苦心刻意，能深探本草所以立名之义者，累十数百年，而不少概见矣。则圣贤深意，晦蚀已久。是编不揣，非敢强为附会。务就一端而求大全，所谓其次致曲，固曲士之微诚也。

一、是编，皆就本草纲目以为阐扬。盖纲目一书，李氏父子，博集精研，近代之笃志本草者无出其右矣。第良工苦心，惟恐挂漏不无泛爱。盖以后人而推求前人之所未尽，自易为力，然意在相成，以惠养后世，总欲立欲达之一念也。如有肆然思盖前人之意，则鬼神将呵责之矣。况是编之未尽实多，千里比肩，端祈指驳。

一、是编所重在参。原夫本经立名居要，其主治亦独挈纲宗。乃后人未达深旨，故隐居有别录之述，正从纲宗中，再加演畅耳。所以愚窃谓别录为本经之衍也。然愚所以窃重于参者，惟能参本草之真德用，斯于古人立方之意，随病之轻重缓急，而常变不一处，始堪措手。今之执古方而未尽效者，岂方有未善哉，未能变通而轻重布之耳。

一、君臣佐使之说，圣有明谟，较若画一，无可移易。然亦借国体喻之，如人主清境内而授之将，则君且委责于臣矣。顾此适足以彰主之明而成主之重。又如人臣出疆，有利社稷安国家者，专之可也。此适以见使之不辱，而君之善任耳。凡此皆所以措国于不倾者也。然则本经立名，虽有定品，苟不精参以妙其[2]时措之宜，亦鲜济矣。

一、药产古今不同。姑以人参言之，相传皆称上党。往时皆用辽之清河，若上党，则绝无矣。间有朝鲜者颇不适用，今则大率皆鲜产矣。古人用药，取之中原而有余。今多采之遐方远裔，其近产者绝不足用。至于良楛不侔，更宜甄察。然以良较楛，其贯往往倍蓰什百，是其取效亦必倍蓰什百。世人类多畏良取楛，无力者不必论；奈何有力家，视身之轻也。至于医者亦苟就之，直欲制[3]梃而挞坚利，愚窃于此，颇三致意。

一、所附诸方，颇有得将在外及大夫出疆之义者。设方与证合，取效甚捷，然取效之后，尤宜加谨培养，所谓逆取而顺守也。方中不能一一备陈此义，惟精参而严辩

---

❶ 本草乘雅：四库本作“本草乘雅半偈”。

❷ 以妙其：四库本 作“其妙以”。

❸ 制：四库本作“执”。

之，毋拘毋忽。

一、先人肆力本草，著有博议，盖没齿无倦也。然于诸款之下，有予有夺，故曰议。其议或一或二，至于六七，不局局然为定额，故曰博。今亦备列编中，不敢言渊源，聊以明不贤之识小。至于家授诸方，间亦附见，统公海内。

一、诸说中间引释典。缘先君与王绍隆先生，皆从绍觉法师讲惟识论，因有所悟，愚小子窃聆绪余，遂知仲景立论之法，暗与惟识相契，且其妙有超于先天者。用是不敢避流俗讥嫌，略取一二，以俟跃如。

一、药产苟非目击，徒取耳闻，不无尽信书之蔽。即愚数十年来，所睹稍多，盖不俟五十而知四十九年之非矣。所望高明深心遐览者，有以命之，不妨刊正。

一、愚之参，囿于知闻，犹之井观已耳。况数千年未抉❶之奥，岂易备阐。然先儒训诂，实后儒之藉。惟是异时有因之触发者，获为之藉，其幸大矣。

一、姬公尔雅，专为释名。后之曰翼、曰埤，种种称述，其说始广。是编虽主于顾名思义，而或翼、或埤，亦妄意窃取云尔。

一、药品虽有德性色味体用之不一，然其要，惟在能妙其用。若识其妙用，斯于升降出入之法，可以大投，可以轻取，无不如意矣。主治立论，实与内经相表里。愚于参中，颇引内经者，以此。然有一病而有数药兼用，及可互用者；亦有一病而必赖一药独治者。夫善事必先利器，固矣。苟器之未习，而徒抱临渊之羡；俾病者、医者，两蒙讥焉。恶乎可。

时
崇祯岁次辛未孟夏八日
钱唐后学卢之颐识❷

---

❶ 抉：原作“抉”，据冷本、四库本改。
❷ 时，崇祯岁次辛未孟夏八日，钱唐后学卢之颐识：四库本此三句无。

义　例

图说〔核〕

自炎帝尝药，形质始晳；惟德刑异齐，而厥状缘以区分。先贤著为图说，间亦差别。大率三统相承，风气代变，且声教渐远，而物性亦移；或古之所产，今无取焉。倘按旧图，靡施新效。余谨从先贤序述名类中，妄加辩核。间取数十种，躬莳斋圃，求其甲孕癸终之候，敢曰旁。诚以术重安人，机殊相马，方则犹是，而投或罔功者，繇辩之有未辩也。芟繁就简，多仍旧文。语有之，见色见心，设繇是而循所以生成之序，以返而探所以生成之原。如良将用兵，务使兵识将意，将识兵情，斯靡投不善矣。作图说〔核〕。

本经〔参〕

本经言简意尽，精义入神，其范围曲成之妙，非古之聪明睿智而神圣者，何以与此。先贤多得其精，引而不发；后世曲士，见外遗内，取粗舍精；或守其一隅，而乖其全体，斯精义裂矣。余早岁获聆先人之绪论，扞格鲜解。久之从一品一节中，稍见一斑。因溯求本经所以立❶名之意，与后人随事异称之故，其德性气味功能之殊具，温凉寒热燥湿之异齐，刚柔升降开阖发敛之互用，固君臣佐使之所繇分也。然张弛纵横之妙，如善兵者，因敌为变，以操其分合之神。故多亦胜，少亦胜，动亦胜，静亦胜。设未能直参古圣精义入神之奥，虽自谓了了，余知其不无茫茫矣。余颛愚谫陋，积岁茫茫，然偶有一得，辄妄忆之而妄言之。觊海内高明，庶有因鄙说而起予者。作本经〔参〕。

别录〔衍〕

别录，盖陶隐居就本经而稍广之，所谓衍也。始余因本经立名，而稍得所以敷陈治理之义；触类兴思，偶窥一斑，载阅别录，业已引而伸之矣。于此粗自信所见之或可与古为徒也。别录既衍本经，余复敢为别录衍。顾余于❷隐居，何能为役。虽然，推此志也，使人知别录与本经非二说，余则幸矣。作别录〔衍〕。

附方〔断〕

在昔贤圣，莫不深晳本经精义入神之奥，是以因病立方，各有深意。顾人之病证

---

❶ 立：四库本作“亡”。
❷ 于：四库本作“与”。

虽同，而所以受病或异，倘按方以合病，合，其幸也；不合，且以病试方矣。故于诸方之次，谬为之断。俾察证者，更审证之所从来，庶弗至以人侥幸耳。然微茫变动之介，其轻重缓急，有似是而非，似非而是者。谬在千里，差则毫厘，尤不可不深思而熟讲也。故能精研本经之奥，则我可以立方，矧有古方之可循者乎。不则余惧其操方以希合也。作附方〔断〕。

时

崇祯岁次戊辰季冬八日

钱唐后学[1]卢之颐识

---

[1] 时，崇祯岁次戊辰季冬八日，钱唐后学：此三句四库本无。

目录

第十帙 …… 194

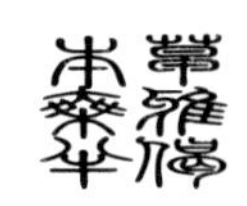

第一帙

钱唐后学卢之颐子繇父　核　参

神农本经上品一

希世异种，服食致仙，上品，上生与天合化。

盘绕层台，寄生于土者，此草芝；凡芝也，不足数耳。

参肉苁蓉命名云，柔红美满膏释凝脂，肉之体也，燕休受盛外发，夫荣肉之用也，又可摘作肉芝评语。

虽晓入山术，不具神仙骨者，亦终不可得。

六　芝

紫　芝

气味甘温，无毒。主耳聋，利关节，保神，益精气，坚筋骨，好颜色。久服轻身，不老延年。

青　芝

气味酸平，无毒。主明目，补肝气，安精魂，仁恕。久服轻身不老，延年神仙。

赤　芝

气味苦平，无毒。主胸中结，益心气，补中，增智慧不忘。久服轻身不老，延年神仙。

黄　芝

甘平，无毒。主心腹五邪，益脾气，安神，忠信和乐。久服轻身不老，延年神仙。

白　芝

辛平，无毒。主咳逆上气，益肺气，通利口鼻，强志意，勇悍，安魄。久服轻身不老，延年神仙。

黑　芝

咸平，无毒。主癃，利水道，益肾气，通九窍，聪察。久服轻身不老，延年神仙。

核曰：出五岳名山者贵，常以六月生，应六月之卦以表德也。《神农经》云：山川云雨，四时五行阴阳❶之精，以生五色神芝，为圣王休祥。瑞命礼❷云：王者仁慈，则芝草生。《论衡》云：芝生于土，土气和，则❸芝草生，不假种识，随处寄生，随缘现相。先人云：灵异无根，如优昙一现，若盘绕层台，寄生于土者，此其常也。《本经》惟标六芝，然其色相奇异，不可不识，存录以广见闻。菌芝，生深山大木之上❹，渊❺泉之侧，五色无常，或如宫室龙虎，车马飞鸟之形。木威喜芝，生千❻年茯苓上，上生小木，状似莲花，夜视有光，

❶ 阳：诸本同，《纲目》此字后作“昼夜”。
❷ 瑞命礼：诸本同，《御览》作“瑞命记”。
❸ 则：诸本同，《纲目》作“故”。
❹ 上：诸本同，《抱朴子》和《纲目》作“下”。
❺ 渊：诸本同，《抱朴子》和《纲目》此字无。
❻ 千：诸本同，《纲目》作“万”。

持之甚滑，烧之不焦。飞节芝，生[1]千岁松树上，皮中有脂，形状如飞[2]。木渠芝，寄生大木[3]，如莲花，九茎一丛，味甘且辛。黄柏芝，生千年黄柏根下，下有细根如缕。建木芝，其皮如缨[4]，其实如鸾[5]。参成芝，赤色有光，叩其枝叶，作金石音。樊桃芝，其木如笼[6]，其花[7]如丹[8]，其实如翠鸟。千岁芝，生枯木下，根如人形趺坐，刻之有血，涂人两足，能行水上，亦可隐形。以上皆木芝也。独摇芝，有风不动，无风自摇，一茎直上，中空外赤，贴茎杪之半，生细小尖叶，稍头成穗，作花灰白，结子十二枚，至秋不落，却透虚入茎中，还筒而下，根大[9]如斗，更有游子十二枚，相为环绕。牛角芝，生虎寿山，及吴凌[10]，状似葱，特出如[11]角，色青翠，长三四尺。龙仙芝，宛如升龙相负之形。紫珠芝，叶黄实赤，状似紫李色[12]。白符芝，大雪而花，季冬而实。朱草芝，其茎如针，九曲三叶，叶有实也。五德芝，状似楼殿，五色具备，方茎紫色，以上皆草芝也。玉暗[13]芝，生有玉之山，状如鸟兽，色无常彩，多似山[14]水苍玉，亦如鲜明水晶[15]。七孔[16]九光芝，生临水石崖间，状如盘盎，有茎有叶[17]，叶有七孔，夜视有光，食之七孔洞彻。石蜜芝，生少室石户中[18]。桂芝，生石穴，似桂，乃石也，其色光明[19]。石脑芝，石中黄，亦石芝类也。石芝，石象，生于海隅及石山岛屿之涯。肉芝，其状如肉，附于大石，头尾俱有，乃生物也，赤如珊瑚，白如截肪，黄如紫金，黑如重漆，青如翠羽，光明洞彻，俨若坚冰，大者重十多斤。千岁燕、千岁蝙蝠、千岁龟、万岁蟾蜍、山中小人，皆肉芝类也。凤凰芝，生名山金玉间。燕胎芝，形如紫葵，紫色如燕状。黑云芝，生山谷之阴，黑盖赤理，茎黑味咸[20]。又有五色龙芝、五方神芝、甘露芝、青云芝、云气芝、白虎芝、车马芝、太乙芝，名状不一，皆服食仙去者也。抱璞子云：欲求芝草，当入名山，必以三月、九月，乃山开出神药之月也。忌山假日，用天辅时，出三奇吉门。到山须六阴之日，明堂之时。带灵宝符，牵白犬，抱白鸡，

---

[1] 生：诸本同，《抱朴子》和《御览》作“三”。

[2] 飞：诸本同，《抱朴子》和《御览》作“龙”。

[3] 木：诸本同，《抱朴子》和《纲目》此字后作“上”。

[4] 缨：诸本同，《抱朴子》和《纲目》此字后作“蛇”。

[5] 鸾：诸本同，《抱朴子》和《纲目》此字后作“缨”。

[6] 笼：诸本同，《抱朴子》和《御览》作“升龙”。

[7] 花：诸本同，《抱朴子》和《御览》此字后作“叶”。

[8] 丹：诸本同，《抱朴子》、《纲目》和《御览》此字后作“萝”。

[9] 大：诸本同，《抱朴子》和《纲目》此字后作“魁”。

[10] 凌：诸本同，《御览》和《纲目》作“陵上”，《抱朴子》作“坂上”。

[11] 如：诸本同，《抱朴子》、《纲目》和《御览》此字后作“牛”。

[12] 叶黄实赤，状似紫李色：诸本同，《纲目》作“茎黄叶赤，实如李而紫色”；《抱朴子》作“其花黄”。

[13] 暗：诸本同，《抱朴子》和《御览》作“脂”。

[14] 山：诸本同，《抱朴子》和《御览》此字后作“玄”。

[15] 晶：诸本同，《抱朴子》和《御览》作“精”。

[16] 孔：诸本同，《抱朴子》和《御览》作“明”。

[17] 有茎有叶：诸本同，《抱朴子》作“有茎蒂连缀之”。

[18] 中：诸本同，《纲目》此字后作“石上”。

[19] 明：诸本同，《抱朴子》和《纲目》此字后作“味辛”。

[20] 咸：诸本同，《纲目》此字后作“苦”。

包白盐一斗，及开山符檄，着大石上。入山执吴唐草一把，山神喜，芝乃得见。禹步往采，以旺❶相专和、支干上下相生之日，刻以骨刀，阴干为末，服有神异。若人不致精久斋，行秽德薄，又不晓入山之术，虽得其图，鬼神不与，终不可得。郭璞云：一岁三华，瑞草也。昝四皓采芝，群仙服食者也。智者大师云：服食石药，但可平疾，服食芝草，并可得仙。陶隐居云：凡得芝草，正尔食之，无余节度，故皆不云服法也。

天有五气，御五方，而生五岳，此指神芝所生缘。山川云雨，四时五行阴阳之精，此指神芝能生因，则神芝不惟为五芝首，且独为五岳主矣。故欲尽神芝希有功德，须从生成能所中，看得广大圆满。

先人云：芝草为仙家服食，药之上品上生者也。从山石水木之灵气，郁蒸所结，亦草亦木，亦石亦土，而非草非木，非石非土，与菌栭夐别。要在名山大川，古木仙境中得者，服之自然灵妙。李濒湖以为可食，溷置菜部，是何异高隐灌园耶。予从固陵山中，获小黄芝，细咀微咽，顷之喉间凉润如云，盘绕五内，信是气钟；非灌溉滋生之比，灵异无根，如优昙一现，宜特尊诸首。

又云：神农为民疾，遍尝草木，以起夭札。芝则可以养性移情，进之于德，如仁慈忠信，和乐勇悍，非草木所能滋益也。感天地氤氲之和，属精神，不属形质，故主治如此耳。

参曰：阴阳合和，地气上为云，天气下为雨，雨霁云彻则芝生。气味凉润，体相旋绕，不假种识，以无成有，故益五脏。有中之无，脏形为有，脏神为无也。如神芝具五色味，则五脏咸入。紫芝赤黑相间，则交通心肾，偏得一色一味，则各从其类矣。与滋培有形者别异。澄彻性灵，久而得仙，设非烟霞静隐之流，外息诸缘，内心无喘，不堪僭服耳。

雨霁云彻，阴阳必清必净矣。不与阴阳蒸郁，而作栭菌者反乎。

人　参

三桠五叶，背阳面阴，欲来求我，椵树相寻。

气味甘、微寒，无毒。主补五脏，安精神，定魂魄，止惊悸，除邪气，明目，开心，益智。久服轻身延年。

核曰：人参，一名人蓡、人衔、人微、黄参、地精、土精、神草、海腴，皱面还丹，摇光星所散也。运斗枢云：人君废山渎之利，则摇光不明，人参不生。生上党，及百济、高丽。多于深山，背阳向阴，及椵漆树下。下有人参，则上有紫气。春生苗，四五❷相对，一茎直上，三桠五叶，四月作花紫色，细小如粟。秋后结子，或七八枚，如大豆，生青熟红，秋冬采根，坚实堪用，如人形者有神。出上党者，形长黄白，状似防风，坚润而甘。百济者，形细坚白，气味稍薄。高丽者，形大虚软，气味更薄，唯以体实有心，味甘微苦，多余味者最胜。收纳新器中，密封，可经年不坏，频见风日则易蛀。生用㕮咀，熟用隔纸焙之，或醇酒润透。忌铁器、咸卤，用童便润制者谬矣。恶皂荚；反藜芦；畏五灵脂；为茯苓马蔺之使。

先人云：参赞天地，奠安神理，精腴在握，还丹可期，形山之秘宝，帝王之仁泽也。又云：人参功力，安定精神

❶ 旺：诸本同，《抱朴子》和《纲目》作“王”。

❷ 五：诸本同，《证类》此字后作“叶”，义长。

魂魄意志，于仓忙纷乱之际，转危为安。定亡为存，如武有七德，一禁暴，二戢乱，三保大，四定功，五安民，六和众，七丰财。又云：生处背阳向阴，当入五脏，以类相从也。人身卫气，日行于阳道则寤，夜入于五脏则寐。则凡病剧张惶，不能假寐者，人参入口，便得安寝，此即入脏养阴，安精神，定魂魄之外征矣。

缪仲淳先生云：神农曰微寒；隐居曰微温；微寒则近于温；微温则近于寒；以言乎天，则得生生升发之气；以言乎地，则得清阳至和之精。上应瑶光状类人形，故能回阳气于垂绝，却虚邪于俄顷。功魁群草，力等丹丸矣。

参曰：参，参也。设作生训，未尽本旨。盖三才并立，方成世谛。故天资万物之始，地资万物之生，人则参天两地，禀万物之灵，人参虽质依于草，而克肖乎人，是具足三才，乃精英之气，融结所成也。色白属金，气寒喜阴属水，花色纯紫，及生处上有紫气属火，三椏属木，味甘五叶属土，五行周备，是补五脏，而奠安神舍，则邪僻自除，窍穴明彻，济弱扶倾，运用枢纽者也。顾彼命名之义，功德作用可知。

参天两地，则人为天地枢纽，天地为人躯壳矣。无躯壳，则种性无依：无枢纽，则世界不立。彼此交互，不相舍离，而此种性，能生诸缘。和合六尘，应现根身之相，即以根身为亲相分，器界为疏相分。有器界，便有败坏；有根身，便有疾疢。有疾疢，便有药石，而药石又分优劣醇暴。及得气味之全与偏者，人参参天两地，沦结所成，功德真无量矣。

甘 草

合腑脏为中，内筋骨，外肌肉为四。

气味甘、平，无毒。主治主五脏六腑寒热邪气，坚筋骨，长肌肉，倍气力，金疮尰，解毒。久服轻身延年。

核曰：甘草，一名蕗草、灵通、国老、美草。出陕西河东州郡，及汶山诸夷处。春生苗，高五六尺，叶如槐，七月开花，紫赤如柰，冬结实作角如毕豆，根长三四尺，粗细不定，皮亦赤，上有横梁，梁下皆细根也。以坚实断理者佳，轻虚纵理，细韧者不堪用。凡使去头尾，及赤皮，切作三寸长，劈为六七片，入瓷器中，好酒浸蒸，从巳至午，取出曝干，锉细入药。苦参[1]、干漆为之使。恶远志。反大戟、芫花、甘遂、海藻。忌猪肉。

先人云：甘具生成，路通能所，草从柔化[2]，和协众情。又云：和具四义，一合，二纯，三分明，四接续，甘草四德备焉。又云：青苗紫花，白毛槐叶，咸出于黄中通理之荄，土具四行，不言而喻矣。又云：土贯四旁，通身该治，是以土生万物，而为万物所归。

参曰：尚书云：土爰稼穑，稼穑作甘，言土以能生为性，而所生草木，唯稼穑最得土气之和，即拈以征土性，及土味耳。有云：土位乎中。又云：土贯四旁。难者曰：设标竿于中，东观则西，南观成北，中亦难定，予谓中当竖论，四当横论。内经云：地何凭乎，大气举之也。固知上下唯气，而土独居其中，四即在中之土，横贯四旁，离四无中。统言之也，甘草色味性情，含章土德，为五味之长，故治居中之腑脏。为邪所薄，而寒热外见，与在内之筋骨，在外之肌肉，悉以横贯之力，坚固长养，气

---

[1] 苦参：诸本同，《纲目》引徐之才曰作"术、苦参"。

[2] 化：四库本作"花"。

聚于形，形全则力倍，形败则气亡，金疮成瘇，如掘土剥地，以致腠理断绝，此属九土之精，行土之用，接续地脉，仍相连合，毒性杀厉，即以幽静平和之土缓解之，毒自降心而退舍焉。形全则身轻，形固则延年。中央内外，左右四旁，皆土贯之。若因土致病，因病及土者宜用，设四行借用，另须体会。

土爰稼穑，金曰从革等语，直指五行真性，若能生之能，所生之所，又指五行体用。

黄芪

扶疏处正显整密。

整密处正见扶疏。

气味甘，微温，无毒。主痈疽久败疮，排脓，止痛，大风癞疾，五痔，鼠瘘，补虚，小儿百病。

核曰：出蜀郡汉中，今不复采。唯白水、原州、华原山谷者最胜，宜、宁二州者亦佳。春生苗，独茎丛生，去地二三寸。作叶扶疏，状似羊齿，七月开黄紫色花，结小尖角，长寸许。八月采根，长二三尺，紧实若箭干，皮色黄褐，折之柔韧如绵，肉理中黄外白，嚼之甘美可口。若坚脆味苦者，即苜蓿根也。勿误用木耆草，形类真相似，只是生时叶短根横耳。修治去头上皱皮，蒸半日，劈作细条，槐砧锉用。茯苓为之使。恶龟甲、白鲜皮。

先人云：黄芪一名戴糁，戴椹，百本。戴在首，如卫气出目行头，自上而下，从外而内，百骸百脉，咸卫外而固矣。又云：芪可久可速，能知卫气出入之道路，便能了知黄芪之功用矣。

参曰：黄中色，通志云：始生为黄，芪，耆宿也。指使不从力役，如人胃居中，营卫气血，筋脉齿发之属，莫不始生于胃，而卫气之呴吸，营血之濡运，筋脉之展摇，齿发之生长，亦莫不从胃指挥宣布。所谓外者中之使也，营血筋脉悉属有形，统御节制，唯一卫气，所谓卫者气之帅也。痈疽久败、大风癞疾、五痔鼠瘘，咸无卫气卫外，故肌肉腐烂。黄芪味甘气温，肉似肌腠，皮折如绵，宛若卫气之卫外而固者也。故能温分肉，充皮肤，肥腠理，司开阖。唯卫气虚弱，不能固护肌肉者宜之。倘涉六淫，毒热炽盛，又当谢之，未可谬用。补虚者，补卫气之虚，小儿阴常有余，气常不足，故百病咸宜也。

涉六淫毒炽盛，亦非禁止不行，惟在颐指气使者何如耳。耆宿，则更事久历，事能尽知，乃可颐指气使，不从力役。设非主张于内者，安能固护于外耶。

蓍实

近取诸身，远取诸物。

气味苦酸，平，无毒。主益气，充肌肤明目，聪慧先知，久服不饥，不老延年。

核曰：生少室山谷，及蔡县白龟祠旁。春时宿根再发，端直无枝，末大于本，一本一二十茎，或四五十茎，经百岁者，茎亦百，茎虽多，总一本也。秋后花出茎端，红紫色；实褐色，如艾实。吕氏春秋云：蓍满百茎，所在之处，兽无虎狼，虫无蛇螫，其下便有神龟守之，其上常有青云覆之。传云：天下和平，王道得而蓍茎长丈。又云：天子蓍长九尺，诸侯七尺，大夫五尺，士庶三尺，设有僭用，便失灵异。埤雅云：此神草也。亦草中之多寿者也。故蓍从耆。

参曰：悉一根抽发，原具生生变化之数，而末大于本，所谓知来者逆也。

明目者，字从目，即默识精明，条分缕析之征也。聪慧先知者，字从老，即更事久，尽知之征也。气味苦酸平，得木火升出之机，故益气熏肤充肌、根繁余百，行地无疆，故不饥不老。

《神物考》云：蓍，天所生之神物也。其法始于伏羲，今唯文王孔子墓间生之。其茎长丈，一年长寸，百年长丈，自丈后，则不长矣。其丛满百数，止百茎，无多寡也。覆以紫云，守以灵龟，祥瑞之物，气类之感耳。

《尔雅翼》云：圣人幽赞于神明而生蓍。蓍，草也，初不待圣人而生，盖通天之道，穷物之理，备物致用，以为天下利，故能择物之神者用之。

易曰：蓍之德圆而神，卦之德方以智。又云：神以知来，智以藏往，其孰能与此。

菟丝子

气味辛、平，无毒。主续绝伤，补不足，益气力，肥健，汁去面䵟，久服明目，轻身。

核曰：出朝鲜川泽田野间。今近道亦有，以冤句者为胜。夏生苗，如细丝，遍地不能自起。得他草木，则缠绕而上，其根即渐绝于地，寄生空中。无叶有花，白色微红，香亦袭人。结实如秕豆而细，色微黄，久则黑褐。勿用天碧草子，形真相似，只是味酸涩，并粘手也。修治：去壳，用苦酒浸一宿。取出，再以黄精汁相对浸一宿。至明，微火煎焙干燥。入臼中，烧热铁杵，杵之成粉。

参曰：菟从兔，性相类也。服月魄以长生。阴❶，阳❷体；阴，阳用也。《尔雅》云：唐蒙菟丝，菟丝女萝，注曰，别四名，则是谓一物。《广雅》云：女萝，松萝也。菟丝，菟丘也。则是一物二名矣。癸酉七月，过烟霞，望林树间，有若赤网笼幂者；有若青丝覆罩者；又有青赤相间者。以讯山叟，曰：赤网即菟丝，青丝即女萝，因忆古乐府所谓南山幂幂菟丝花，北陵青青女萝树者是矣。青赤倾相间者，即萝菟交互，唐乐府所谓菟丝故无情，随风任颠倒，谁使女萝枝，而来强萦抱者是矣。但女萝藤类，细长而无杂蔓，故山鬼歌云：被薜荔兮带女萝，言如带也，菟丝蔓类，初夏吐丝，不能自举，随风倾❸倒。萦草者，则不经久，若傍松柏，及他树，则延蔓四布，宛如经纬，根或绝地，亦寄生空中，质轻扬，不损本树之精英，反若得之而花叶倍繁于昔。夏末作花，赤色而无叶，随亦结实。实或着树间，次年随在吐丝，不下引也。雷公谓禀中和，以凝正阳之气得其性矣。内经云：阳在外阴之使也；阴在内阳之守也。互交之机，惟菟丝有焉。设内无阴，则纤微之物，安能受气以生。诚得阴阳内外之枢纽，故主阴阳之气不足，以著绝伤❹，益气之力，致肌肉若一，成肥健人矣。别录主强阴，此即阳无内守。局方主真阴不固，此即阴无外使。更主心肾不交，佐以茯苓、莲实，谓菟丝虽具内外上下之机，其所专精，则外与上相亲切。而茯苓者，其精气旋伏于踵，则内与下相亲切。更借莲实之坎满，填离中之虚位，则内外上下及中，各有凭持。佐以玄参，潜消痘毒，方名玄菟，痘乃受胎之毒，包含至阴之内，仗玄参之玄端，从子半至阴之中，逗破端倪，交互菟丝阳外之阴使，默相化育，内守之阴，不期清净而清净。在外之阳，不期轻升而轻升。只须内外及上下，不必从中之枢键也。

---

❶ 阴：四库本作“阳”。
❷ 阳：四库本作“阴”。
❸ 倾：四库本作“颠”。
❹ 伤：四库本作“阳”。

乃若磁朱之会心肾，亦即内外上中及下之机。朱上火，磁下水，非神曲在中之枢，上下不交矣。曲乃肝谷之麦，但木得水浮，肝得水沉，先以半生曲，反佐从下之水，更以半熟曲，越沉而浮，以肝得煮而浮，仍从木相也。然则上下之交，全从中枢互济。故上下及中，各有所专。唯在熟思精审，以一推十，十推百耳。大都病机不离升降，升降不离上下，上下不离开阖，开阖不离阴阳，阴阳不离内外，其名虽异，总归一元。经云阴内阳守，阳外阴使，能会阴阳之元始，则上下内外，左右前后，一言而终。

《尔雅翼》云：菟丝田野墟落中甚多，皆浮生蓝苎麻蒿上，不必下有茯苓为根也。凡言上有菟丝，下有茯苓者，不知何所本。又云：一名唐，一名蒙。诗云：爰采唐矣，沫之乡矣。爰采麦矣，沫之比❶矣。爰采葑矣，沫之东矣。以刺男女相奔期于幽远者。唐则采药，麦则采谷，葑则采菜。又唐尤浮游，无根之物，盖逐之而不反矣。淮南子云：菟丝无根而生，蛇无足而行，鱼无耳而听，蝉无口而鸣，皆自然者也。

莲　子

气味甘平，无毒。主补中，养神，益气力，除百疾。久服，轻身耐老，不饥延年。

核曰：出荆、杨❷、豫、益诸处，生湖泽陂池间。独建宁老莲，肥大倍常，色香味最胜。凡莲实作种者迟生，藕芽作种者易发。根横行，初生曰蒻，成节曰蔤，藕其总名。节分二茎，一上竖作叶；一横行即子藕。不耦不生，节节皆然。本曰蕸，茎曰蕖，叶曰茄，荷亦总名。花曰菡萏，壳曰房，实曰菂，菂心曰薏，莲亦总名也。清明生叶，夏至芰荷出水，即旁茎作花，节分三茎矣。叶则昼舒覆花以避日，夜卷露花以承露，花则朝开夕合，合时曰菡，开时曰萏，经三日夜不合即谢。单瓣者成房，房中之菂，从下生上，菂外绿衣，衣里有白肤，仁成两瓣。薏色青碧，即具卷荷二枝，倒折向上，中含花茁，从上生下，菂衣经秋正黑，入水必沉，卤盐煎之能浮，生山海间者，可百年不坏。人得食之，令发黑不老。红花者，莲优藕劣；白花者，莲劣藕优，故采实宜红，采藕宜白，各取得气之盛者也。别有千叶、层台、并头、品字者；有叶昼卷夜舒者，有花至夜入水，名睡莲者；有金色、蜜色、青色、碧色五色者；有朱❸边白、蜜边白、白边红者；有五彩如绒绣者，此皆异种。花于花，不足于莲与藕也。采得其实，先宜蒸熟，或暴焙干。修治：每斤用猜猪肚一枚，洗极净，盛贮其实，蒸熟取出，不可去心，焙燥入药。得茯苓、枸杞、山药、白术良。今市肆一种石莲子，状如土石，味极苦涩，不知为何物，食之令人肠结。

参曰：其根藕，其实莲。莲者，奇也。藕者，偶也。奇偶者，即坎离之中画。莲实者，即坎中之满，能填离中之虚，故称补中。中即中黄，假实中之薏，以为种子。其中所组，为资始资生之本，微而能著，固而愈强。故养益神气，百疾自除。菊耐霜，莲耐日，寒暑所不能损者，岂患老之将至耶？然妙在薏，设修治去之，失却圣胎种子矣。

客曰：经秋正黑，入水必沉，卤盐煎之能浮，生山海间者，百年不坏，食之能令发黑不老者，何也？颐曰：莲实

❶ 比：四库本作“北”。
❷ 杨：诸本同，《纲目》作“扬”。
❸ 朱：四库本作“珠”。

一名水芝，盖钟天一之灵，以透发地二之德，见秋金之母，自然本色毕露，入水而炎上一脉已断，全归水性，密藏不出，无复浮理，唯以卤盐之本族柔之，煎熬之火力迫之，自然生气流动，不容终沉。若归宗于海者，必能久居其所，以北方之水液，滋血之余，后天之坎精，润形之槁，宜其黑发不老也。客曰：安靖上下君相火邪者，何也？颐曰：莲从藕根抽茎开花，以及结实，皆自下而上。实中之薏，包缊根茎花叶，形复倒垂，自上而下，有归根潜伏之义。薏居中，为黄婆，能调伏心肾。又苦味能降，此为莲之心苗，含水之灵液，结于炎夏。又秉火之正令，其安靖上下君相火邪，气味应尔。客曰：本经主治惟实，别录以藕节，止吐血、衄血、消瘀血、血闷者，何也？颐曰：心主血脉，吐衄即血无所主。脉无经纬，亦道路填塞，疆界失制，藕质脉络井然，窍穴玲彻，节则又为疆界之总制，象形从治，则血有所主，错综经隧，仍无碍矣。

茯　苓

从来相传，上有菟丝，下有茯苓，不知何所本。常见菟丝随木萦绕茯苓，当不独只在松下矣。又传松脂化茯苓，茯苓化琥珀，又不知何所本。世又重抱木者曰茯神，赤色者主利水，又不知何所本。

羽毛鳞介之长为四灵，故取形如鸟兽龟鳖者良，则苓宜作四灵长矣。

以降地之魄，待游天之魂，真真对证。

气味甘平，无毒。主胸胁逆气，忧恚惊邪恐悸，心下结痛，寒热烦满，咳逆，口焦，舌干，利小便。久服安魂，养神，不饥，延年。

核曰：出太山山谷，及华山、嵩山，郁州、雍州诸处。生古松根下，下有茯苓，则松顶盘结如盖。时有彤丝上荟，非新雨初霁，澄彻无风，不易现也。此即古松灵气，沦结成形，如得气之全者，离其本体，故不抱根。如得气之微者，止能附结本根，故中心抱木。小者如拳，大者如斗，外皮皱黑，内质坚白，形如鸟兽龟鳖者良。虚赤者不堪入药。又一种，即百年大松，为人斩伐，枯折槎桥，虽枝叶不复上生，而精英之气，亦沦结成形，谓之茯苓拨。即于四面丈余地内，以铁锥刺地，有则锥固不可拔，无则作声如瓮者，谓之茯苓窠，中有白色蒙翳，蒸润其间，如蛛网然，尚属松气，将结成形者也。亦可人力为之，就斫伐松林，根则听其自腐，取新苓之有白根者，名曰茯苓缆，截作寸许长，排种根旁，久之发香如马勃，则茯苓生矣。修治去皮，捣作细末，入水盆中频搅，浮者滤去之，此即赤膜也，误服令人目盲，或瞳子细小。马蔺为之使。恶白敛；畏牡蒙、地榆、雄黄、秦艽、龟甲。忌米醋酸物。得甘草、防风、芍药、紫石英、麦门冬，共疗五脏。

参曰：岁寒不凋，原具仙骨。虽经残斫。神灵勿伤，其精英不发于枝叶，而返旋生气，吸伏于踵，所谓真人之息也。故茯取伏义，苓取龄义。又松木参天条达之气，反潜隐不露，亦茯取伏义，苓取令义。二拟未确，聊备博采云尔。

芳香清气，潜藏根底。对待忿戾浊邪，冲逆胸胁。皓苓下居，彤丝上荟，对待忧愁怫逆，形诸颜面，摧残槎桥，俯就零落。对待刀圭在心，有怀怨恨，珍重深邃。对待惊骇气上，镇定不动。对待恐惧悸忡，形质块磊，气味清疏。对待晦滞立坚，心下结痛，神灵在躬。对待寒热外侮，幽静安闲。对待劳乱烦满，渗泄就下。对待水寒逆肺，清闲平淡。对待口焦舌干，转旋气化。对待小便闭癃，吸元归踵。对待游魂于天，恬澹虚无。对待神不内守，服气长生。对待饥渴夭龄，悉属象形，巽以入之。清气上升，浊气下降，此其验也。

嵩山记曰：嵩山有大松树，或百岁，或千岁，其精变为青牛，为伏龟，采其实，可长生。万松记曰：夫松，木德之中正也，五德具焉。故其好生似仁。其后凋似义，其调理似礼，其枝不生污下似知❶。其气化为茯苓，其脂化为琥珀似信。

柏　子

气味甘平，无毒。主惊悸，益气，除风湿痹，安五脏。久服令人肥❷泽美色，耳目聪明，不饥不老，轻身延年。

核曰：处处有之，当以太山、陕州、宜州、乾陵者为胜。四季长青，叶叶侧生，枝枝西向，有三种。一名丛柏，枝叶丛叠，今人呼为千头。一名浑柏，独叶丛茂，木心紫赤，唯堪作香，皆不结实，不为药用。一名扁柏，木心微白，芳香清烈，作花细小，结实有角，四裂子出，尖小介壳，霜后采取，中仁黄白，最多脂液。唯乾陵者，木理旋绕，宛若人物鸟兽状，陆离可观。修治蒸熟去皮壳，捣作饼子，日干收用。

先人云：万木皆向阳，而柏独西指者，顺受金制以为用，乃能成其贞固而可久，故字从白。干枝叶实，为用有别，实具全体，内含章美，故入五脏。叶如脉络，故治络不坚固而溃，脉不摄溢而崩。枝则气倍于叶，故入肢节。干则气烈于枝，故主全身矣。圣惠方，以实治惊痫，及大便青白色者，盖肝木受制，怒则乘其所胜，是以青白之色见于便，而惊从脏发，匪实奚宜。

参曰：柏芳香高洁，文彩陆离，即参天直上，谁能禁之。乃俯焉西向，以秉制所天，可谓至德也已。巨擘乔木，作社稷栋梁。宜哉殷人以柏，其逆知后世之西向乎。味甘美，性和平，对待肝木失制，发为惊骇悸忡，质坚固，气条达，驱除风湿成痹也。德润于身，安脏乐道，耳目聪明，色泽长生矣。

山书云：木植三百六十，而松柏为之长。史记云：松柏为百木长，而守宫闾。公羊注云：松，犹容也，想见其容貌而事之。柏，犹迫也。取亲而不远之义。故坛壝丘墓多植之。埤雅云：柏，掬也。性坚致，有脂而香，故古人破为畅臼，用以捣郁。杂记云：畅臼以掬，杵以梧。广志云：柏有续柏，有汁柏。崔实云：七月收柏实。列仙传云：赤松子好食柏实，齿落更生。王修赋云：既殊群而抗立，亦含真而挺正，岂春日之自芳，必霜下而为盛。烈风不能摧其枝，积雪不能改其性。诗云：泛彼柏舟，在彼中流。言柏非不可以为舟，特非柏之所宜。故其姜守义，引以自况也。世以柏之指西，犹磁之指南也。先人云：柏从白，即具秉制为用象，抑木以金为魄欤。

云　母

土即地气，沙更清疏，离本归根，生机常在。

各具偏胜兼色，为四时宜。青春、赤夏、白秋、黑冬也。故云砂兼黄宜季夏，土磷石晶晶纯白无兼，为四时宜。亦可专宜秋。白云之母，即水之母也。

不曰云生足下，而曰云覆其上。即此可征，母字义深，心者得之。

釜底燃薪，而水出又足征矣。

气味甘平，无毒。主身皮死肌，中风寒热，如在车船上，除邪❸，安五脏，益子精，明目，轻身延年。

---

❶ 知：四库本作“智”。
❷ 肥：诸本同，《本经》作“润”。
❸ 邪：诸本同，《本经》此字后作“气”。

核曰：出太山、齐山、庐山、琅琊、北定，今云梦山、方台山，及江州、淳州、杭越间亦有[1]，生山石间。宜二月采，候云气所出之处，掘取无不大获。但掘时，忌作声也。小者长三五寸，大者长五七尺。作片成层可析，光莹如水，白泽轻透者遂[2]为贵。以沙土养之，岁月生长。置千斤于一室中，云气常起，向日观照，五彩并具。阴地不见杂色也，多青者名云英，多赤者名云珠，多白者名云液，多黑者名云母，但具青黄者名云砂，晶晶纯白者名磷石，各以偏胜之色，为四时之宜。云砂宜季夏，磷石宜四时服也。纯黑者不堪服，令人淋沥发疮根，即阳起石也。修治：设经妇人手把，便失灵异，每斤用[3]甘草、地黄[4]、小地胆草、紫背天葵各一镒，干者细锉，生[5]者取汁，置瓷锅[6]中，次入云母，用天池水三镒，着火熬煮七日夜，水火勿令失度，自然酿成碧玉色浆，沉于锅底，更[7]以天池水猛投其中，随手频搅，有浮起如蜗涎者，即掠去之。凡三度，澄定去水，更用沉香一两捣为末，以天池水五升，煮汁二[8]升，分作三度，淘澄其浆，晒干任用。主疗诸疾。抱朴子云：或以桂葱水玉，化之为水；或以消石，合置筒中，埋之为水；或以露于铁器中，原[9]水熬之为水；或以蜜搜为酪；或以秋露渍之，百日韦酿[10]，挺以为末；或以樗血、无颠草，合饵之，服至一年百疾除，三年反老还童，云气常覆其上；五年役使鬼神，飞行神仙。恶徐长卿。忌羊肉[11]。畏蛇[12]甲，及流水。泽泻为之使。

参曰：云母生云，故名云母。云中具雨露霜雪，是雨露霜雪，亦以云为母也。然云之母曰云母，而云母之母曰高山。释典云：水势劣火，结为高山。是故山石，击，则成焰；融，则成水。盖其气濛涬而为润湿，升腾而为炎上。故知水火之结高山，高山之育云母，云母之生云气，云气之变雨露霜雪，虽乘化有异而体性不迁，更推润湿之水，皆从火蒸，诚交互发生，递相为种者。客曰：五行之理，水能克火，今云水从火出，不几矫乱乎。颐曰：此宝明生润，非有形相克制化之比也。若非火光上蒸，则就下之水，焉能含遍十方乎。经云：肾苦燥，急食辛以润之。相提而论，实与释典吻合，斯足征矣。客曰：古人命名简约，何得故为奇特。颐曰：物体性情，若非意外寻求，比量推夺，便为句字所缚，客默然良久。

身皮死肌，此土实不灵，用升腾变幻之母，开锄顽颓，自能反活回鲜。土主肌肉，若风木相乘者，培其根种，则侮土之风，不期自退。盖风云总归同类，即以同类之云逐之。风之中者，自不能停，此亦从化之理矣。如在车船上者，畏风大动摇之状也。安五脏者，邪除则元真通畅，五脏安和。益子精者，益子精之用。明目者，目乃水精所结，能行水上，故令目明。轻身延年者，修炼佩服，骸如云化，以有形之物，和合气交之中，则日日更新，新新非故。修治之

[1] 有：四库本此字后作“之”。
[2] 遂：四库本此字无。
[3] 用：诸本同，《炮炙论》此字后作“生”。
[4] 黄：诸本同，《炮炙论》此字后作“汁”。
[5] 生：诸本同，《炮炙论》作“湿”。
[6] 锅：四库本作“埚”，下同。
[7] 更：诸本同，《炮炙论》和《证类》作“却”。
[8] 二：诸本同，《炮炙论》作“三”。
[9] 原：诸本同，《抱朴子》作“以玄”。
[10] 酿：诸本同，《抱朴子》作“囊”。
[11] 肉：诸本同，《纲目》引权曰作“血”。
[12] 蛇：诸本同，《刚目》引之才曰作“鮀”。

法，当同龙骨，以回其灵，云性从龙也。

云母生云，名云母。云具雨露霜雪，是雨露霜雪，为云之子为水矣。然则云，又宜号水母。泽泻亦能行水上，令人明目，但多服反致目盲者，谓其泻泽上行，泽尽则竭故也。若云母则从母发源，宁至有竭乎。

丹 砂

本具烟雾气作画，自然神异。

座中者，为君。朝护者，为臣。如此生成，宜作万灵主。

气味甘，微寒，无毒。主身体五脏百病，养精神，安魂魄，益气，明目，杀精魅邪恶鬼，久服通神明不老。能化为汞。

核曰：出符陵山谷。符陵，涪州也，接巴郡之南，今不复采矣。出武陵、西川诸蛮夷中者，通属巴地，谓之巴砂。苏颂曰：近出辰州、宜州、阶州，而辰州者为最。生深山石崖间，穴地数十丈[1]，始见其苗，乃白石，曰朱砂床。砂生床[2]上，大者如鸡卵，小者如榴子。状若芙蓉，头似箭镞，连床者色[3]黯而光明莹彻，碎之崭岩作墙壁，如云母石，成层可析[4]者，辰砂也。过此以往，皆淘土石中得之，无石者弥佳。宜州者，亦有大块，亦作墙壁，但罕类物状，色亦深赤，为用不及辰砂，盖出土石间，非生石床故也。宜之邻地春州、融州亦有砂，故其水尽赤。每烟雾郁蒸之气，作赤黄色，土人谓之朱砂瘴，能作瘴疠为人患也。阶州者但可作画，不堪入药。雷敩曰：砂凡百等，有妙流沙[5]，如拳许大，或重一镒，具十四面，面如镜，遇阴沉烟[6]雨，即[7]有红浆溢[8]出。有梅柏砂，如梅子许大，夜有光，照见一室。有白庭砂，如帝珠子许大，面有小星灿烂然。有神座砂、金座砂、玉座砂，不经丹灶，服之自延寿命。次有白金砂、澄水砂、阴成砂、辰锦砂、芙蓉砂、平面砂、金星砂、马牙砂、神末砂、曹末砂、豆瓣砂、石砂、块砂、溪砂、土砂等，不可一一细述也。宗奭曰：出蛮洞锦州界，猎獠峒老鸦井者，井深广数十丈，聚薪焚之，石壁迸裂处，即有小龛，中生石床如玉，床上结砂，光明可鉴，砂泊床大者，重七八两，或十余两。张果云：丹砂者，万灵之主，居南方，或赤龙建号，或朱鸟为名。上品生辰、锦，中品生交、桂，下品生衡、邵，清浊体异，真伪不同。辰、锦者，生白石床上，十二枚为一座[9]，如未开莲花，光明耀日，座中大者为君，小者为臣，四面朝护。又有紫灵砂，圆长似笋而红紫亦上品；又有如马牙光明者亦上品。白色若云母者为中品。石片棱角，生青光者为下品。交、桂所出，但是座上，及打石得之，形似芙蓉[10]者亦入上品；颗粒通明者，为中品；片段不明[11]者，为下品。衡、邵所出，虽是紫砂，得之砂石中者，亦下品也。承曰：金州、商州一种，色微黄，作土气。信州一种，形极大，光

---

[1] 丈：诸本同，《证类》作"尺"。

[2] 床：诸本同，《纲目》作"石"。

[3] 色：诸本同，《本草图经》和《纲目》作"紫"。

[4] 析：诸本同，《本草图经》和《纲目》作"拆"。

[5] 流沙：四库本作"流砂"，《炮炙论》作"硫砂"。

[6] 烟：诸本同，《炮炙论》作"天"。

[7] 即：诸本同，《炮炙论》此字后作"镜面上"。

[8] 溢：诸本同，《炮炙论》作"汁"。

[9] 座：诸本同，《纲目》此字后作"色"。

[10] 蓉：诸本同，《纲目》此字后作"头面光明"。

[11] 明：诸本同，《纲目》此字后作"澈"。

芒墙壁，略类宜州所产。而有砒气，破之[1]作生砒色。若入药用，见火杀人。《庚辛玉册》云：柳州一种，全似辰砂，块圆如皂角子，不入药用。出商、黔、宣、信四州者，内含毒气，及金银铜铅之气，并不可用。设杂石末，及铁屑，与黑色名阴砂者，亦不堪用。时珍曰：色不染纸者为旧坑，色鲜染纸者为新坑。旧坑者佳，新坑者次之。敩曰：凡修治朱砂，静室焚香斋浴后，取砂以香水浴过，拭干碎捣，更研三伏时。入瓷锅内，每砂一[2]两，用甘草二两，紫背天葵、五方草各一镒着砂上[3]，以东流水煮三伏时，勿令水阙，去药，更以东流水淘净，熬[4]干，又研如粉，入小瓷瓶，用青芝草、山须草，各半两盖之，下十斤火煅，从巳至午[5]方歇，候冷取出，细研如尘。又法：以绢袋盛砂，用荞麦灰淋汁，煮三伏时，取出，流水中浸洗，研粉飞晒。又法：同石胆、硝石，和埋土中，可化为水。铁遇神砂，如泥似粉。

先人云：丹正一点，肾间动气，水里阳生，义合日月。玄关之灵秘，如刹帝利种，尊重贵上，百灵呵护，非上品不可服食。

又博议云：人之肢体脏腑，血气营卫之，精神充御之。丹砂能养精神，则天君泰然，百体从令矣。客曰：只须丹砂一味，病莫不治，诸药俱可废矣。曰：丹砂之力，能使精神凝聚。凡从精神以致四体五脏百病者，得其因而百病良已，非百病皆可独以丹砂治也。设四体五脏百病，波及精神者，或求其因而借用之亦可。客曰：化汞之语，即升作水银否。曰：此即关尹子所谓炼精神而久生，以服久百体能如汞化，可以成液。玄门汞八两，铅半斤，正指内丹耳。客曰：丹砂养精神，人参安精神，有分别否？曰：养有育义，安惟使之宁也。先人辨论经文，详且尽矣，颐不更加详订。

参曰：虚无太极，动而生阳，静而生阴，分成两物；男女相为饮食，彼此各阙一半故尔。丹家修炼戊己，互交金木，乾坎填离，复远圆相，惟丹砂色味性情，靡不吻合。色赤，离也；气寒，坎也；伏汞，水也；固质，金也；甘平性味，土也；盖水中有金，火中有木，方堪攒簇，所谓龙从火里得，金向水中求。假此外丹，滋培四大，而四大之内，中黄为戊己，精神即坎离，魂魄作金木，内外合成丹，婴儿方养育。

博议重言精神，而概言魂魄意志，参语单拈太极，统具精神魂魄意志，一属先天，一属后天法也。

神农本经上品二

菖　蒲

昌，目光也。时云：美目昌兮，此窍更切。

气味辛温，无毒。主风寒湿痹，咳逆上气，开心孔，补五脏，通九窍，明耳目，出音声。久服不忘，不迷惑，延年。

核曰：菖蒲，一名昌阳、尧韭、水剑草。运斗枢云：玉衡星散为菖蒲。典术云：尧时天降精于庭为韭[6]，感百阴之

---

[1] 之：诸本同，《纲目》此字后作“多”。

[2] 一：诸本同，《炮炙论》和《证类》作“五”。

[3] 上：诸本同，《炮炙论》和《证类》此字后作“下”。

[4] 熬：诸本同，《炮炙论》和《证类》作“晒”。

[5] 午：诸本同，《炮炙论》和《证类》作“子”。

[6] 韭：诸本同，《御览》引《典术》作“薤”。

气为菖。生上雒石涧间，池州、戎州蛮谷中者亦佳，所在亦有。月令云：冬至后五旬七日，菖始生，百草之先生者也，于是始耕。喜生逆水，根茎络石，略无少土，稍有泥滓，即便凋萎。叶心有脊如剑，四时长青，新旧相代。新者从茎端抽发，旧者从茎末退去。一叶一节，节稀茎长，节密茎短，茎昂者茎端生叶，茎仆者节旁分枝，洁白下生者为根，翠碧有节者为茎，有以根为须，茎为根者，因茎枝延蔓布石故尔。望夏作花黄色、紫色者尤善。以茎瘦节密折之中心微赤，嚼之辛香少滓者，入药最良。以砂石栽之，旦暮易水则易茂，春夏愈摘则愈细，叶仅长寸许，甚有短至一二分者，别有香苗、挺秀、金钱、台蒲诸种甚奇。而香苗之最细者，曰虎须，尤可娱目。东坡云：凡草生石上者，必须微土以附其根，唯石菖蒲，濯去泥土，渍以清水置盆中，可数十年不枯不死。节叶转坚瘦，根须转连络，忍冬淡泊，苍然几案，延年之功，信非虚语。神隐书云：石菖蒲，置几案间，夜坐诵读烟收其上，不致损目。或置星月❶下，每旦取叶尖珠露洗目，不月功能明目，久之白昼可见星斗。修治：以铜刀刮去黄黑皮，及硬节，同嫩桑枝相拌蒸熟，日中曝干❷，勿得误用形如竹鞭及色黑气臭❸味腥者。秦皮、秦艽为之使。恶地胆、麻黄。忌饴糖、羊肉。勿犯铁器，令人吐逆。

缪仲淳先生云：阳精芳草，辛温四达，充百邪，散邪结，壅遏既彻，九窍应之而通。用资宣道，臻乎太和。仙家服食，药之上品上生者也。

先人云：万物资生于阴，必资始于阳。以阴感阳而盛，故曰昌阳。又云：蒲性幽洁，不喜近人，不染尘垢，得其情性，长生长青。苟失其所，立见凋瘵。又云：蒲叶皆偶，九节为奇，过不及，皆非中节。又云：在阴在脉之痹，乃湿乃风之因，咸能使之开发，设寒本专令，取效更捷。

绍隆王先生云：菖蒲得道种智，不似人心，随境即变，清心寡欲人。饵之莫不仙去，可比琴瑟，妙音指发。

参曰：水土合和，抽为草木。唯菖蒲全得生阳之气，吮拔水液，盘络砂石，不假地土之力，昌美溪浦之间，故名菖蒲。以治病之用言，当号昌阳。以发生之体言，当号阳昌。痹者，闭塞不通，风寒湿三种，相合而成。咳逆上气者，此毫窍固拒，肺气壅遏，两相搏击，以致喘咳。菖蒲味辛气温，宣通开发，使一身之气，起亟旋展，郁痹喘咳，当自舒矣。痹证有五，菖蒲独宜脉痹。取象形从治，则易于分解。又观菖叶两岐，菖茎盘络，悉从中心透发，故能开人心孔，而心孔为诸脉络之宗主，其挛结屈曲之状俨似之。背阳喜阴，臭之爽朗，当补五脏之用，非补五脏之体，以用行则窍通也。明耳目者，通九窍之验。出音声，不忘，不迷惑者，开心孔之验。蒲性幽洁，挺秀长生，故为延年之药。

从茎中抽叶处，看破开心孔。又从茎枝盘结处，配合心主包络，即种种识证法，亦咸从生成中体会来，不惟说破至理，并说破看法。

梁太祖后张氏，忽见庭前菖蒲生花，光彩照灼，非世所有，惊谓侍者曰：见否？曰：不见。曰：当常闻见者，当富贵。遂取吞之，是月即孕武帝。

---

❶ 月：诸本同，《纲目》作“露”。

❷ 干：诸本同，《炮炙论》和《证类》此字后作“去桑条，锉用”。

❸ 臭：诸本同，《炮炙论》作“秽”。

赤 箭

如此生成甚奇，天地生物亦不易矣。

余乡宋大司马经略朝鲜，一时乏饷，梦中神授以物，指画其处。觉而掘地，获物如芋如卵，煮食勇力倍，常久未之识，核赤箭生成，始知即是天麻耳。

气味辛温，无毒。主杀鬼精物，蛊毒恶气。久服益气力，长阴肥健，轻身增年。

核曰：赤箭，一名神草、赤❶芝、鬼督邮、定风草、独摇草、合离草。根名天麻，一名离母。生陈仓川谷、雍州、太山少室诸处。春生苗，初出如芍药，独抽一茎，挺然直上，高三四尺，茎中空，色正赤，贴茎杪之半，微有尖小红叶，四月梢头成穗，作花灰白，宛如箭干，且有羽者，有风不动，无风自摇。结实如楝子，核有六棱，中仁❷如面，至秋不落，却透空入茎中，还筒而下，潜生土内。根如芋，去根三五寸，有游子十二枚，环列如卫，皆有细根如白发，虽相须，实不相连，但以气相属耳。大者重半斤，或五六两；皮色黄白，名曰龙皮，肉即天麻也。本经名概根苗，后人分苗曰赤箭，根曰天麻，功力稍有同异故耳。与六芝同类，力倍人参，故为仙家服食，药之上品上生者也。但不易得，世人所用，皆御风草根，非赤箭也。御风茎叶，与赤箭相似，独茎色青斑，叶背黄白，兼有青点，随风动摇，子不还筒，治疗稍合，补益大乖异矣。修治：宜锉置瓶中，每十两，用蒺藜子一镒，缓火炒❸焦，盖于其上，绵纸三重，封系瓶口，从巳至未，取出蒺藜，再炒再盖，凡七遍。俟冷，净布拭去汗气，竹片剖开，焙干❹捣用。

参曰：赤阳箭刚，阳刚中正者也。力能独运，不为物移，故有风不动，无风自摇，见刚之体能立，用能行也。其苗从根而干，虚中直达，符合少阳自下而上，从内而外，故增益气力。其实从茎纳筒，环列象岁，符合太阴从外而内，自上而下，故长阴肥健。既类灵芝，亦名神草。操升降之机，似河车之转，故能增寿延年。又以弧矢之威，森卫之众，潜返之力，故能杀鬼精除恶毒。乃若因风动摇，惊痫挛癖，尽属阴邪之证，唯刚能胜之。独恨土人以御风相混，致真者遁世，悲哉。吾未见刚者。

薯 蓣

肥遁则无不利。

气味甘平❺，无毒。主伤中，补虚羸，除寒热邪气，补中，益气力，长肌肉，强阴。久服耳目聪明，不饥延年。

核曰：薯蓣，古名也。避唐代宗讳，改作薯药；又避宋英宗讳，改作山药。后世惟名山药，不知薯蓣名矣。生嵩山山谷，及临朐、钟山、南康、蜀道、北都、四明、江南、怀庆诸处。入药野生者为胜。供馔家种者为良。春生苗，蔓延篱落。紫茎绿叶。叶有三尖，似白牵牛叶，更厚而光泽。五六月开花成穗，淡红色。结荚成簇，三棱合成，坚而无仁。其子别结叶旁，状似雷丸，大小不一，皮色土黄，内肉清白，煮食甘滑。春冬采根，生时掷地如粉，干则内实不

---

❶ 赤：诸本同，《证类》和《纲目》此字后作“箭”。

❷ 仁：诸本同，《证类》作“肉”。

❸ 炒：诸本同，《炮炙论》作“熬”。

❹ 干：诸本同，《炮炙论》作“之”。

❺ 甘平：诸本同，《本经》作“甘温”，《纲目》作“甘温平”。

虚，其色洁白如玉。青黑者不堪入药，种植甚易。截作薄片者亦生，随所杵之窍而像之也。南中一种，生山中，根细如指，极紧实，刮磨入汤煮之，作块不散，味更甘美，食之尤益于人，胜于家种者。江中闽中一种，根如姜芋，皮紫，极大者重数斤。煮食虽美，但气寒于北地者。修治勿用平田生二三纪者，须要山中生经十纪者。其皮赤，四面有须者良。采得以铜刀刮去赤皮，洗去涎，蒸过，曝干用。六芝为之使。恶甘遂。

参曰：效所杵之窍以赋形，如预备署所，故称薯蓣。假微薄之种，充气沦结，建立中央，故治伤中。以致虚羸，而为寒热邪气者，乃若益气力，长肌肉，即治伤中虚羸之验也。而伤中之因，皆因阴气萎靡。薯蓣入土便生，阴森肥遁，宁不强阴，且其赋形效窍，则有窍处，宁不周到，虽假故物为胎，亦属气化所钟，是与六芝交相为使。

干地黄

气味甘❶寒，无毒。主伤中，逐血痹，填骨髓，长肌肉，作汤除寒热积聚，除痹，疗折跌绝筋。久服轻身不老，生者尤良。

核曰：地黄，一名苄，名芑，名地髓。罗愿曰：苄以沉下者为珍，故字从下。先人云：天玄而地黄，天上而地下，阳戊而阴巳，阳浮而阴沉，则地黄、地髓、苄、芑之义，与情性为用之方，可以想见。古取咸阳川泽，及渭城彭城，同州诸处，今唯怀庆者为上。诸处随时兴废不同耳。江浙壤地者，受南方阳气，质虽光润而力微，不及怀庆山产者，禀北方纯阴，皮有磊砢而力大也。古人种子，今唯种根。二月生苗，初生塌地，高者不❷及尺许，叶如山白菜而毛涩，又似小芥叶而颇厚，中心皱纹如撮，茎上有细毛，梢头开花，如小筒子而色红紫。亦有黄色白色者，结实作房如连翘，中子甚细而色沙褐。根如人指，长短粗细不常，甚有一枝重数两者。汁液最多，虽暴焙极燥，顷则转润。二月八月采者，未穷物性，八月残叶犹在茎❸中，精气未尽归根。二月新苗已生，根中精气已滋于叶。不如正月九月，采者气全也。种植甚易，入土即生，大宜肥壤，根肥多汁，法以土壤作坛，如浮屠数级，寸段莳灌，根长滋盛也。但种植之后，其土便苦，次年止可种牛膝。再二年，可种山药。足十年，土味转甜，始可复种地黄。否则味苦形瘦，不堪入药也。作干地黄法，去皮，入柳木甑内，置瓷锅上蒸之；蒸透取出，摊令气歇，拌酒再蒸。又出令干，勿犯铜铁器，恐令人肾消❹发白，男损营，女损卫也。作熟地黄法，取肥大者三十斤，洗净晒干，更以三十斤捣汁相拌蒸之。又曝又蒸，汁尽为度，则光黑如漆，味甘如饴者始佳。若入丸散，止可入砂盆❺内，隔汤荡燥，勿用火焙，以伤药力。

先人博议云：地黄别名地髓，又名苄，名芑。苗不能高，生意在根，味甘色黄，沉重多汁，当入脾，为脾之肾药，以名髓多汁而气寒也。熟之则色黑，能入肾填髓，反为肾之脾药，以名苄名芑，味甘色黄，而填为土入之象，然土为水之用神，似土堤所以防水也。形如血脉，

❶ 甘：诸本同，《证类》此字后作“苦”。

❷ 不：诸本同，《本草图经》此字无。

❸ 茎：诸本同，《纲目》作“叶”。

❹ 消：诸本同，《炮炙论》此字后作“髭”。

❺ 砂盆：诸本同，《本草图经》和《纲目》作“瓷器。”。

本经用逐血痹。盖血者，取中焦水谷之汁，变化赤色以行经隧，如中，如汁，如经隧，皆象其形。痹者，闭而不通，随其血之不通而为病。如在目则赤，在齿则痛，在肉理则痈肿，在心则昏烦，在肺则咳血。壅遏而为身热，枯耗而为燥涩痿软，泛滥而为吐衄崩漏。血痹颇广，各以类推。逐者，俾其流通之义也。观其入土易生可知矣。须发为血脉之余，血痹则黄赤易见，可使之黑者。痹去而血华也，性惟润下，功力到时，二便通利，以为外征。千金方黑膏，用治热积所成之斑。肘后方拌鸡蒸汁，用治寒积所成之疝，咸从血痹之所生耳，血中有痹，则骨髓不满，肌肉不长，筋脉断绝，均谓伤中。若填满，若生长，若接续，皆克成血液之流通者也。所云寒热积聚，惟从痹字中生，第加一转语耳。因彼不通，所以积聚，若作五积六聚，用地黄以除之，未有不反益其积聚者。如寒中虚人，在所必忌。否则腻膈滑肠，中满减食矣。

如此看血痹，可称遍周根身四大矣。即以此法，类推五痹，及六极、五劳之形病。更合八风、五运、六气、四时之气病，与不内、不外因，之似形似气者，视根身若见垣，亦若掌中观菴摩罗果。

参曰：苗叶布地，高不及尺，随地逶迤，生机偏向根荄者也。根截入土，横穿直竖，绝不以坚碍妨活泼，真得色空者耳。其汁深黄，染手不落；其味甘美，着舌不散。吮拔地髓，性颇贪狼，故种植之地，土便憔苦，十年后方得转甜，功德力量，可望而知矣。先人判干者为脾之肾药，熟者为肾之脾药，明显的确。及释本经、别录，精详深邃，读之可比类旁通，颐不更参。

枸杞

气味苦寒，无毒。主五内邪气，热中消渴，周痹风湿。久服坚筋骨，轻身不老，能耐寒暑。

核曰：古取常山者为上，后世唯取陕西甘州者称绝品。生平泽，丘陵阪岸间，春放苗，作榴叶状，软薄堪食，茎干丛生，高三五尺，陕之兰灵，及九原以西者，并是大树。七月作花紫❶色，随结红实，形长如枣核，凌冬不落。二月叶发，五月再发，其实乃谢。七月叶又发，花即随之，极易延蔓。根深者，一发三四尺，枝茎寸截，或分劈镂刻，横埋土中，旬日便发，易生如此。冬采根，春采叶，夏采实，秋采茎❷，功用并同。本经名概叶实根茎，后世始歧而二之，以根皮有清热滋补之异，而略言茎叶，更以根去骨存皮，则又不可解矣。别有一种枸棘相类其实，但实圆，枝节间有刺不堪用。修治：取实鲜明红润者，洗净，醇酒浸一宿，捣烂用茎叶，唯阴干，根如物状者为上。东流水浸一宿，刷去土，甘草汤又浸一宿，焙干用。苗伏砒砂，根伏硫黄。

凡木之易生者，榕柳之与桑杞、榕柳虽易生，不若桑杞通体精专。叶实根茎，功用并著，杞则更胜于桑，凌冬不落为迥别也。

嘉安朱孺子，居大箬岩，见溪侧有二花犬相戏，逐至杞丛下，获杞根二枚，形状与戏犬无异，煮食之，俄顷飞升仙去。

参曰：枸从苟，诚也，省作句。观断绝寸茎，根须俱甏，以入土中，旬日

---

❶ 紫：诸本同，《本草图经》和《纲目》作“红紫”。

❷ 夏采实，秋采茎：诸本同，《纲目》作“春夏采叶，秋采茎、实”。

即发，枝干分劈镂刻，亦不之死，仁机扇动，一诚之致也。命名之义，或取诸此。其味苦，得夏大之令，其气寒，得寒水之化，故主夏气病脏之邪，致热中消渴也。唯以怒生为用，故痹为之起，湿为之收。又苦寒能坚，故枝韧比筋，根皮裹骨斯筋骨受之，地仙却老，有繇然矣。且二五七月俱发，宜耐寒暑也。

尔雅曰：杞一名机，即枸杞也。按诗有六杞将仲子弓篇，无拆我树杞；四牡篇，集子苞杞；杕杜篇，言采其杞；南山有台篇，南山有杞；湛露篇，在彼杞棘；四月篇，阴有杞桋。

菊花

气味甘❶平，无毒。主风头❷头眩肿痛，目欲脱，泪出，皮肤死肌，恶风湿痹。久服利血气，轻身耐老延年。茎叶根实并同。

核曰：出川泽田野间，雍州南阳山谷者最胜。宿根再发，亦可子种。茎叶花实，种种不同。即菊谱所载：龙脑、新罗、都胜、御爱、玉球、玉铃、金万铃、银台、棣棠、蜂铃、鹅毛、金钱、夏金铃、秋金铃、酴醾、玉盆、夏万铃、秋万铃、绣球、荔枝、合蝉、垂丝粉红、桃花顺圣、浅紫红二色、邓州黄、邓州白等，亦不能尽收也。茎有株蔓紫赤青绿之殊；叶有大小厚薄尖秃之异；花有千叶单瓣❸，有心无心，有子无子，黄白红紫，浅色间色❹，大小之别。味有甘苦酸辛❺之辨。又有夏菊秋菊❻之分。唯以单叶味甘者入药，即菊谱中名❼邓州黄、邓州白者是矣。其花细碎，品不甚高，蕊若蜂窠，中有细子。正月采根，三月采叶，五月采茎，九月采花，十一月采实。修治唯阴干。术、枸杞、桑根白皮为之使。无子者，谓之牡菊，烧灰撒地中，能死龟❽黾，说出周礼。风俗通云：郦县有菊潭，饮其水者，皆得上寿。又吴末朱孺子，入玉笥山，餐菊英，乘云上升。康生亦服甘菊而仙。终南五老洞碑，载汉永寿出墨菊，其色如墨，用其汁以书。背萌国有紫菊，谓之日精，一茎一蔓，延及数亩，味甘，食者永不饥渴。一种名❾薏者，茎青肥大，形似蒿艾，味綦苦涩，误服则泄人气，又不可不辨。

参曰：饱霜不陨，草中松柏也。苗春花秋，色黄气烈，秉秋金之制，以制为用，故字从匊，言在掌握间也。风头头眩、目欲脱、泪出，此肝木变眚，摧拉陨坠，能节制之，则无三者之病矣。皮肤死肌、恶风湿痹，二者风木失制，亢害所胜，菊得木体之柔，顺受金制，自然木平风息也。芳香疏畅，故利气。柔润阴成，故利血。凡力之能持者则物轻，性之不媚者则耐久。更生延年，名实相副，夫奚疑。

承乃制，则不亢。亢则害，无承制矣。从来以热极似水者，引亢则害承乃制作证，自不知其背谬耳。

能持物轻，不媚耐久，真堪警世。

麦门冬

枭黄种麦，麦黄种枭，枭与麦交相为候，

---

❶ 甘：《本经》作“苦”。

❷ 风头：四库本作“头风”，《证类》作“风”，下同。

❸ 瓣：诸本同，《纲目》作“叶”。

❹ 浅色间色：诸本同，《纲目》作“间色深浅”。

❺ 酸辛：诸本同，《纲目》此二字无。

❻ 菊：诸本同，《纲目》此字后作“冬菊”。

❼ 名：诸本同，《本草图经》和《纲目》此字后作“甘菊”。

❽ 龟：诸本同，《纲目》作“蛙”。

❾ 名：诸本同，《纲目》此字后作“苦”。

又当体会。

气味甘平，无毒。主心腹结气，伤中、伤饱，胃络脉绝，羸瘦短气。久服轻身，不老不饥。

核曰：出函谷川谷，及堤坡肥土石间者，多野生。出江宁、新安及仁和笕桥者多种莳。古人唯用野生者。细皱香美，宛如麦粒，功力殊胜也。四季不凋，秋冬根叶转茂、丛生如韭，青似莎草，长尺余，多纵理，四月开花如蓼，结实翠碧如珠，根须冗猬，贯须连结，俨若琅玕，色白如玉，中心坚劲，最多脂液也。修治：瓦上焙热，即迎风吹冷，凡五七[1]次，便易燥，且不损药力。或以竹刀，连心切作薄片，醇酒浸一宿，连酒磨细，入布囊内，揉出白浆，点生姜汁、杏仁末各少许，频搅数百下，久之澄清去酒，晒干收用。入汤膏，亦连心用，方合上德全体。今人去心，不知何所本也。地黄、车前为之使。恶款冬、苦瓠。畏苦参、青蘘、木耳。伏石钟乳。

绍隆王先生云：麦门冬，具稼穑甘，禀春和令当入足阳明，为阳明之体用药，故本经所陈诸证，皆属阳明之上为病。若痿蹶，又属阳明之下为病。经云：阳明为阖，阖折，则气无所止息而痿疾起矣。是以治痿独取诸阳明。阳明为五脏六腑之本，五脏六腑，皆受气于阳明故尔。

先人博议曰：心腹脉络，皆心所主。胃络肌肉，皆心所生。美颜吐衄，唯心所现，结者能使之不结，绝者能使之不绝。唯从容润泽，潜滋暗长，沦结成形者也。

又云：麦门冬，叶色常青，根须内劲外柔，连缀贯根上，凌冬不死，随地即生。以白色可入肺，甘平可入脾，多脉理可人心，凌冬可入肾，长生可入肝，虽入五脏，以心为主，心之肾药也。其气象生成，及命名之义，能转春为夏，使肾通心，但力量不阔大，如有守有养，贞静宁谧，和润舒徐之君子也。仓皇之际，虽自愦愦，然躁进表露者，不及其久而不变也。其根俨似脉络，故本经以之治心腹结气，伤中伤饱，胃络脉绝。盖心腹中央，皆心之部分，脉络亦心之所主，悉属象形对待法耳。若脉络之绝，伤中之绝，伤饱之绝，羸瘦肉理之绝，气结使然者，咸可使之复生。别录所云：皆结气伤中伤饱之所生，盖强阴益精，消谷保神，安脏美色，皆复脉通心，润经益血之力也。盖心主血脉，脉溃血溢，脉伤则咳；经水已枯，乳汁不下，脉气欲绝者，皆克成效。如水入于经，而血乃成，不入于经，以致浮肿者，潜滋之妙，赖有此耳。惟阴形缓性人，及脾慢中寒有湿者，不相宜也。

参曰：金水主时，则根苗茂盛，有继绝续乏之义。三冬闭藏，而阴阳互根之妙。麦则独贞其窍，故处秋冬之时，能行春夏之令，以降入为升出者也，故名麦门冬。四季长生，中央坚劲，气味甘平，具土德性，当判入脾，脾之脾药也。色白属金，脾之肺药也。似脉属火，脾之心药也。不凋属水，脾之肾药也。长生属木，脾之肝药也。所谓一脏之内，具五脏焉。故五脏六腑位于内，十二经脉见于外，莫不资始于脾，资生于胃，互为枢纽者也。盖心腹结气，中央所司，伤中伤饱，胃络脉绝，羸瘦短气，象形对治，故继绝续乏之义，悉从中字起见耳。广推研释，隽永可思，盖土主中宫，长养后天，必须德全之品，相为匹配，其唯麦冬乎。至若保心之神，定肺之气，

---

[1] 五七：诸本同，《纲目》作“三四”。

安肝之魂，补肾之精，因脾转属者，无所不宜。若脉伤则咳，经络断绝，致血液妄行，经水枯竭，变生烦热焦渴者，求其因而借用之亦可。大抵象形对治，更相宜也。先人有议，辄加推广如此。

太一余粮

禹及太一，咸钟水土精气，即楞严四大法也。

唯承宣乃能扬摄。

气味甘平，无毒。主咳逆上气，癥瘕，血闭，漏下，除邪气，肢节不利。久服耐寒暑，不饥，轻身飞行千里，神仙。

核曰：太一余粮，与禹余粮同一种类，咸钟水土精气，融结成形，但胜劣有异。生太山山谷者，曰太一余粮，是水势劣土，偏钟土气之专精者也。生东海池泽者，曰禹余粮，是土劣水势，偏得水气之专精者也。今世知有禹余粮，不复识太一余粮矣。太山久不见采，唯会稽王屋泽潞，所在诸山时有之。外裹若甲，甲中有白，白中有黄，似鸡子黄，而重重如叶子雌黄，轻敲便碎如粉。所在有之，霏雪先消者是也。设中无黄，但有黄浊水者，为石黄水。有凝结如石者，为石中黄，非太一余粮也。修治：用黑豆、黄精各五合，水二斗，煮五升，置瓷埚❶中，下余粮四两煮之，旋添，汁尽为度，药气香如新米矣。捣之，又研万杵乃已。杜仲为之使。畏贝母、菖蒲、铁落。

先人云：太一以气言，气似神化，大似六芝，远离本色。

参曰：太一即太乙，气之始也。块然独存而无所不存，故能镇定中黄，敦艮之止，对待肺金，不能收敛下降，以致咳逆上气，若癥瘕血闭者，气不呴运也。漏下淋漓者，气不收摄也。气如橐龠，血如波澜，决之东则东，决之西则西，气一息不运，则血一息不行，太一能令元气屈曲而出，使凝闭漏下者，不得不随之呴运抑扬，所谓欲治其血，先调其气，设元真萎顿，则邪气外薄，太一能畅真气，则邪气自不相容矣。肢体不利者，气壅之也。太一黄中通理，宜气四达。气拒而固，不受寒暑，气充而实，不苦饥虚，气清以升，轻身飞行。

石钟乳

审形状辨土地。

此不独具山全体，更藉外缘以相资也。

具山全体，故功力勇悍乃尔。

气味甘温，无毒。主咳逆上气，明目益精，安五脏，通百节，利九窍，下乳汁。

核曰：生少室山谷及太山。第一出始兴者佳，江陵及东境名山石洞中亦有。按范成大桂海志所说甚详。云桂林接宜、融山洞石穴中，钟乳甚多。仰视石脉涌起处，即有乳床，白如玉雪，乃石液融结所成者。乳床下垂，如倒生山峰，峰端渐锐且长，若冰柱，柱端轻薄，中空如鹅翎。乳水滴沥不已，且滴且凝，此乳之最精者，以竹管仰承取之。而炼治家又以鹅管之端，尤轻明如云母爪甲者为胜。孙思邈曰：乳石必须土地清白，光润如罗纹、鸟翮、蝉翼，一切皆成白色者可用；其非土地者慎勿服之，杀人甚于鸩毒。别本注云：凡乳生深洞幽穴者，皆龙蛇潜伏之处，或袭❷龙蛇毒气，

❶ 埚：原作“鍋”，据四库本改。

❷ 袭：诸本同，《纲目》引志曰，此字无。

或洞口阴阳不均，或通风气，或黄色赤色，乳无润泽，或煎炼火色不调，一煎已后，不复易水，服之令人发淋。又乳有三种：一种石乳，其洞纯石，石津相滋，阴阳交备，具蝉翼纹者，其性多温；一种竹乳，其洞遍生小竹，竹津相杂，石状如竹，其性多平；一种茅乳，出茅山，其山土石相杂，遍生茅草，茅津相滋，形质润滑，其性多寒，皆以光泽者为善。余处亦有，不可轻信。雷公曰：凡使勿用头粗厚，并尾大者，为孔公石，不用色黑。及经大火惊过，并久在地上收者，与曾经药物制者❶。须要鲜明轻❷薄，而有光润，如鹅翎筒子者乃佳。修治：钟乳八两，用沉香、零陵香、藿香、甘松、白茅各一两，水煮过，再煮汁，方用煮乳一伏时，漉出。以甘草、紫背天葵各一两，同煮，漉出拭干，缓火焙之，入臼杵粉，筛过，入钵中。令有力少壮者二三人，不住手研三日夜。然后以水飞澄，罩以绢笼，日中晒干，入钵再研三❸万遍，乃以瓷盒❹收之。太清经炼钟乳法：取好末置金银器中，瓦一片，密盖，勿令泄气，蒸之，自然化作水也。之才曰：蛇床为之使。恶牡丹、玄石、牡蒙。畏紫石英、蘘❺草。忌羊肉❻。时珍曰：亦忌参、术，犯之多死。土宿真君曰：钟乳产于阳洞之内，阳气所结，服之可柔五金。麦门冬、蒜❼、韭实、胡葱、胡荽、猫儿眼，皆可服之。

经云：水势劣火，结为高山，钟乳本具水火二大矣。则乳质全类似水，而勇悍独专，宁非火胜水劣乎。修治：水煮，仍交水火以济之。但煮则水胜于火，所以少平勇悍也。今世多用火煅，反助长其勇悍，故每多石毒燃烧之患。

先人云：五脏安和，窍节通利，即地形仙矣。此属借资，大须保任，久与相习，乃成自然。

参曰：乳乃石之灵液，具山之全体者也。顾山体有清浊，而乳之优劣因之。如妇人异质，则湩乳之厚薄，与味之甘淡，气之腥香冷暖，其滋益婴儿与否，亦自有辨。故钟乳先须论土地，再审形状，庶几得之，唯天地之气，钟于名山而乳凝焉。观其主治，一一可想，如肺系填塞胀满，则不能分布诸气，故咳逆上气，钟乳虚中，宛若肺系，何患填塞胀满，此石液所钟，光润莹彻，故明目，目亦水液所钟，洞见明暗，此石中精髓，点滴不穷，故益精髓之体。此艮山之液，能益真阴。然五脏至阴，须宁静濡润，乃得安和，若通百节，利九窍，下乳汁，藉穿山石之力耳。

龙　骨

土大顽颣则风木变眚，以木必基土，维土为命，互为乘制，制则化生。

气味甘平，无毒。主心腹鬼疰，精物老魅，咳逆，泄痢脓血，女子漏下，癥瘕坚结，小儿热气惊痫，齿主小儿大人惊痫，癫疾狂走，心下结气，不能喘息，诸痉，杀精物，久服通神明。

核曰：出晋地，及太山、剡州、沧州、太原，山岩水岸土穴中，此龙化解脱之处也。其骨细，其文广者雌；其骨粗，其文狭者雄。五色具者上，白、黄色者中，纯黑者下矣。各随五色合五脏，

❶ 者：诸本同，《炮炙论》此字后作“并不得用”。

❷ 轻：诸本同，《炮炙论》此字无。

❸ 三：诸本同，《炮炙论》作“二”。

❹ 瓷盒：四库本作“磁盆”。

❺ 蘘：诸本同，《纲目》引之才曰作“蓑”。

❻ 肉：诸本同，《纲目》引之才曰作“血”。

❼ 蒜：诸本同，《纲目》引土宿真君作“独蒜”。

如五芝、五石英、五石脂之入五脏也。山书云：鳞虫三百六十，而龙为之长。元命苞云：龙之为言萌也，阴中之阳，故龙举而云兴。说文云：龙春分而登天，秋分而潜渊，物之至灵者也。埤雅云：龙鳞八十有一，具九九之数，阳之极也。故为辰而司水，鲤鳞三十有六，具六六之数，阴之极也。故变阳而化龙。淮南子云：羽毛鳞介，皆祖于龙，羽嘉生飞龙，飞龙生凤凰，而后鸾鸟庶鸟，凡羽者以次生焉。毛犊生应龙，应龙生建马，而后麒麟庶兽。凡毛者以次生焉。介鳞生蛟龙，蛟龙生鲲鲠，而后建邪庶鱼，凡鳞者以次生焉。介潭生先龙，先龙生玄鼋，而后灵龟庶龟，凡介者以次生焉。埤雅云：龙亦卵生而思抱，雄鸣上风，雌鸣下风而风化。广雅云：有鳞曰蛟龙，有翼曰应龙，有角曰虬龙，无角曰螭龙，未升天曰蟠龙，玉符称世俗画龙之状，马首蛇尾，又有三停九似之说。谓自首至膊，膊至腰，腰至尾，皆相停也；九似者，角似鹿，头似驼，眼似鬼❶，项似蛇，腹似蜃，鳞似鱼❷，爪似鹰，掌似虎，耳似牛也。或曰：龙无耳，故以角听。又云：骊龙之眸，见千里纤芥。论衡云：龙头上有骨，如博山形，名曰尺木。无尺木者，不能升天，其为性粗猛而畏铁，爱玉及空青而嗜燕，故食燕人不可渡海。又曰：蛟龙畏楝叶，及五色线❸，故汉以来，祭屈原者，以五色线合楝叶缚之。古者豢龙御龙氏，徒以知其好恶而节制之，将雨则吟，其声如戛铜盘，涎能发众香，其嘘气成云，反因云以蔽其身，故不可全见。今江湖间，时有见其爪与尾者，岁时云：夏四月后，龙乃分方，各有区域，故两亩之间，而雨旸异焉。又多暴雨，说者曰：细润者天雨，猛暴者龙雨也。又龙火与人火相反，得湿而焰，遇水而燔，以火逐之，则燔息而焰灭❹矣。饵食者，当知其出处爱恶如此。修治龙骨，香草汤浴两度，捣粉，绢袋盛之，用燕子一只，去肠肚，安袋于内，悬井面上，一宿取出，再研极细用。

昔有飂叔安，有裔子曰：董父实，甚好龙，能求其嗜欲以饮食之，龙多归之，乃扰畜龙，以服事帝舜。舜赐之姓曰董氏，曰豢龙，故帝舜世有畜龙，及有夏孔甲，扰于有帝，帝赐之乘龙河汉各二。各有雌雄，孔甲不能食，而未获豢龙氏。陶唐氏既衰，其后有刘累，学扰龙于豢龙氏，以事孔甲，能饮食之。夏后嘉之，赐氏曰御龙。

管子云：龙被五色而游，故神欲小则为蚕蠋，欲大则涵天地，欲上则凌云气，欲下则入于深泉。变化无日，上下无时，谓之神。变化论云：龙不见石，犹人不见风，鱼不见水也。

韩文云：嘘气成云，云固弗灵于龙也，然龙乘是气，茫洋穷乎玄间薄日月，伏光景，感震电，神变化，水下土，汩陵谷，云亦灵怪矣哉。云，龙之所能使为灵也，若龙之灵，则非云之所能使为灵也，然龙弗得云，无以神其灵矣。失其凭依，信不可与，异哉其所凭依，乃其所自为也。易曰：云从龙，既曰，龙则云从之矣。

绍隆王先生云：龙禀阳而伏阴，神灵之物也。神则灵，灵则变；神也者，两精相合，阴阳不测之谓也。

参曰：龙耳亏聪，以角为听，固有六根互用，此则借用以为六根者也。春半登天，秋半潜渊，揆机衡之升沉，是合四时之宜耳。豢龙氏醢龙以食。张华

---

❶ 鬼：诸本同，《纲目》引《尔雅翼》作“兔”，义长。

❷ 鱼：诸本同，《纲目》引《尔雅翼》作“鲤”，义长。

❸ 线：诸本同，《纲目》作“丝”，下同。

❹ 龙火……而焰灭：诸本同，《纲目》此句作“陆佃埤雅云：龙火得湿则焰，得水则燔，以人火逐之即息。故人之相火似之”。

云：龙酢得醋，则生五色，安知非形似龙类也。别录为死龙之骨；苏寇疑为神物，无自死理，既属神物，又安知非从尸解而去也，故仅存朽骨，尚获灵异乃尔。对待生人未朽之四大，便为鬼疰精物老魅之所侮，与泄痢脓血、癥瘕坚结之早现颓败相者，若惊痫癫疾，狂走痓痉，此不能震惊百里，施诸己身者也。古有龙髯作拂，见燕则冉冉自飘，龙皮作障，溽暑时云生凉作，固属谬诞，亦未必非尸解物，留人间，世以显灵异者也。雷公修事❶，藏纳燕腹，悬井面上，此遂出处嗜欲之性，倍发其灵异故尔。但用燕似觉伤生，且非时亦不易得，不若以云母易紫燕，云从龙，物各从其类也。

客曰：龙骨畏石膏。喜牛黄、人参何也？颐曰：石膏禀艮止之凝肃，虽与潜蛰之德相符，御天之性则反，故畏之。牛黄黄中通理，厚德载物。人参参天两地，奠安形脏，藉以济弱扶倾，运用枢纽，故喜之。又曰：牛黄为君，佐以龙骨，牛黄又反畏龙骨，何也？颐曰：牛黄全具敦阜之体，龙则时蛰时跃，蛰时无碍，跃时未免为之崩且溃耳。

眼耳鼻舌身意曰六根，色声香味触法曰六尘，根之合尘，各有专司，互用，则根尘叠应矣。若龙之角，为根身之余物，以之借听，此亦极大神通。繇此观之，物物都有神通，神通者，我之不能，彼之独善者是也。若蚱蝉之鸣以胁，蛴螬之行以腹，与猿猴之善援，羚羊之挂角，火鼠之火食，鱼龙之藏渊，何莫非极大神通，入水不濡，入火不烧者乎。

蜂　蜜

蜂有君道，乃得主维，九土用灭不格。

气味甘平，无毒。主心腹邪气，诸惊痫痓❷，安五脏诸不足，益气，补中，止痛，解毒，除众病，和百药。久服强志，轻身，不饥不老，延年神仙。

核曰：蜜蜂，一名蜜𧒁。《尔雅翼》云：蜜𧒁似蜂而小，工作蜜也。说文蜜作䘑，云𧒁甘饴也。盖若鼎器而幕之。山海经云：谷城之上，足蜂蜜之卢，今土木之𧒁，亦各有蜜。北方地燥，多在土中，故多土蜜。南方地湿，多在木中，故多木蜜。又有岩蜜、石蜜，俱在岩石间也。今人家所畜之蜂，小而微黄，大率腰腹相称，如蝇蝉也。喜事者，以窾木容数斛，置蜂其中养之，开小孔，才容出入。永嘉地记云：七八月中，常有蜜蜂群过，有一二小蜂，先飞觅止泊处，人知辄内桶中，以蜜涂桶内，飞者闻蜜臭，或停不过，三四往来，便举群悉至矣。今人家养蜂，或群逸以百千万数，中有大者为王，群蜂羿之，从其所往，人收而养之，多在谷雨春分时也。采取百芳，酝酿造蜜。其房谓之蜜脾，王之所居，叠积如台。语云：蜂台蚁楼，言蜂居如台，蚁居如楼。自然论云：蜂无王则尽死，君臣之体，生死不移也。一日两出，而聚鸣号为两衙，其出采花者，取花须上粉，置两髀，唯牡丹、芍药、兰蕙之粉，或负于背，或戴于首，或采无所得者，经宿花间，一❸不敢归，或螫毒人，蜂亦寻死。故古称蜂虿有毒，近其房则群起攻人。故战国有蜂旗，军行用之，云若蜂起之将也。寒冬无花，深藏房内，即以酿蜜为食。春暖花朝，复出卷采矣。宛陵有黄连蜜，色黄，而味小苦。雍雒间有梨花蜜，色❹如凝脂。亳

❶ 修事：四库本作“修治”，下同。

❷ 痓：诸本同，《证类》和《纲目》引本经作“痉”。

❸ 一：四库本作“亦”。

❹ 色：诸本同，《纲目》引颂曰作“白”。

州太清宫有桧花蜜，色小赤。南京柘城县有何首乌蜜，色更赤。各随所采花色，性之温凉，亦相近也。蜜脾之底为蜡。埤雅云：蜡生于蜜，而天下之味，莫甘于蜜，莫淡于蜡。盖厚于此者，必薄于彼，理之固然也。西方之书曰：味如嚼蜡，旧说蜂之化蜜，必取匽猪之水，注之蜡房，而后蜜成，故蜡者蜜之蹠也。方言云：其大而蜜，谓之壶蜂。即今黑蜂也。盖亦酿蜜，楚辞所谓赤蚁若象，玄蜂若壶者是也。试蜜真伪，以烧红火箸，插入蜜中，提出起气者为真，起烟者为伪。修治：每沙蜜一斤，用水四两，入银石器内，桑柴火慢煮[1]，掠去浮沫，至滴水成珠，不散，乃用。又法以器盛贮重汤中，煮一日，候滴水不散，取用亦佳，且不伤火也。七月勿食生蜜，令人暴下霍乱。味酸色青赤者，食之心烦。不可与[2]葱，及莴苣同食，令人利下。食蜜饱后，不可食鲜[3]，令人暴亡。

缪仲淳先生云：集草木群英之精，合水土风露之气，酝酿成蜜，故其气清和，其味甘纯，施之精神气血，阴阳内外，罔不相宜。先人云：蜜本万卉之黄，采集酝化于蜂，岩石土木，出处之端，蕤连乌桧，生成之自。

参曰：垂颖如锋，故名蜂。传云：蜂虿垂芒，主之所在，众蜂旋绕，飞舞如卫，政令甚严，蜂有臣礼者是也。集采百芳，退藏于密，吹鼓酝酿，而蜜成矣，故谓之蜜。其房如脾，谓之蜜脾。俨如胃，形受盛水谷，酝酿以成精血也。甘平色黄，当判入脾，故补中而益中气。盖万物莫不资始于脾，故主诸不足耳。设土大顽颓，则木无所倚，遂成惊骇痫痓。蜂蜜敦土化用，厚德载物，则上逆下陷之气，旋归于本位矣。安五脏者，安五脏之形。有形归土，脾所司耳。心腹居中，为邪所薄，则中宫不安，安中所以逐邪。未有中不安，而能剪除外侮者；和百药解毒者，以甘性能缓，则无躁暴剽悍之峻。脾藏志，故久服强志，轻身不饥不老，总属脾土事耳。

---

[1] 煮：诸本同，《纲目》作“炼”。

[2] 与：诸本同，《纲目》引思邈此字后作“生”。

[3] 鲜：诸本同，《纲目》引思邈作“鲊”。

第二帙

明钱唐后学卢之颐子繇[1]

神农本经上品三

牡　桂

关有四为十二原之所出入，节之交三百六十五会，为神气之所游行出入也。

气味辛温，无毒。主上气咳逆，结气，喉痹，吐吸，利关节，补中益气。久服通神，轻身不老。

箘　桂

气味辛温，无毒。主百病，养精神，和颜色，为诸药先聘通使。久服轻身不老，面生光华，媚好常如童子。

核曰：牡桂，出合浦交趾、广州象州、湘州桂岭诸处。生必高山之巅，旁无杂树自为林类，叶色常青，凌冬不凋，如枇杷叶，边有锯齿，表里俱有白毛，中心有纵文两道，宛如圭形，四月有花无实，木皮紫赤，坚厚臭香，气烈味重者为最。枝皮为桂枝。干皮之薄者为桂皮，厚者为桂、为桂心、为肉桂、为官桂。以皮作钉，钉他木根，旬日即死。箘桂，出交趾桂林山谷，生必临岩，正圆如竹，小于牡桂，亦自为林。凌冬不凋，叶如柿叶，尖狭光泽[2]，无锯齿，中心有纵文三道，四月蕊黄花白，五月结子如暗河之实，木皮青黄，环卷如筒，亦以一皮之厚薄，分桂枝、桂心之差等。

参曰：牡桂凌岭，箘桂临岩，旁无杂木，自为林类。此非落落难合，故为高险，乃刹帝利种，凡木不得与其班列故尔。桂从圭，执圭如也。圭者阴阳之始，自然之形，故叶文如之。光泽色相，不假雕琢，牡色紫赤，有花无子，得阳之始；箘色青黄，有花有子，得阴之始。牡为牡，箘为牝也。盖圭之妙用，宣扬宣摄，靡不合和。牡主气结喉痹，神明不通，关节不利，此病之欲宣扬者也。牡则先宣摄中气，而后为宣扬者也。亦主上气咳逆，不能吸入，反吐其吸，此病之欲宣摄者也。牡则先宣扬中气，而后为宣摄者也。

箘主和颜色，使光华外溢，媚好常如童子，及为诸药之先聘通使，此脏阴之气欲宣扬者也。箘则先宣摄精神，而后为宣扬者也。设宣扬而不先宣摄，宣摄而不先宣扬，斯不和，斯不合矣。箘则宣扬宣摄脏阴神脏之五；牡则宣扬宣摄中气关节窍脉形脏之四。功力之有异同者，牝牡有别故也。不唯有别，且各分身以为族类，故各从其类以为上下内外，轻重厚薄之殊。气味辛温，功齐火大，对治以寒为本，以阴为标，以寒水为化；或本之本气似隐，而标之寒化反显；或阴气承阳，而血妄行；或水寒亢害，而厥逆洞注；或火不归源而外焰内寒；或火失炎上而盲聋喑哑；或真火息

---

[1] 繇：据前后文，此字后疑脱“父”。

[2] 泽：诸本同，《纲目》作“净”。

而邪火炽；或壮火盛而少火灭；此皆宣扬宣摄火大之体，宣扬宣摄燎原之用。灰心冷志人，内无暖气，外显寒酸，更当饵服。乃若驱风，捷如影响，以刹帝利种。凡木望风自靡，故一名梫，言能侵害他木，木得桂而即死。圭之义大矣哉。

梵语刹帝利，此云王种，故圭有四，镇桓信躬，王公侯伯执之，从重土者，以封诸侯也。又土圭，测土深正日景，以求地中。又圭田，田之所入，以奉祭祀，为言洁也。又六十四黍为圭。又刀圭作匕，正方一寸，抄散，取不落为度。

桑上寄生

气味苦平，无毒。主腰痛，小儿背强，痈肿，充肌肤，坚齿发，长须眉，安胎。其实❶主明目，轻身通神。

核曰：近海州邑，及海外之境，地暖不蚕，桑无采剪❷之苦，气厚意浓，兼之鸟食榕实，粪落桑上，乘❸气而生。叶如橘而软厚，茎如槐而肥脆。三四月作黄白花，六七月结黄绿实；大如小豆，汁稠黏、或❹断茎视之，色深黄者良。世俗多以寄生他木上者充之，不惟气性不同，且反生灾害矣。修治：根茎枝叶，并铜刀锉细，阴干，不可见火。

缪仲淳先生云：感桑木精气而寄生，故其主治，一本于桑，更抽拔其英粹，功用尤胜于桑矣。

参曰：木性之易生者榕桑称最，桑虽曲直仆伛，靡不怒生，榕附水土沙木，莫不勃发。更异者，鸟啖榕实，遗出桑上，遂尔寄生。故主形骸寄生之齿发须眉，及胞胎痈肿。坚之、长之、安之、疗之，其功独著。若主腰痛，治背强，充肌肤，及明目轻身通神者，此属形骸亲相分，特易易耳。先人云：寄生桑木身半，大似腰膂之象，则凡腰膂之疾为宜。一名寓木，寓木者，如胆寄肝，当治胆病。胎亦寄，发齿须眉亦寄也。实之通神，当切于魂，断决，疑斯释矣。又云：人世如寄，此复寄寄，取彼寄寄，以益其寄。

易生速计之流，得有着脚处，随计就计矣。然木性之易生者，榕桑称最，真真两得其计矣。

防风

气味甘温，无毒。主大风，头眩痛恶风，风邪目盲无所见，风行周身，骨节疼痹，烦满。久服轻身。

核曰：出齐州、龙山者最胜，青、兖、淄州者亦佳。二月生芽，红紫色，作茹柔嫩爽口。三月茎叶转青，茎深叶淡，似青蒿而短小。五月开花，似莳萝花而色白，攒簇作房，似❺胡荽子而稍大。九月❻采根，似葵根而黄色。一种石防风，生山石间，叶青花白，根似蒿根而粗丑。修治：去叉头叉尾，及枯黑者。叉头令人发狂，叉尾发人痼疾也。制黄芪。畏萆薢。杀附子毒。恶藜芦、白蔹、干姜、芫花。得葱白，能行周身；得泽泻、藁本，能疗风；得当归、芍药、阳起石、禹余粮，疗妇人子脏风。

先人云：四大中风力最胜，执持世界，罅无不入。设人身腠理疏泄，则生气有所不卫，风斯入焉。故欲防御障蔽者，匪通天之生气勿克也。防风黄中通

---

❶ 实：诸本同，《纲目》此字后作“气味甘，平，无毒”。

❷ 剪：诸本同，《纲目》引震亨曰作“感”。

❸ 乘：诸本同，《纲目》引保昇曰作“感”。

❹ 或：诸本同，《纲目》引保昇曰作“可”。

❺ 似：诸本同，《纲目》引颂曰作“实似”。

❻ 九月：诸本同，《本草图经》作“二月、十月”。

理，鼓水谷之精，以防贼风之来，命名者以此。又云：身本四大合成，以动摇为风，则凡身中宜动处不动，即是风大不及，宜动处太动，即是风大太过。防风甘温辛发，中通濡润，匀而平之。无过不及，此防风功用。又云，卫我用我，匀气以芳。

参曰：动摇飘拉，风木之本性也。土失留碍，致风木变眚，亦有风木变眚，致土失留碍者。如风在头则掉眩，在目则瞀盲，在骨节则疼烦。而疼烦、瞀盲、掉眩，政风木动摇飘拉之性耳。风行周身，亦善行数变之用也。臭味甘芳，黄中通理，敦九土之精，以防八风之侮。彼以巽入，我以艮止，在土转而为吐生，在木不得不转为戴土而出矣。

功能敦土德用，以防风木之相乘，设风木已乘土大，宁不戴负地土而出，然则驱风木之外侮，即所以行土大之德用，以土大失体与用，乃致风木之相乘耳。释名云：土者，吐也，能吐生万物也。木者，戴也，戴土而出也。

生气通天论，指卫气曰生气，又喻卫气曰阳气，若天与日，失其所，则折寿而不彰，此寿命之本也。

防风质黄，具中土之色。甘温，专中土之味。盖土德惟馨，芳香充达，拒诸邪臭，故头目身首有风，尚未入脏者，能从中拒撤之。若防己，则苦辛主泄，治证亦不相同。防风如任德以御外侮之寇，防己如借权以清君侧之奸。然因名思义，其曰防己，固为可以自卫，亦并此本身是应防之物。盖治世之能臣，乱世之奸雄也。故本经一入上品，一入中品。

惟得土升阳之气，能化土重滞之形，风大持土，视大地如鸿毛，身轻以此。

沙参

气味苦，微寒，无毒。主血结❶，惊气，除寒热，补中，益肺气。

核曰：出淄、齐、潞、随、江、淮、荆、湖州郡沙碛中。二月生苗，初生如小葵叶❷，圆扁不光。八、九月抽茎，茎端❸叶尖长，如枸杞，边❹有细齿。叶间开小花五出，色紫，长如铃铎，结实如冬青，实中有细子。霜后苗枯，根❺长尺许，若黄土地中者，根则短小。根茎俱有白汁如乳，故一名羊乳、羊婆奶。根干时，宛似人参，中黄外白，世所用者皆伪，不知为何许物，食之反损肺气。恶防己，反藜芦。

先人云：色白而乳，肺金之津液药也。故又得知母志取苦心之名。

参曰：乐树沙碛而气疏，质本秋成而性洁。参容平之金令，转炎敲❻为清肃者也。故可汰除肺眚，因热伤气分，为洒淅寒热，及脏真失行营卫阴阳，致气不呴，血不濡，与惊气上逆，不能呴之使下者，功用颇捷。

术

气味苦温，无毒。主风寒湿痹，死肌痉疸，止汗，除热消食，作煎饵。久服轻身，延年不饥。

核曰：出嵩山、茅山者良。杭、越、舒、宣诸州亦有。唯湖州、津山者最佳，多生高冈上。叶颇大，叶叶相对，方茎有毛❼，茎端有花，有❽紫碧红色，根

---

❶ 结：诸本同，《本经》作“积”。

❷ 初生如小葵叶：诸本同，《纲目》作“叶如初生小葵叶”。

❸ 端：诸本同，《纲目》作“上”。

❹ 边：诸本同，《纲目》作“小”。

❺ 根：诸本同，《纲目》此字后作“生沙地者”。

❻ 敲：四库本作“歊”，义长。

❼ 方茎有毛：诸本同，《纲目》引颂曰作“上有毛，方茎”。

❽ 有：诸本同，《纲目》引颂曰作“淡”。

岐[1]生，紫色[2]块大者为胜。或大如指如拳，或至数斤者。剖暴，谓之片术。《尔雅疏》云：生山中者，曰山蓟，曰白术。平地者，曰蓟，曰赤术。赤者苗高二三尺，叶亦抱茎，梢间叶略似棠梨，脚下叶各有叉，三五出，边作锯齿，及小刺，根如人指，及老姜状，色黑褐[3]，而气味辛烈。古人用术不分赤白，自宋人始指赤术曰苍术，但气味有和暴之殊，则施治亦有缓急阴阳之别。修治白术，人乳润之，制其性也。亦取易入阳明，阳明燥金，从乎中治太阴之湿化故也。若疗脾疾，先用米泔浸透，次以山黄土拌蒸九次，晒九次，窃土气以助脾，及宣胃府酝酿敷布之用耳。赤术亦用米泔浸透，更以陈壁土水，浸润一二日，取出，去皮，晒干，切片，每术四两，先用脂麻六两，微火拌炒，以濡其燥，缓其暴。更用粳[4]米糠衣四两，微火拌炒，则不染湿作黴[5]矣。忌桃李，及松[6]菜、雀肉、青鱼、蛤蜊。

先人云：术字从木，别名多山，行脾土用，曰木，曰肝。又云：死肌，脾体不灵，黄瘅脾色外见，肢痉脾用不行，食停脾气不转，不饥脾精自固矣。

参曰：术从木，观叶叶相对，抱茎生，俨似木字。茎方，叶附四旁，合土大寄旺四季，当判脾之肝药用药也。又可判肝之脾药父药也。以木必基土，吮拔水液，方条达发生。故以水为母，土为父耳。风寒湿合成痹者，此先因于风，寒湿后之。风为百病长故也。痹则闭塞不通，故死肌痉疸。死肌者，土顽颓。痉者，土震动；而疸者，土色见也。缘土无用神，受木所侮，木无制抑，败乱所胜。土不堤防，泛滥为汗。土不宁静，火胜地热。土无风力，饮食停积。术行土用，大土力，妄泄者既已归源，疏漏者宁不固密。如是火热顿消，凉生风畅，酝酿宣布，脾土展舒矣。

既药有雌雄子母兄弟，则水土之抽为草木，宜哉水母而土父矣。土为水之堤防，有知之者，饮食之仗风力，以为酝酿宣布，人所未知。须解一脏具五脏用者始得。

女萎

礼备之祥，所生唯和。王者之用，野人之节也。

气味甘平，无毒。主中风，暴热，不能动摇，跌筋，结肉，诸不足。久服去面[7]皯，好颜色润泽，轻身不老。

核曰：《尔雅》名荧，又名萎移，萎香。《别录》名萎蕤，又名玉竹、地节。吴普名葳蕤。樊阿名青粘。先人云：节竹其形，萎荧作象，玉青为色，风木之性也。生太山山谷[8]，及滁州、舒州、汉中、均州，处处山中亦有。春生苗，茎强直，似竹作节，叶亦如竹，两两相值，叶端有黄色斑点。三月开青花，遂结实如珠，根横行，如荻根及菖蒲。概节平直，多脂润，虽燥亦柔，须节冗密，宛如冠缨下垂之绥[9]，而有威仪之义。《瑞应图》曰：王者礼备，则萎蕤生于殿前，威仪之义，于此可见。修治：以竹刀刮去须，及皮节。洗净，蜜水浸一宿，蒸了，焙干。

先人云：动摇名风；不能动摇，名

---

[1] 岐：诸本同，《本草图经》作“桠”。
[2] 色：诸本同，《纲目》引颂曰作“花”。
[3] 色黑褐：诸本同，《纲目》作“苍黑色”。
[4] 粳：四库本作“秋”。
[5] 黴：诸本同，疑为“霉”之误。
[6] 松：诸本同，《纲目》引《药性论》作“菘”。
[7] 面：诸本同，《本经》此字后作“黑”。
[8] 谷：诸本同，《证类》此字后作“丘陵”。
[9] 绥：诸本同，《纲目》作“绥”。

中风。无风大性故泽色轻身，皆属风力所转。

绍隆王先生云：性禀醇和，如盛德君子，无往不利。故可资其利用而不穷。正如此药之能补益脏腑，滋培血气，气为阳，则身轻；血为阴，则颜驻。根本既治，百疾自除矣。

参曰：体性柔软，津汁黏埴，根荄繁盛，垂垂似缨，俨若威仪之容貌。以能卓立于礼，而为节文度数者也。故王者礼备，则葳蕤生于殿前。细观命名，其形状可想见矣。能立于礼，以固人肌肤之会，筋骸之束，若愉色婉容，手舞足蹈，莫非节文度数之详耳。其不能动摇，跌筋结肉，面黚色黯，皆为慢风暴热之所困。以礼节之，默然感化，所谓动容貌，远暴慢者也。于是肌肤润泽，筋骸转摇，故身轻不老，翩翩若仙矣。

杂记云：蕤宾律名，谓五月一阴之气，委蕤于下。嵇康琴赋云：飞英蕤于昊苍，则葳蕤上下察矣。诗云：望见葳蕤举翠华，旋开金屋扫庭花。望幸者，尚尔飘飘神举；宠幸者，想更超逾腾跃矣。

牛　膝

气味苦酸平，无毒。主寒湿痿痹，四肢拘挛，膝痛不可屈伸，逐血气，伤热，火烂，堕胎。久服轻身耐老。

核曰：出河内川谷及临朐，今江淮、闽越、关中亦有，不及怀庆❶者佳。深秋收子，初春排种其苗，方茎暴节，叶叶对生，颇似苋叶。六七❷月节上生花作穗，遂结实如小鼠负虫，有涩毛，贴茎倒生。根柔润而细，一直下生，长者约三五尺。九月采根，茎叶亦可单用。修治去头芦，用黄精❸汁浸一宿，取出，锉细，焙干。

参曰：读牛膝经年不得其解，偶忆风马牛不相及句，比类推之。牛喜风顺，马喜风逆，故知经隧从头走足，其逆流而上，与不得顺流而下者，当百倍其力，故一名百倍。更观实若鼠负，根直下行，宛如甲拆，盖牛为土畜，在卦曰坤，从土解孚，以行脾用，是以禀土气之平，兼木火之味，是主寒湿成痹，溜于肢节，酝酿成热，遂致四肢拘挛，膝痛不可屈伸。经云：湿热不攘，大筋緛短，小筋弛长，緛短为拘，弛长为痿。重言膝痛不可屈伸者，以湿伤在下，偏此更甚故尔。或痹于血，或痹于气，并可逐而通之。如别录之治胸中痛，腰脊痛，茎中痛，五淋癃闭，下痢喉痹，此正痹于气，如癥瘕血结，恶血血晕，此正痹于血，咸成有余之证形也。如伤中少气，失溺绝阳，此亦痹于气。如阴消阴痿，精涸水涸，及金匮要略之治血痹虚劳，此亦痹于血，咸成不足之证形也。如痎疟之暑伤营舍，风并卫居，此则痹于血，复痹于气，成虚实更作之证形也。盖痹者，失其流通之谓，若伤热火烂之上炎，使其旋顺乎下，若堕胎之就下，与得其平，以全甲力，此不循伦次，越甲拆之解孚，先抽乎乙木❹之轧出耳。气宣则形驻，故轻身耐老。

纤细之质，径直下生三四五尺，非百倍其力者，那能如是。盖直者为经，合入经隧明矣。手足十二经，合两手足，廿有四经矣。十二自上走下，十二自下走上，则牛膝合入自上走下十二经隧矣。

痎疟者，阴阳相移，上下交争。牛膝妙用，使下者仍顺乎下，则上者仍安乎上矣。

---

❶ 怀庆：诸本同，《本草图经》作“怀州”。
❷ 六七：诸本同，《纲目》作“秋”。
❸ 精：诸本同，《炮炙论》此字后作“自然”。
❹ 木：此字原为“□”，据四库本补。

牛，性顺之物也。亦大力之物也。膝之为用，承上以接下，如坤之承乾，盖顺而健矣。此药根下行，而能引伸，力之大而健可知。膝司承接，力怯而弗任，则不可屈伸。用体性之至顺极健者疗之，自无不济。膝名既同，药治最合。土用衰，则寒湿侵。惟乘气旺者，能出涔泞，故痿痹以之。通理失，则四肢勿畅，惟居体下者，能致缓和，故拘挛以之。盖人身下体，屈伸之大者莫如膝。举要而言，力效易见，若其顺承天施，而气得上行，不止及踵，而且至腕矣。逐血气义、参语备妙，然详味逐字，更纠有辟山驱水之力。热因湿蒸，火为寒变，皆愤腾于上者也，非顺德深至，曷能降伏哉。可身受田单之爇炬，自旋灭燕师之燹烽，即怒攻而顺性未尝失也。又其力能下持，非下走者。坤为子母牛，故胎可弗堕。顺相因而极厚；载华岳而不重，故身能轻，顺守柔而永贞，比松柏之后凋，故老能耐。

石　斛

气味甘平，无毒。主伤中，除痹下气，补五脏，虚劳羸瘦，强阴，益精。久服厚肠胃。

核曰：出六安山谷，及荆襄、汉中、江左、庐州、台州、温州诸处，近以温、台者为贵。谓其形似金钗，然气味腐浊，不若川地者，形颇修洁，气味清疏，母取美观，舍清用浊也。丛生水旁石上，根斜❶甚繁，干则白软，茎叶生皆青脆，干则黄韧。五月生苗，似竹节，间出碎小叶。七月开淡红色花，十月结实。节旁自生根须，折之悬挂屋下，时灌以水，经年不死，俗呼为千年润，此即蜀中所产，入药最良。一种麦斛，形似大麦，累累相连，头生一叶，而性多寒。一种雀髀斛，茎大如雀髀，叶在茎头。一种草斛，若小草，长三四寸，柔且韧，折之如肉而实。一种木斛，中虚如木，长尺余，色深黄而光泽。修治：去根头，酒浸一宿，曝干，酥拌蒸之，从巳至酉，徐徐焙干。唯入汤膏，不入丸散，以质绵韧，不作末故也。陆英为之使。恶凝水石、巴豆，畏雷丸、僵蚕。

先人博议云：石止而不动，斛受而量满。黄色甘味平气，具土德化，有杜而不出❷，受而不施，成而不生，及遂事之义，故有杜兰、禁生、石蓫之名。盖五中之伤，外以形骸之痹，内以伏匿之气，故外消肌肉，而内乏阴精，此能去内外之因，而致内外之益，则五中不伤，是为之补。久之则中脏既盛，外腑自厚矣。

参曰：不藉水土，缘石而生。一名禁生，虽禁犹生也。一名杜兰，此以形举，亦处杜塞之境，犹若光风泛兰也。顾山之有石，若人之有骨，盘结之状，亦若筋膜之聚络骨节也。斛，量名，象其能入能出也。故石斛功力，宛如胃府，运化精微，散精于肾，淫气于骨，散精于肝，淫气于筋膜，以及从脾淫肌肉，从心淫血脉，从肺淫皮毛，何莫非水谷之源，次第敷布于神脏，次第满溢于形脏者。设痹塞则中伤，致令胃失所司，不能下精与气，遂成神脏之虚劳，形脏之羸瘦耳。久服则量而满，故肠胃厚。满而溢，故虚劳补，羸瘦充。设非强益谷精，安能逐除痹塞，以续伤中乎。禁生、杜兰，深可味也。

肉苁蓉

宛如生物，当与肉芝同一种类。

气味甘，微温，无毒。主五劳七

---

❶ 斜：四库本作“纠”。

❷ 出：四库本作“止”。

伤[1]，茎中寒热痛，养五脏，强阴，益精气，多子，妇人癥瘕。久服轻身。

核曰：出河西山谷，及代郡雁门，陕西州郡多有之。丛生敎落树下，并土堑上。春时抽苗，似肉色而红有鳞甲，第一出陇西者，形扁红黄[2]，柔润多花，味甘且肥也；次出北国者，形短花少。巴东建平间，亦有而不佳。有言马精落地所生，观敎落树下，并土堑上，此非马交之处，或说误耳。今人多以金莲根，用盐盆制而伪充。又有以草苁蓉充之者宜审。修治：先须清酒浸一宿，至明，以棕刷去沙土浮甲，劈破中心，去白膜一重，如竹丝草样者。有此能隔人心气[3]，致令气上也。以甑蒸之，从午至酉，取出，又令酥炙得所用。

参曰：柔红美满，膏释脂凝，肉之体也。燕休受盛，外发夫容，肉之用也。具体及用，名肉苁蓉。喜生西地，外被鳞甲，藉土金相生，诚培形脏之上品药也。故主脏室倾颓，致脏形之劳与伤者。用强体阴之精，以益阳生之用，则凝者释，释者凝矣。何患癥瘕寒热者哉。经云：肌肉若一，则形与神俱。故久服轻身。

蓬　藟

亦可以胆为主，当入少阳。经云：十一脏腑皆取决于胆。少阳胆，厥阴肝，腑也。

气味酸平，无毒。主安五脏，益精气，长阴令坚，强志，倍力，有子。久服轻身不老。

核曰：出荆山平泽，及冤句。今处处有之，秦吴尤多。时珍曰：此类凡五种。予常亲采，以《尔雅》所列者较之，始得其的。诸家所说，皆未可信。一种藤蔓繁衍，蔓有棘刺，逐节生叶，叶大如掌，状类小葵叶，面青背白，厚而有毛，六七月白花碎小，就蒂结实，三四十粒而成簇，生时青黄，熟则黑[4]黯，微有黑毛，状如桑椹而扁。冬月蔓叶不凋者，俗名割田藨，即《本草》所谓蓬者是藟也[5]。一种蔓小于蓬藟，亦有钩刺，一枝五叶，叶小，面背皆青，光泽[6]无毛，开白花，四五月结实成子，亦小于蓬藟，不簇生而稀疏、生时青黄，熟则乌赤。冬月苗凋者，俗名插田藨，《本草》所谓覆盆子，《尔雅》所谓茥、缺盆者是也。二种俱可入药。一种蔓小于蓬藟，一枝三叶，面青背淡白，微有毛，开小白花，四月实熟，红如樱桃，似覆盆而色大赤，酢甜可食，不入药用，俗名薅田藨。《尔雅》所谓藨者是也。一种树生者，树高四五尺，叶似樱桃叶而狭长。四月开小白花，结实如覆盆子，但色红为异，俗亦名藨，《尔雅》所谓山莓，陈藏器所谓悬钩子者是也。一种就地生蔓，长数寸，开黄花，结实如覆盆，色鲜红，亦[7]可食者，《本草》所谓蛇莓者是也。若以五类互为辨析，则蓬藟覆盆自定矣。诸家立论多端，皆近是而非。更有以蓬藟为根，覆盆为子，及覆盆为子，蓬藟为苗，与树生为覆盆，草生为蓬藟，并以蓬藟覆盆为一物者，恐出臆说，难以为据也。颐曰：顾名思义，蓬藟族类繁多，因名蓬藟，宜别子母兄弟，以及雌雄，则覆盆亦一支派矣。

---

[1] 伤：诸本同，《本经》此字后作“补中，除”。

[2] 红黄：诸本同，《纲目》引弘景曰作“广”。

[3] 心气：诸本同，《炮炙论》作“心前气不散”。

[4] 黑：诸本同，《纲目》作“紫”。

[5] 蓬者是藟也：四库本作“蓬藟者是也”。

[6] 泽：诸本同，《纲目》作“薄”。

[7] 亦：诸本同，《纲目》作“不”。

但禀气有优劣，功用有异同，不可不细为辨析也。否则差之毫厘，失之千里，诸家臆说纷出，独蕲阳立言遵古，特表而录之。敩曰：凡使用东流水，淘去黄叶并皮蒂，取子，以酒拌蒸一宿，东流水再淘两次。晒干用。

先人云：一名覆盆。又名阴藁，阴有覆义，知斯嘉美，便可发覆。又云：津汁为味，甘中之酸，为肝用药，咸具生成，裨少火生阳之机，逢形气淫业之累。又云：生机勃发，用可驻颜。

参曰：草之不理，风辙轮旋曰蓬，田谐草木，在草木之间曰藁，故蓬藁有藤蔓草木，繁疏整棘之别。藨田三候，色味性情之殊，盖以易生多变，而能五脏咸入。各随所受，以从类尔。虽入五脏，以肝为主，当入厥阴。厥阴者，阴之尽，阳之始也。是以入厥阴之经，长阴令坚、强志倍力，益精之气而有子。此体用双彰之效也。即腑脏之经，亦莫不终于此，始于此耳。久服轻身不老，即生变之征。但肝主疏泄，服之过多，虽得其用，而戕[1]其体。天和损矣，慎之。

蘼芜

合参芎䓖，义意始备。

气味辛温，无毒。主咳逆，定惊气，辟邪恶，除蛊毒鬼疰，去三虫。久服通神。

核曰：蘼芜，芎䓖苗也。图说具芎䓖条内。陶隐居云：蘼芜，一名江篱。管子云：五沃之土，生蘼芜。李时珍云：茎叶靡弱而繁芜，故以名之。子虚赋，称芎䓖、菖蒲，江篱、蘼芜。上林赋云：被以江篱，揉以蘼芜。似非一物，盖嫩苗未结[2]，苗名蘼芜。既结根，名芎䓖。大叶似芹名江篱，细叶似蛇床名蘼芜。《淮南子》云：乱人者，若芎䓖之与藁本，蛇床之与蘼芜。郭璞赞云：蘼芜香草，乱之蛇床。不损其真，自裂[3]以芳。诗云：山上采蘼芜，山下逢故夫。少[4]司命云：秋兰兮蘼芜，罗生兮堂下；绿叶兮素枝，芳菲菲兮袭予[5]。夫人兮自有美子孙，何为兮愁苦。兰有国香，人服媚之，古以为生子之祥。而蘼芜之根，主妇人无子也。

先人云：得青阳之气，通甲胆之精，辅神明之德者也。

参曰：蘼芜茎叶，轻虚端直，繁芜靡弱，因名蘼芜。气味辛温，禀少阳甲胆之力，正中抽发，万化为之一新。舒徐和缓，春之春药也。对待急骤上逆，不循次第，而为咳逆惊气者，原从至阴闭密之内，逗破端倪。故可辟除邪恶鬼疰，蛊毒三虫。所谓生阳能死死阴也。若非通神，胡能有此功力乎！客曰：主身中老风，头中久风，风眩者，何也？颐曰：风性宣发，久老身中，无风大性故。先须甲胆逗破端倪，乙木方能抽发。虽行木用，实补木体。客曰：止泄泻，亦属甲乙乎？颐曰：此正风木失制，败乱所胜，亦须甲乙体用，从土甲拆，则土中之水，假借木力吮拔，虽属仇雠，转成三缘和合矣。

硝石

气味苦寒，无毒。主五脏积热，胃胀闭，涤去蓄结饮食，推陈致新，除邪

---

[1] 戕：四库本作“戕”，义长。
[2] 结：诸本同，《纲目》此字后作“根时”。
[3] 裂：诸本同，《纲目》作“烈”。
[4] 少：四库本作“大”。
[5] 予：四库本作“子”。

气。炼之如膏，久服轻身。

朴　硝

气味苦寒，无毒。主百病，除寒热邪气，逐六腑积聚，结固留癖；能化七十二种石。炼饵服之，轻身神仙。

核曰：时珍云：硝石，丹炉家用制五金八石，银工❶用化金银，兵家用作烽燧火药，得火即焰起。狐刚子炼粉圆，谓之北帝玄珠。诸卤地皆产，河北庆阳，及蜀中尤多。秋冬间，卤地生白，扫取煎炼而成。多不洁，以水煎化，结于盆底者，状似朴硝，又名生硝，谓炼过生出之硝也。在上者，或有锋芒❷，故硝石亦有芒硝、牙硝之名，与朴硝同称，而水火之性异也。崔昉外丹云：硝石，阴石也。此非石类，扫取卤地白屑，煎炼所成，今呼焰硝者是也。

时珍曰：朴硝有三品，生西蜀者，俗呼川硝，最胜；生河东者，俗呼盐硝，次之；生河❸、青、齐者，俗呼土硝，又次之。皆生斥卤地，刮扫煎汁，经宿结成，状如盐末，犹多沙土猥杂，其色黄赤，别录云：朴硝黄者伤人，赤者杀人。须再以水煎化，澄去滓脚，入莱菔数枚，同煮熟，去莱菔，倾入盆中，经宿则结成白硝，如冰如蜡，俗呼为盆硝。齐、卫之硝，炼之底多，上生细芒如峰，别录所谓芒硝者是也。川、晋之硝，炼之底少，上生牙如圭角，作六棱，纵横玲珑，洞彻可爱，嘉祐所谓马牙硝者是也。状如白石英，又名英硝。二硝之底，通名朴硝。取芒硝、英硝，各同莱菔煎炼数次，去咸味，即名甜硝。二硝置之风日中，吹去水气，则轻白如粉，即名风化硝。取朴硝、芒硝、英硝，同甘草煎炼，更用鼎罐升煅，即名玄明粉。诸硝总是一物，但分精粗之异，俗呼皮硝者是也。

时珍云：诸硝自晋唐以来，诸家都无定见，不知硝有水火二种，形质虽同，性气迥别。今以本经朴硝、硝石为正，别录芒硝、嘉祐马牙硝、开宝生硝，俱系多出，今并归并。朴硝，水硝也，有二种，煎炼结出之细硝，为芒硝、为牙硝。凝结盆底者，为朴硝。硝石，火硝也，亦有二种，煎炼结出之细芒，亦名芒硝。牙硝又名生硝。凝结盆底者，为硝石。但二硝初生卤地时，硝石色白易炼，朴硝黄赤，再三煎炼始成，为异也。

雷公曰：凡使硝石，先研如粉，用鸡肠菜、柏子仁共二十五个，和作一处，丸如小帝珠子，大以瓷瓶子，于五斤火中煅赤，投硝石四两于瓶内，遂投帝珠子入瓶，自然伏火也。凡使朴硝，多恐不洁，再同莱菔煎炼一二次用。

诸家各立名相，致朴硝、硝石，反混乱难别。独蕲阳标朴硝为水硝，硝石为火硝，以二硝为纲，诸硝为目，令后学一顾了然，功德真无量矣。

能合诸硝归水火二种，识见甚真，然切要在形质虽同，性气迥别二义，此所谓圆融不碍行布也。如乳中之酥酪醍醐，是一是三❹，无差别而有差别也。

先人云：火硝属火大所摄，凡身中无暖热相者，用之精良。主治积热在脏者，盖脏属身中之阴，热即阴火，积有坚象，所谓诸寒之而热不去者，须此硝之。以阴火遇水反炽，用火逐之始灭却耳。又云：朴硝主百病是有法，寒热邪气是宗，是能，六腑是所，积聚六字是所之相，能化下是引证，唯此一硝字，用硝积聚结固留癖，而返病愈。

---

❶ 工：诸本同，《纲目》此字后作“家”。

❷ 芒硝：诸本同，《纲目》此字后作“如芒硝，或有圭棱如马牙硝”。

❸ 河：诸本同，《纲目》此字后作“北”。

❹ 是一是三：四库本作“是二是二”。

参曰：朴硝、硝石，咸生卤地。假水火二大以为形质，但胜劣有异，故水火之用迥别。楞严云：火腾水降，交发立坚，湿为巨海，干为洲潭，以是义故。彼大海中，火光常起，彼洲潭中，江河常注，交妄发生，递相为种，用是思维。彼水硝者，火势劣水，故火体似脏，而水用独著。彼火硝者，水劣火势，故水体似脏，而火用独著。观其主治，则思过半矣。有如反寒水之本，得火热之标，积聚六腑结固留癖，而为百病之邪。此亲相四大之分，反承器界疏相之水，变迁暖热，交发立坚，致令四大缺陷润湿之水，动摇之风，偏归暖热之火，坚固之地矣。先须水硝之水用。对待其火热，从治其本寒，转以中脏之火体，从治其火热。对待其本寒，有如火热为本，脏阴为标，标气似隐，本气自盛，积聚胃脏，蓄结胀闭之邪，此亲相之分，亦为疏相之火，交发立坚，致令四大反成缺陷者，先须火硝之火用。对待其标阴，从治其本热，此正发真归元，结固悉皆硝陨，所谓非从则弗逆，非逆则弗从也。顾水硝功力，致新推陈，火硝功力，推陈致新，三复斯言，其义自见。

二硝之分水火，宛如太极之分两仪。而阴中有阳，阳中有阴，此又坎离互根之妙。

谛思硝石，为卤地所生，与海滩之盐相似。从无致有，变柔为刚，故以名石，如秋石之亦名石也。虽分水火二种，而核其根源，止是一水，其焰发热腾，亦水中之火也。水经注记某处水，肥然可以燃灯。又即水具火，不待煎疑矣。惟为水中之火，故宜脏热之阴火亦从治之一法也。

禹余粮

气味甘寒，无毒。主咳逆，寒热，烦满，下赤白，血闭癥瘕，火❶热。炼饵服之，不饥轻身延年。

核曰：出东海池泽，凡山岛中池泽亦有之；形如鹅鸭卵，外有壳重叠，中有黄色细末如蒲黄，无沙者佳。近年茅山池泽中者极精好，状如牛黄，重重甲错，其佳处，乃紫色靡靡如面，嚼之无复碜，其生成之因，已具太一余粮条内。修治：细研水洮，取汁澄之，勿令有沙土可也。

参曰：绩平水土，有如神禹，故曰禹。然亦水土之精气所钟。土劣水势，偏得水气之专精者❷也。曰余粮者，炼饵服之，不饥延年故也。气味甘寒，对待火热，及水土浊邪，聚为寒热，为咳逆，为烦满，为赤白，为血闭，为癥瘕，或肾形无坚固性，致洪水泛滥者，当捷如影响。

神农尝百草，别五味五气，有毒无毒，及方域形色，功能优劣，以名药物。若禹余粮，绩平水土，诠名曰禹，抑逆知后世之有神禹乎，余读本经文，似出周人手笔，况太一两字，又出自老氏口角。

滑石

坎不盈秖既平。

气味甘寒，无毒。主身热泄澼，女子乳难癃闭，利小便，荡胃中积聚寒热，益精气。久服轻身耐饥长年。

核曰：出赭阳山谷，及太山始安之阴，广之桂林各邑，及猺峒中皆出，即古之始安也。山东蓬莱县桂府村所出者亦佳。初取柔软，久渐坚强，冰白如凝脂，滑而且腻。根即不灰木，中有光明黄子，即石脑芝也。若理粗质硬，色青有黑点者，谓之斑石，或乌色、绿色、

❶ 火：诸本同，《纲目》作“大”。

❷ 者：四库本作“煮”。

黄色、苍色五色者，皆可作器，不堪入药。修治。竹刀剖净，研极细用。牡丹皮同煮一伏时，去牡丹皮，取出，以东流水飞过数次，晒干用。

绍隆王先生云：滑从水，从骨，故能散精于肾，淫气于骨，以助髓液流通之用。

参曰：洁白如水体之澄湛，性滑禀水用之动流，气寒具水化之捍格，奇方之滑剂重剂也。主身热泄澼，乳难癃闭，荡胃中积聚寒热者，滑可去着也。益精气，轻身耐饥长年者，重可去怯也。先人评药云：助精运用，益彼空大，水流而不盈，行险而不失其正者也。

白石英

气味甘，微温，无毒。主消渴，阴痿不足，咳逆，胸膈间久寒，益气，除风湿痹，久服轻身长年。

核曰：出华阴山谷，及太山，今泽州、虢州、雒州亦有。近取泽州者为胜。大如指，长二三寸，六棱如削，白澈有光，长五六寸者弥佳。黄端白棱者，名黄石英；赤端白棱者，名赤石英；青端赤棱者，名青石英；黑泽有光者，名黑石英。若细而长，及大而不正，与多瑕疵者，都不堪用。时珍云：泽州有英鸡，嗜石英而性补。五石英制汞死砒，恶马目毒公。

参曰：色相莹如花萼，故名石英。以石质可入肾，白色可入肺，中含火气可逐寒，故主肾气不周于胸而消渴，天癸枯竭而阴痿不足，肺不容平而咳逆上气，气无帅制而痹闭不输，火失修容而胸膈久寒。久服轻身长年，宁静所致耳。

五色石脂

气味并甘平，无毒。主黄疸，泄痢肠澼浓血，阴蚀，下血赤白，邪气痈肿，疽痔恶疮，头疡疥瘙。久服补髓，益气，肥健不饥，轻身延年。五色石脂，各随五色入[1]五脏。

核曰：青色脂，生南山，或海涯；白色脂，生少室天娄山，或太山；黄色脂，生嵩山，色如豘胸、雁雏；黑色脂，生雒西山空地；赤色脂，生少室，或太山延州，色如绛，滑如脂。皆揭两石中取之，以理细粘舌缀唇者为上。修治：研如粉，新汲水飞过三度，晒干用。畏黄芩、大黄、官桂。先人云：膏释脂凝，皆肌肉中液也。肌肉有余，则其气扬于外，凝中大有不凝义。世人止知固济，未尽石脂大体，三复本经自见。又云：有上贯四旁义，肾水得用义，六腑净洁义，心邪顺去义。

参曰：石中之脂，如骨中髓，故揭两石中取之，以粘缀唇舌者为上，何也？骨与肌肉，原相连属，二骨中之髓，假水谷之精，凝聚所成。从土发源，填满骨空，自外而内者也。自外而内，更复自内而外。如骨髓满溢，散精于肾；淫气于骨，散精于肝；淫气于筋，散精于脾；淫气于肉，散精于心，淫气于脉；散精于肺，淫气于于皮毛。皮毛血脉肌肉筋骨，五脏之所合也。悉从精髓，陶铸成形，故五脂先归于髓，游溢精气，转输各脏，是以本经、别录补髓为宗，乃若黄疸、肠澼、痈肿、疮疡、种种病证，悉属水液血气混浊不清，石脂能使精气游溢。去滓纯髓，诸疾潜消矣。

---

[1] 入：诸本同，《纲目》作“补”。

神农本经上品四

远　志

气味苦温，无毒。主咳逆，伤中，补不足，除邪气，利九窍，益智慧，耳目聪明，不忘，强志倍力。久服轻身不老。

核曰：出泰山，及冤句川谷，冤句属兖州济阴郡，今从彭城北兰陵来。河、陕、雒西州郡亦有之。有大叶、小叶二种。俱三月开花，四月采根。大者叶大、花红、根亦肥大；小者叶小、花白、苗似麻黄而青。叶似大青而小，根形如蒿而黄色。苗即小草也。修治：去心，否则令人烦闷。仍用甘草汤浸一宿，曝干，或焙干。得茯苓、冬葵、龙骨良。畏珍珠、藜芦、蜚蠊、齐蛤。

绍隆王先生云：气味芳烈，阳草也。菖蒲之流乎，入手少阴经。盖心为君主之官，神明出焉。天君既定，五官自明，百体从令矣。

先人云：识深志远，出处咸宜。苗短根长，司肾之物。

参曰：志，意也。心之所之，心之所向也。藏于肾而用于心，故处则为意，出则为志也。意居六根之六，志居五神之五，可谓远也已矣。维尔之远，乃可禆神明之欲动欲流，圆通无碍，令根身聪慧轻安也。如是则何有于器界六淫，潜入根身之中，而为填塞奔逆者哉。

蒲　黄

气味甘平，无毒。主心腹膀胱寒热，利小便，止血，消瘀血。久服益气力，轻身延年神仙。

核曰：香蒲，蒲黄苗也。处处有之，秦[1]州者良。丛生水际，似莞而褊，有脊而柔，春生嫩叶[2]，出水时，红白茸茸然。取中心入地白蒻，生啖甘脆。瀹以作鲊[3]，一宿可食。亦可煠可蒸及晒干磨粉作饼。周礼谓之蒲俎[4]。诗云：其蔌伊何？惟笋及蒲是矣。至夏后，则茎抽叶中，花抱茎端，如武士捧杵，谓之蒲槌，即蒲萼也。黄即花上粉屑，一名蒲灰[5]。开时便取，蜜搜作果，食之大美。七八月摘叶，柔滑而温，可以为席，故礼男执蒲璧，言有安人之道也。凡使勿用松黄，及黄蒿，二件全似蒲黄，只是味跙及吐人。真蒲黄须隔三重纸，焙令黄色，蒸半日，却再焙干。

参曰：蒲，水草。黄其夏火之华英也。凡草木绽萼吐英，与夫荣实蒂落，莫不具春升夏出，秋降冬藏之象；至黄布花心，此又夏出吐英之荣极时也。第蒲黄四布花上，若黄金经久不变。是知蒲性精专在黄，而以巨阳为用，寒水为体，合入太阳，诚太阳气分、血分药也。故太阳是动，则病寒热，小便不利。其所生，则病衄血、血瘀，咸可疗之。客曰：水草红白，夏花抱茎，具心肾义。亦可入心之肾，入肾之心药矣。颐曰：手足太阳少阴，为腑脏表里上下中见。入手太阳，兼中脏之手少阴。入足太阳，兼中脏之足少阴。所谓标之上，气之化；气之下，中之见也。此蒲黄互腑脏表里上下之中见，是以心肾咸关，与水火既

---

[1] 秦：诸本同，《纲目》引苏颂曰“泰”。
[2] 叶：诸本同，《纲目》此字后作“末”。
[3] 鲊：四库本作“酢”。
[4] 俎：诸本同，《纲目》此字后作“菹”。
[5] 一名蒲灰：四库本、《纲目》作“细黄如金”。

济，心肾交互者不同例耳。客曰：既入心肾，亦可交互。颐曰：交互，便非开阖，合象中枢。蒲黄四布花上，唯标臣阳之开方显在中之见。此以腑经之气，涉脏经之化，非腑经之形，合脏经之神。参五运之相袭，六气之对待，以及标本病传，比量推度，则得之矣。

百花有黄，花谢黄灭，以非专精于黄也。蒲黄黄金不变，固属专精。亦具夏火，长夏土，秋金三义。巨阳，太阳也。太阳之上，寒气主之，中见少阴。太阳所谓标，寒气所谓本，少阴所谓中也。本自水中草，标著在夏火吐英荣极时，故专走太阳，兼乎中见。

泽 泻

气味甘寒，无毒。主风寒湿痹，乳难，消水，养五脏，益气力，肥健。久服耳目聪明，不饥延年轻身，面生光，能行水上。

核曰：出汝南池泽。今汝南不复采，以泾州、华山者为善，河陕江淮八闽亦有之。春生苗，丛生浅水中。叶狭长似牛舌，独茎直上，五月采叶，秋时白花作丛，似谷精草，秋末采根，形大而圆❶，尾间必有两歧者为好。九月采实，俱阴干。修治：不计多少，锉极细，酒浸一宿，取出曝干。畏海蛤、文蛤。

先人题药序云：壬寅春，受仁和刘侯旨集本草约言，一夕解衣欲寝，偶拈泽泻读之，以其利水道也，又能止寒精之自出；以其明目也，又能使人目盲；以其催产难也，又能种人子息。遂发疑立久，漏或再下，触发行水二字贯其文，似觉释然。越三岁，以此法解本草，示禹航沈生，彼若以为未尽然也。遂动疑再读，得比类法，如甘草色味性情，有土之德，能生万物，而为万物所归。辛亥冬，日中见茶气上升，有细细点子，手挹揽生润，始解泽泻命名之义。迄今望壬寅，已十七年矣，尚未尽了其大义。可见余之迟钝懒惰，宁不自生愧怍作哉。有人以新刻本草见遗，读之不无憾然，遂温习纲目，后题数言以自记。义出偶中，若泣若歌，余小子敢云著述乎。后之哲人，莫踵予之流弊，内无真见，而外发狂言，破裂当世之规矩准绳也。倘有有志之人，旁闻不甘，遂深究本经，遍攻诸性，融化世间文句，提其精微而印正之。示一草一木，宛然若指诸掌，不是空言，实实见之行事，以济疲癃夭扎，可开天下后世人眼目，此真吾师也。敢不甘拜下风，脱或未然，还须珍重，时巳未浴佛日，记于芷园忏室。

参曰：世知火与元气不两立，不知水亦与元气不两立。何也？停则为水，散则为气，如水上升为云，云下降为雨。而宣发上升者，火力使然。故知气即体，水即相，火即用。用不离体，体不离相，离则不祥莫大焉。泽泻功力，体用俱备，故益气之力，能行水上，以面生光为外征耳。如是则五脏安和，听视澄彻，痹通乳易，肥健水消，轻身延年矣。设无水相，徒行体用，便目盲水涸，为祸不浅。

古人言火与元气不两立，即举一隅，转水亦与元气不两立，即三隅反。

茵陈蒿

气味苦平❷，无毒。主风湿寒热邪气，热结黄疸。久服轻身，益气耐老；面白悦，长年。白兔食之仙。

核曰：生太山，及丘陵坡岸上，所

---

❶ 圆：诸本同，《纲目》引弘景曰作“长”。
❷ 平：诸本同，《纲目》此字后作“微寒”。

在亦有，不及太山者佳。春生苗，似蓬蒿而叶紧细。九月作花，结实与菴蔄花实相似。亦有无花无实者，秋后茎枯，经冬不死，至春旧苗复生。修治：用叶有八角者，阴干，去根，细锉，勿令犯火。伏硇砂。

先人云：诸邪成热，入中为疸，必从腠理脉络而内薄之。陈丝如腠如理，如脉❶如络，芬芳疏利，味苦健行，则入者出，结者散矣。又云：诚山厨之清供，脾土之生阳者也。

参曰：甲子季春，经山阴道中，远瞩篱落间，宛若绿气蒸出，就之丛生似藻，纤柔青整，讯之土人，即茵陈蒿也。始释“焄蒿凄怆，沐醯青陈之丝”之义。藏器谓其因旧苗而发，因名茵陈。《内经》云：春三月，此谓发陈，大相吻合。故因者，仍也，托也；陈者，故也，有也，木德之始也。言仍托故有，以宣木德之始，虽与蘩萧蔚莪，至秋老成，同为蒿属，不若此芳香宣发之能因陈致新耳。寒热邪气，交结于中，不能宣发，则郁黴成黄，此陈也。茵陈宣发发陈，外入之邪外出，陈去而新生矣。轻身面悦白者，久服则新新非故。益气者，即益新新宣发之气耳。

巴戟天

气味辛甘，微温，无毒。主大风邪气，阴痿不起，强筋骨，安五脏，补中，增志，益气。

核曰：出蜀中，今江淮、河东州郡亦有，不若蜀中者佳，多生山林内。叶似茗，经冬不枯；又似麦门冬叶而厚大，秋深结实。根如连珠，宿根青色，嫩根紫白，以连珠多肉者为胜。土人采根，同黑豆煮紫，殊失气味。一种山葎根极相似，但色白。土人以醋煮之，杂巴戟内，莫能辨识。但击破之，紫而鲜洁者伪也，紫而青白，兼糁粉色，其理小暗者真也。修治：同枸杞子汤浸一宿❷，漉出，再用酒浸一伏时，更拌菊花熬令焦黄，去菊，以布拭干用。先人云：草木至冬，莫不随天地气化而藏，独此不凋，与天相戟，当为冬肾之生物也。其精志与骨，咸肾所司，欲其生发者，仗此大有所裨。

参曰：深秋结实，经冬不凋，反地之阳杀阴藏，得天之阳生阴长，可判属肝。而以戟、以辛，又可判属肺矣。诚肺肝秉制为用之用药也。故主天有八风，不从乡来者之外所因。与经有五风，触五脏之内所因，或肝失用而阴痿不起；或形失生而筋骨不强；或志从阴脏而颓；或气从阳杀而损，靡不因风入中虚，戟以击之。雷公法秉制之宜，阅杞菊生成，斯义自见。

不曰巴戟地，而曰巴戟天，虽似弄巧，实出至理。如是乃可合天有八风，经有五风，御五位，触五脏也。

续 断

气味苦，微温，无毒。主伤寒，补不足，金疮痈伤❸，折跌，续筋骨，妇人乳难。久服益气力。

核曰：川蜀江南皆有，出川蜀者最良。苏恭曰：所在山谷有之，俗用方茎，叶似苎，根似大蓟，色黄白者。苏颂曰：三月生苗，干有四棱，叶似苎，两两对生；四月开花，红白色，似益母花；根

---

❶ 脉：四库本作“麻”。

❷ 宿：诸本同，《纲目》引敩曰此字后作“待稍软”。

❸ 伤：诸本同，《纲目》作“疡”。

如大蓟，赤黄色。范汪方云：即是马蓟，与小蓟叶相似，但小❶于小蓟；叶又似旁翁菜而小厚，两边有刺，刺人，花紫色。时珍曰：续断其说不一，别录复出大小蓟，但自汉以来，皆以大蓟为续断，相承久矣；二苏与梧君相符，当以为正；今人以紫色❷而瘦，折之有烟尘起者为良；无者即南续断，有者即川续断也。药录云：乐延蔓，叶细，茎如荏，根本黄白有汁，今用茎叶节节断，皮黄皱，如鸡脚者。斅曰：采得其根，横切锉之，去向里硬筋，酒浸一伏时，焙干用；又云：草茆根，真似续断，误服令人筋软。

先人云：继绝开心，维荣是赖，虽鲜干少异，而根花实同。

参曰：断者续之，因名续断。故枝茎根节，宛如经脉骨节也。是主续筋骨，连肉理，贯经脉，利乳难，补不足，益气力，续之功用大矣哉。

此以功用诠名，合大小蓟，红兰花，洎夫蓝，义意始备。

车前子

好生道旁及牛马足迹中，命名之义昭然矣。

气味甘寒，无毒。主气癃❸，利水道小便，除湿痹。久服轻身不老。

核曰：出真定平泽、丘陵阪道中。今江湖、淮甸、近汴、北地，处处有之。诗疏云：车前好生道旁，及牛马足迹中。韩诗外传云：直曰车前，瞿曰芣苡，瞿乃生于两旁者。春初生苗，绿叶布地如匙面，累年者长尺许，中抽数茎，作穗如鼠尾。花甚细密，色青微赤。实如葶苈，色正黑❹。五、六月采苗，七、八月采实。圃人或种之，蜀中尤尚也。修治：淘洗去泥沙，晒干用。入汤液，宜炒过。入丸散，宜酒浸一宿，蒸熟，捣烂作饼，晒干焙研。常山为之使。

先人题药云：车前好生道旁，及牛马足迹中，古人以敝车作薪，谓之劳薪。道路之土，得不谓之劳土乎。以劳所生之物，喜通行而好动作者，故治湿土之化，致伤水大之用。为气癃为水道停止者，莫不精良。一云：雷之精，服之神化；雷，震木也，前阴亦属肝木，疏泄二便，须气化以出，形化反不易之乎。且车行❺而前，孰不开让，疏泄之义显然。无子者，子路不疏泄也，其间必有隐曲，车前开道，病去而路通矣。妇人乐有子，薄言采之，良有以也。

参曰：引重致远曰：车，不行而进曰前。春生苗叶，翠碧可观，行肝之用，肝之气分药也。癃则肝气疲罢，致水道小便，失于转输，遂成湿痹矣。车前当道，则前阴疏泄，更主泪出之从流而上，与淋沥之从流而下者，各返于所当止也。利而不泄，故益精用，壮气化，但气味甘寒，须以辛佐，不可独往耳。

肝主疏泄二便，故云癃则肝气疲罢，能使逆流而上者，顺流而下，顺流而下者，溯流而上，不但作车，又堪作楫。

大枣

气味甘平，无毒。主心腹邪气，安中，养脾气，平胃气，通九窍，助十二经，补少气，少津液、身中不足，大惊，四肢重，和百药。久服轻身延年。叶覆麻黄，能令出汗。

---

❶ 小：诸本同，《纲目》作“大”。

❷ 紫色：诸本同，《纲目》作“色赤”。

❸ 癃：诸本同，《纲目》引《本经》此字后作“止痛”。

❹ 色正黑：诸本同，《纲目》引颂曰作“赤黑色”。

❺ 行：四库本作“前”。

核曰：近北州郡皆出，青州者特佳。木心绛赤，枝间有刺。四月生小叶尖泽，五月开小花青白，作兰香，七八月果熟，南北皆有，不及青州者肉厚多脂，种类甚多，如御枣、水菱枣，味虽美不堪入药，有齿疾疳病，及虫䘌人，不宜啖，小儿尤不宜食。与葱同食，令五脏不和；与鱼同食，令腰腹痛；多啖令齿黄生䘌。嵇康有云：齿处晋而黄是矣。

绍隆王先生云：味甘气温而性平，中不足者，以温充之，形不足者，以甘辅之。后天生气，藉此盈溢于内外矣。

参曰：甘平多肉，为脾之果，从两朿，以朿脾与胃之阳气，腐化水谷，设散漫不羁，便无酝酿宣布之力。唯其朿朿，方能数数腐化耳。其心赤，故主邪气之在心腹，以致中宫不安。中安，则养脾和胃矣。十二经络，莫不资始于脾，脾属太阴，太阴开，故开通九窍，而助十二经脉也。补少气者，补中气之少，补津液者，津液咸从脾运，脾强则津液足，身中有余，若中气上逆，成大惊者，亦得仗庇，旋归本位，脾主四肢，虚则四肢重，强则四肢轻。和百药者，甘平无毒，赤心之投也。脾资后天，故轻身延年，脾虚当服，实则不任用之。叶覆麻黄，则扬液成汗，以能宣通津液，假麻黄张大之力耳。

合麦门冬参看，则知资始资生，两有异同处，更合龟、鹿、蚱蝉、白僵蚕、狗脊、萆薢而推广之。其法不可胜用矣。

唯其朿朿，则不散漫不羁矣。唯其不散漫不羁，乃得赤心之投矣。

《尔雅注》云：有壶枣。壶，犹瓠也。自大而锐上者是也。有细腰者，为辘轳枣，其实小而圆紫黑色者，为羊枣。

《潘岳赋》云：枣下纂纂，朱实离离。

《清异录》云：百益一损者枣。

《汉武内传》云：老子西游，省太真王母，共食王门之枣，其实如瓶。

《尔雅翼》云：枣者朿❶木，枣朿相重，枣朿相连。又云：大而锐上曰壶；细腰曰边；白熟曰樍；树小实酢曰腻；实小而圆，紫黑曰遵；大如鸡卵曰洗；苦味曰蹶泄；不著子曰晳；味短苦曰还味；枣有十一名，郭氏得九焉。后世有紫枣、玄枣、西王母枣、东海蒸枣、洛阳夏内，与夫鸡心、牛头、羊矢、猕猴，其名不可胜载。

古者八月剥枣。《大戴礼》云：剥者，取也，其修治则曰新之，蹇之，以为馈食之笾。

女贞实

气味苦平，无毒。主补中，安五脏，养精神，除百病。久服，肥健轻身不老。

核曰：出武陵山谷，诸处时有。木肌白腻，叶厚而柔，长者约四五寸，碧绿色，面深背淡，花极繁冗，结子累累满树而色褐，即蜡树也。立夏前后，取蜡虫种子，裹置枝上，半月后，其虫化出，延缘枝上，造成白蜡，民间大获其利。亦名冬青，负霜葱翠，振柯凌风故也。虽与冬青同名，共种实异。冬青即冻冬❷，叶微圆，子红色，虫不造蜡为别也。世俗尽用冬青实，女贞实不复识，二物功用迥别。采择者不可不辨。先人云：凌冬负霜，子繁肌腻，虫食化蜡，坚白脂润，何精如之，故主补中肥健不老。又云：凌冬之资，不老之药。形生本缺金水之精者，需此贞实，坚固其形，然饵服者，亦须如女之贞，久而不变，乃获其益。

参曰：不曰士贞，而曰女贞，谓主居中之脏阴故也。则凡脏室萎顿，以及精神魂魄意志，离败而为百病者，靡不

---

❶ 朿：冷本作“束”，下同。

❷ 冬：四库本作“青”。

相宜；故久服则散精于肝，而淫气于百骸，肥健轻身不老，其外征也。

女贞之主居中脏阴，宛若贞女之司中馈也，故清士敛其质，贞女慕其名，淫散字义。合石斛石脂，参看始得。

辛　夷

气味辛温，无毒。主五脏身体寒热，风头脑痛，面皯。久服下气，轻身，明目❶，增年耐老。

核曰：所在有之。树高三四丈，枝条繁茂。正二月开花，花出枝头，有紫白二色。花落乃生叶，叶间随含花苗，经夏历冬，其苗渐大，长半寸而尖锐，苗外有苞，重重有青黄茸毛顺铺，长半分许，如有毛小桃，开时脱苞，花似莲花，大如小盏，作莲兰花香。白花者呼为玉兰，更有千瓣❷者。以紫花之萼为贵。年浅者有花无子，经三四十年❸者，方结实也。修事：拭净萼上赤毛，用芭蕉水浸一宿，更以浆水煮之，从巳至未，取出焙干。若治眼目中患，即一时去皮，用向里实者。芎䓖为之使。恶五色石脂。畏菖蒲、蒲黄、黄连、石膏、黄环。

先人云：植树四十年方实，孕萼历三季始开，结子阅九月可采，酝藉濡迟，不似辛散之物，大有和平之象。又云：辛夷合宜用实，第人心不能待其成耳。苞萼虽可用，恐力不及实之全体专精也。又云：遍历四时之气，故形脏咸宜。举寒与热，四气在其中矣。有春气在头象，风木主色象，顾增耐两字则得之矣。

参曰：草木花叶，俱有外苞，萼拆解孚，各有同异。唯辛夷萼苗，显著特甚。盖遍四气，故曰辛。辛，新也。五行均等，故曰夷。夷，平也。是以脏形咸辅，而辛平木用，故主风头脑痛、面皯气上也。久服轻身明目，增年耐老者，奠安形脏，澄彻窍穴之功耳。

生人有胞，凡胎生俱有胞，湿生化生，或胞，或壳，或合感，或离应。卵生唯壳，至❹于草木果实有莩。人或习闻，若草木孕萼作叶，亦具外苞，从来未曾话破。孟夫子所谓明足以察秋毫，不足以见舆薪者，皆如此类。

松　脂

气味苦甘温，无毒。主痈疽恶疮，头疡白秃，疥瘙风气，安五脏，除热。久服轻身，不老延年。

核曰：出太山山谷，处处亦有。今以塞上、衡山者为良。其树修耸多节，其皮粗厚有鳞，其叶凌冬不凋。二三月抽蕤，长三五寸，谓之松黄。放花结实，状如荔枝，叠成鳞砌，秋老则子长鳞裂，随风飞散，着土便生。其脂通明，宛如薰陆香，以松皮内自然凝聚，及流结根底，不见日月者为第一，凿取者次之，煮成者不堪用，宜六月采。修治：用一大釜，釜中置水，釜上置甑，甑中用白茅藉甑底，更置黄沙于茅上，厚寸许。然后布脂，炊以桑薪，汤减频加热水。俟脂尽入釜中，乃出之，投于冷水，既凝又蒸，凡三度，则色白如玉，入钵徐研，钵底置水，方易细。陶贞白云：采炼松脂法，并在服食方中，以桑灰汁，或酒，煮软，挼纳寒水中，数十过，白滑则可用。震亨云：松脂属阳金，伏汞，制砂，粉银可作匮也。

---

❶ 目：原作“日”，据四库本改。
❷ 瓣：诸本同，《纲目》作“叶”。
❸ 三四十年：诸本同，《纲目》作“二十余年”。
❹ 至：冷本作“主”。

参曰：松有脂，如人有血，血余则发华不槁，脂余则叶花不凋。松针上指，宛如须发，心之血分药也。痈疽恶疮，头疡白秃，疥瘙风气，此血中眚，因于血液枯涸，致火气流亢，侵淫肤肉耳。松脂阴润丽泽，泽其枯润其涸，拾其遗补其阙也。虽入血分，其性情形色，参合五行，色黄可入脾，坚凝可入肺，长生可入肝，不凋可入肾，味苦气温可入心，五行周备，故安五脏。若苦能除热，假阴润丽泽之质耳。

百木夭，其气与液，仅自周其急也。松木寿，岂其自周。其气之余为苓，其液之余为脂，为珀，咸成不朽。

槐　实

垂布有如钩之象。

右肾命门火也，当用老槐之实矣。然则槐之火若龙之火欤。

昼炕而聂，夜聂而炕，互呈开阖之枢键也。

气味苦平[1]，无毒。主五内邪气热，止涎唾，补绝伤，五痔火疮，妇人乳瘕，子脏急痛。

核曰：生河南平泽，近道亦有。小枝攫拏，垂布如盖。其叶青绿而细，叶大而黑者，名杯槐；叶昼合夜开者，名守宫槐。叶之初生，季春五日而兔目，浃旬而鼠耳，更旬而始规，再旬而叶成。四五月开赭黄花，六七月结黑褐实，作荚如连珠奇数者为贵。花未开时，状如粟粒，采取煎汁染黄，色甚鲜美。修事：用铜锤捶破，乌牛乳浸一宿，蒸一伏时，晒干收用。

先人云：槐实，一名守宫。昼合夜开，是得气于阴。槐字从鬼，鬼为阴之灵。冬钻其火，冬亦时之阴。故入五脏，入血分，入隐僻之地。有取北面不见日枝，及三更仰卧咀嚼者，真得其窍。若气得出而不得入，阴能阖不能开，舍此无繇矣。

参曰：冬取槐檀之火，槐当入肾，宜乎偏向于右，右为命门火脏故也。《淮南子》云：老槐生火，诚极阴生阳之象尔。亦可入肝，槐性畅茂，叶尤可玩，尝有香气，宛松风，是得木体之柔，诚肾肝之用。庄周云：水中有火，乃焚大槐。故从治壮火之侵淫肤肉，五内之真火息而邪火炽。《释木》云：槐叶昼聂夜炕。故从治太阴开折之不能从阖，而涎唾妄泄，厥阴阖折之不能转开，而乳瘕急痛，及风郁于中，而虫蚀成痔也。则凡能开不能阖，能阖不能开者，莫不迎刃而解。设或差池，未有不反实其实，虚其虚者矣。

蔓荆实

具筋骨人，方耐岁寒。

气味苦，微寒，无毒。主筋骨间寒热，湿痹拘挛，明目，坚齿，利九窍，去白虫。久服轻身耐老，小荆实亦等。

核曰：出汴京、秦、陇、明、越诸处。生水滨。苗茎蔓延，高丈许。茎中心方，对节生枝，枝小弱如蔓。春时旧枝作小叶，如小楝，五月叶成如杏叶，六月作穗，便出青萼，将开则黄，开时花色红白。九月结实黑斑，大如梧子，极轻虚，实上近蒂处，有白膜盖子，冬则叶凋，茎则耐寒，次年再发。修治：去蒂子下白膜一重，酒润一伏时，蒸之，从巳至未，晒干收用。恶乌头、石膏。

缪仲淳先生云：邪去，则九窍通明，痹散，则光泽脂致。

参曰：垂布如蔓，故名蔓；柔枝耐

---

[1] 平：诸本同，《纲目》引《本经》作"寒"。

寒，故名荆。主筋骨寒热，湿痹拘挛，柔筋坚齿，耐老轻身者，象形取治法。为剂中之轻剂、通剂也。顾实体轻扬，而炎上作苦；故利九窍，去白虫者，秉风木宣和之用耳。先人博议云：具筋骨关机之象，耐字义深，大有容焉。德备淳化，故列上品。用合敷和之纪者，无出其右矣。

小荆实

气味苦温，无毒。主骨间寒热，通利胃气，止咳逆，下气。

核曰：出北方，今处处有之。即黄荆实、牡荆实也；一名楚。多生山野，不经樵采者，树大如碗。茎多不圆，或扁或异，或似竹节；其木心方；其枝对生而不作蔓；一枝五叶，或七叶，叶如榆叶，略长而尖，边有锯齿；五月梢间作花如穗，红紫色，花多子粗，历历疏生；结实如胡荽子，正圆色褐，外有白膜裹之。具青赤两种，青者为荆，赤者为楛。嫩苗可作莒蔄。古者妇女为钗，即此荆也。古者刑杖以荆，亦此荆也。春秋运斗枢云：玉衡星散而为荆。凡修治：法同蔓荆。防己❶为之使，畏❷石膏。得柏实、青葙、术，同疗风疾。

参曰：实小于蔓，故名小。其木心方，故名荆。不为蔓生，一名牡。子丛而疏，一名楚。运斗枢云：玉衡星散而为荆。故主机回不转，偏成骨间寒热之冬入，咳逆下气之秋降，仰协玉衡，机转不回矣。通利胃气者，滋后天以副先天，功胜于蔓，毋以大小忽诸。

蔓荆柔枝耐寒曰荆；小荆其木心方曰荆。然小荆枝亦柔劲，蔓荆木亦心方，故小荆亦筋骨受之，蔓荆亦属玉衡星散。

龟甲

厣可供卜以垂象者，大效法者，地故取诸腹厣，日华用厣亦本于此。

龟运任脉，服天气以通神明也。

气味酸❸平，无毒。主漏下赤白，破癥瘕痎疟，五痔，阴蚀，湿痹四肢重弱，小儿囟不合。久服轻身不饥。

核曰：生南海池泽，及江湖；近取江州、湖州、交州者，骨白肉厚，其色分明，供卜、入药最良。《论衡》云：春启冬蛰，食于清而游于浊者，龟也。《尚书中候》云：尧沉璧于雒，玄龟负书而出，背有赤文绿字。《史记》云：禹治水时，神龟负书出于雒，其数皆九，是作九畴。《述异记》云：尧时越裳，献千岁龟，背有科斗文，纪开辟以来事帝录之，曰龟历。《广雅》云：王者不偏党，尊耆老，则玄龟出。《白虎通》云：龟者，天地间寿考物也。故问之龟象也。《尔雅翼》云：甲虫三百六十，神龟为之长。《广雅》云：神龟者，玄文五色，神灵之精也。《说苑》云：灵龟千二百岁，文五色，似金似玉，背阴象阳，上隆象天，下平象地，盘衍象山，四足转运应四时，文著象二十八宿，蛇头龙翅，左精象日，右精象月。《博议》云：广肩巨腰，内肉外骨，雌雄尾交，卵生而思抱。《乘雅》云：转旋任脉，呼吸以耳，或云：肠属于首者谬矣。《尔雅翼》云：千岁之化，下气上通，长尺二寸，浮于莲叶之上，或藏于丛蓍之下，可卜天地之终始，能知存亡吉凶之变。

---

❶ 己：诸本同，《证类》作“风”。

❷ 畏：诸本同，《证类》作“恶”。

❸ 酸：诸本同，《本经》作咸，《纲目》作“甘”。

宁则申申如也，动则著矣。《汉书》云：元龟距形，一尺二寸，直一千一百六十，为尺贝十朋；公龟九寸以上，直五百，为壮贝十朋；侯龟七寸以上，直三百，为公贝十朋；子龟五寸以上，直百，为小贝十朋，是为宝四品，周易或益之十朋之龟。盖龟者，决疑之物，或益而得十朋之龟，则尽天人之助也。《类考》云：蔡国君之守龟，蔡氏因以为名，长尺有二寸。《汉书》云：诸侯以龟为宝，家不藏龟。《三正记》云：天子龟长一尺二寸，诸侯一尺，大夫八寸，士六寸，龟阴，故数偶也。阴之老也，龟以火灼之何，以阳动阴也。《周礼》云：龟人掌六龟之属，各有名物。天龟曰灵属，地龟曰绎属，东龟曰果属，西龟曰雷属，南龟曰猎属，北龟曰若属，各以其方之色，与其体辨之。凡取龟用秋时，攻龟用春时，各以其物，入于龟室，上春衅龟，华人掌燋契，以待卜事。《龟策传》云：龟一曰北斗；二曰南辰；三曰五星；四曰八风；五曰二十八宿；六曰日月；七曰九州；八曰玉龟。凡八名龟，龟图各有文于腹下，此龟不必满尺二寸，得长七八寸，亦可宝矣。又曰：龟有五色，以时用之。青灵之龟，春宜用，西坐而东向；赤灵之龟，夏宜用，北坐而南向；白灵之龟，秋宜用，东坐而西向；玄灵之龟，冬宜用，南坐而北向；黄灵之龟，四时之季用，坐中央而随时向。《龟书》云：春占后右，寅卯木兆也；夏占前右，巳午火兆也；秋占前左，申酉金兆也；冬占后左，亥子水兆也。《乘雅》云：天子占鼎耳，曰土兆，遵帝域也。诸侯占辅弼，曰木兆，人生于寅也。卜岁时占天垣，亦曰木兆，帝出乎震也。各有定穴，毋逾位次，然后观象察变，数往知来。顺窍穴之骨理而著文者，曰食墨；逆窍穴之骨理而著文者，曰危墨。五兆雨霁蒙绎克，而贞悔于斯见矣。更参方隅之五乡，定位之生制。六神主客之加临，三重形体之常变，左右轻重之权衡，主事本源之宜忌，更辨色听声，必斋必敬，庶几乎吉凶可判，克应可凭也。或云：龟闻铁声则伏，老桑煮之易烂。苏颂云：头方脚短，壳圆版白者，阳龟也；头尖脚长，壳长板黄者，阴龟也。阴人用阳，阳人用阴。经云：龟甲勿令中湿，陶言𤸷可供卜，壳可入药。古者上下甲皆用之，日华仅用龟板，后世遂主之。时珍云：按陶氏用生龟炙取，日华用灼多者，皆以其有生气神灵也。曰败者，谓钻灼陈久如败也。吴氏反用自死枯败之板，复谓灼者失性，谬甚矣。修治：须用神龟，神龟板，当心前一处，四方透明如琥珀色者，最佳。锯去四边，石上磨净，灰火炮过，涂酥炙黄用。亦有酒炙、醋炙、猪脂炙，及炮灰用者，各有所宜。恶沙参、蜚蠊。畏胸贴、瘦银。

参曰：龟运任脉，而脉通于首，非肠也，会督脉于巅，交督脉于尾闾耳。如鹿会任脉于尾闾，交任脉于巅耳。故以督会任者，阳外而阴内，以任会督者，阳内而阴外。信夫龟形象离，而神在坎也。漏下癥瘕，五痔阴蚀，任之为病也，即坎失刚中用，离失虚中体耳。痎疟，则经脉纵横，致任督不能维持于经脉，湿痹四肢重弱，则经脉缓解，致经脉不能依循于任督，小儿囟不合，此任不会督于巅，龟盖以骨为表，囟合固宜。

牡 蛎

经云：骨气以精，谨道如法，长有天命。

气味咸寒❶，无毒。主伤寒寒热，温

❶ 咸寒：诸本同，《本经》作“咸平”，《纲目》作“咸平微寒”。

疟洒洒，惊恚怒气，除拘缓鼠瘘，女子带下赤白。久服强骨节，杀邪鬼，延年。

核曰：出东海池泽，及南海、广、闽、永嘉、海旁皆有之。初生时，假水沫傍石，向日者渐结成形，大如拳石，四面渐长至数丈，或数十丈。磈礧如房，房多左顾，崭岩如山，连络不动，房中有肉，大者如马蹄，小者如指面，名曰蛎黄。潮来房开，潮去房阖，阖时纳小虫以充腹。一种形圆如龟壳，大小皆夹砂石。丈夫服之令无髭也。修治：每用左顾者二十四枚，以东流水一斗，入盐二两，煮一伏时，再入火中煅赤，研粉，以琥珀吸引，随手便起。

先人云：牡蛎单生无偶，而左顾者，当属一阳，故本经所主，皆少阳所生病也。然须水饮之因，成坚固之象者，始相合也。又评药云：假无成有，泡幻立坚，水中之金，关津之键。

参曰：此湿生也。湿以合感，敛水之融，摄山之结，合感成形者也。但磈礧连络，坚固不迁，宛若山水之附赘悬疣❶耳。其启闭候潮，诚应开阖之关键，阴阳之枢纽者，故名牡。牡者，门牡也。蛎者，金坚之用也。味咸气寒，体于水而用于水，不离水相故尔。伤寒寒热者，一阳枢象之是动。温疟洒洒者，一阳枢象之所生；惊恚怒气者，一阳上逆之从开；带下赤白者，一阳下逆之不阖；拘缓鼠瘘者，一阳之不能从开从阖也。所谓门牡自亡，则开阖不得。久服强骨节者，假水融结，俨如人骨，象形巽入，骨气以精。杀邪鬼者，奇生无偶，玉衡左旋，生阳偏胜，阴屈自敛。延年者，澒留成丹，饵之则仙，水凝为质，自可延年。

有言百岁雕所化，则亦化生矣。然百岁雕不易得，何牡蛎之多也。如雀之为蛤，特一端之变现，非常也。

牡，有因无牝而名者，有因不生子蔓而名者，有生子而根乃生苗而名者。此属湿生，亦属化生，即谓无雄亦可。段成式以牡丹驳之，又谓无目，更何顾盼，不知情意之所向即为顾，岂必定以目视，此皆拘执不圆通，不可以格物论古者。

天道左旋，蛎房左顾，揆度奇衡，道在于一，枢机之象乎。所主诸疾，咸属去来不定，盖去来不定，正从开从阖之枢象也。不独入少阳，亦入少阴矣。故内经鼠瘘淡阴痎疟淋露之疾，皆名曰寒热病，则本经寒热两字，当贯通章，枢机之义，昭然可见矣。

麝脐香

即全真后身尚保中黄八极，为未命元神。

气味辛温，无毒。主辟恶气，杀鬼精物，去三虫，蛊毒，温疟，惊痫❷。久服除邪，不梦寤魇寐。

核曰：麝字书谓之𪊨，释兽谓之麝父。多出陕西、河东、益州、秦州、文州诸处，诸蛮夷中尤多也。形似獐麋而小，色黑褐，尝食柏叶，夏月多啖蛇虫，至冬香满，入春满甚，便自剔去。香生阴茎前皮内，别有膜袋盛之。性多忌，所遗粪，常就一处，虽远逐食，必还走之，不敢遗迹他所，虑为人获。人反以是求得，必掩群而获之，此当是疑忌之义也。《释兽》云：虎豹之文来由，狸麝之香来射，则其皮与脐之为累也。吴筠玄猿赋，以为麝怀香而贾害，狙伐巧而招射谓是也。凡用须辨真伪，生香、心结，虽不易得，但取香脐中之当门子，捻之如血线，拓之如桃花瓣，臊甚者始真。纵膜囊完固，尤多伪造。分三种：

❶ 疣：四库本作“瘤”。

❷ 惊痫：诸本同，《本经》作“痫痓”，《证类》作“痫痓”。

第一名生香，即自剔出之遗香也，但不易得。香聚之处，草木不生，带过园林，瓜果不实，是其验也。其次名脐香，即捕得杀取者。其三名心结香，即麝遇犬兽捕逐，惊畏失心，狂走坠死者，人得之，破心见血，流出脾上，作干血块者，不堪入药。又有一种，名水麝者，脐中惟水，即以其水，滴一点于斗水中，用洒衣服，经年香气不散。性唯爱脐，为人所逐，即投岩举爪，剔裂其香，就絷而死，犹拱四足，保其脐也。唐天宝初，养于囿中，以麝为兽之香者。故物之香比之，有麝香鸟、麝香木。又有灵猫似麝，生南海山谷，如猫身，亦曰铃狸。异物志云：灵狸，其气如麝，其毛可以为笔。郑虔[1]云：麝毛笔一管，直行写书四十张；狸毛笔一管，界行写书八百张为贵也。修治：向日开之，但微研，不必苦细耳；如欲细甚，入醇酒少许，不损香气。

缪仲淳先生云：邪气着人，则淹伏不起。其香芳烈走窜，借其气以达病所，关机窍穴，莫不开通。

先人云：射有丹机，生物皆杀，脐为身蒂，形脏都通。

参曰：射主中的，的即中黄，香结于斯，当入脾脏；中黄，正脾主之宫位耳。气味辛温，性专宣发，一派生阳，全得甲力，脾之用药也。故辟恶气，杀鬼精物，去三虫蛊毒，梦寤魇寐。若开通窍穴，透达肌骨，以中黄建立，则八极洞彻，但发露殆尽，仅可施诸脾土之阳，不可投诸敦厚宁谧者耳。

[1] 虔：冷本作“虔”。

第三帙

钱唐后学卢之颐子繇父　参　核

神农本经上品五

桑根白皮[1]

曲直仆伛，靡不怒生，枝干叶实，各有专精。具木性之全体者，无出其右。

此独拈叶中丝缕而言，其枝干皮根理文丝缕，亦各各井然。

气味甘[2]寒，无毒。主伤中，五劳六极，羸瘦，崩中，绝脉[3]，补虚益气，除寒热，出汗。

核曰：所在有之，花椹枝皮，功无差等，叶频摘频发，枝频剪频生，虽去枝纯干，干尤生枝，叶充蚕食，材多适用，全体专精，灌木易生之上品也。《尔雅》云：桑辨自[4]葚者栀。又云：女桑，桋桑，檿桑，山桑。郭璞注云：辨，半也。葚，与椹同。半有椹，半无椹，曰栀。干小条长，曰女。叶细歧锐，皮理粗戾，曰桋。檿桑，丝中琹[5]瑟。山桑，似桑，材中弓弩，皆材之美者，他木鲜及之矣。李时珍云：桑有数种：檿条而分者，椹少叶繁；白桑叶大而厚；山桑叶尖而长；鸡桑叶花而薄；子桑先椹[6]后叶；望海桑，高数丈，枝干茂盛，亭亭如车盖。桑生黄衣，曰金桑，其本必将槁矣。《种树书》云：桑根下，尝培龟甲，易茂不蛀。《典术》云：箕星之精，散而为桑。箕，水星也。龟神在坎，故桑以龟为食。东坡曰：琹弦旧而声暗，桑叶揩之，发声如新。《本草》云：桑根见地上者，曰马额，有毒杀人。旁行出土者，曰伏蛇，亦有毒。转治心痛，故吴淑[7]《类赋》云：伏蛇治痛，马额杀人。修治：采十年以上，向东畔嫩根，铜刀刮去青黄薄皮一重，取里白皮切焙。皮中涎，甚勿去之。续断、桂心、麻子为之使。忌铁，及铅。

王盘曰：桑种甚多，不可遍举。世所名者，荆与鲁也。荆桑多椹，鲁桑少椹，叶薄而尖，其边有瓣者，荆桑也。凡枝干条叶坚劲者，皆荆之类也。叶员厚而多津者，鲁桑也。凡枝干条叶丰腴者，皆鲁之类也。荆之类根固而心实，能久远，宜为树；鲁之类根不固，心不实，不能久远，宜为地桑，然荆之条叶，不如鲁叶之盛茂，当以鲁桑条接之，则能久远，而又盛茂也。鲁为地桑，而有压条之法，传转无穷，是亦可久远也。荆桑所饲蚕，甚丝坚韧，用最上也，禹贡称厥篚檿丝。注曰：檿，山桑，此荆之美而尤者也。鲁桑之类，宜饲小蚕；荆桑宜饲大蚕。凡桑果以接传为妙，一曰身接，二曰根接，三日皮接，四曰枝接，五日靥业接，六曰搭接。今夫种植之功，其利既溥，又加之以

---

[1] 桑根白皮：此药诸本皆作“上品”，《本经》作“中品”。

[2] 甘：四库本作“甚”。

[3] 绝脉：诸本同，《本经》作“脉绝”。

[4] 自：诸本同，《纲目》引《尔雅》作“有”。

[5] 琹：诸本同，疑为“琴”之误，下同。

[6] 椹：四库本此字后作“而”。

[7] 淑：诸本同，《纲目》此字后作“事”，义长。

接传，犹变稂莠而为嘉禾，易碔砆而为美玉也，既接传矣。复须剔其虫蠹，柳子所谓吾闻养树，得养人术，此长民为国者，所当视效也。夫民为国本，本斯立矣。既兴其本，又除其害，为治之道，无以外是。苟审行之，不惟得劝课之法，抑亦知教政之本与。

《辑要》曰：桑之种性，惟在辨其刚柔。得树艺之宜，使之各适其用。种树之宜，惟在审其时月。又合地方之宜，使之不失其中。又曰：种椹而后移栽，移栽而后布行；布行而后修莳；修莳而后科斫；科斫者，种桑惟在稀科时斫，使其条叶丰腴而蚕发，不致蚕之稚也。科斫尤在接换；接换之法，惟在时之和融，手之审密，封系之固，拥包之厚，使不至疏浅而寒凝也。

郭子章曰：月令季春之月，命野虞无伐桑柘。鸣鸠拂羽，戴胜降桑，具曲植籧筐，后妃斋戒，亲东乡躬桑，禁妇女毋观，省妇使，劝蚕事，蚕事既登，分茧称丝，效功，以供郊庙之服，无有敢惰，所以为天下蚕事劝也。木各有所宜土，惟桑无不宜。桑亡❶不宜，故蚕亡不可事，豳风之诗曰：女执懿筐，遵彼微行，爰求柔桑，则豳可蚕。将仲子之诗曰：无折我树桑，则郑可蚕。车辚之诗曰：阪有桑，隰有杨，则秦可蚕。氓之诗曰：桑之未落，其叶沃若，桑之落矣，其黄而陨。桑中之诗曰：期我乎桑中，则卫可蚕。皇矣之诗曰：攘之剔之，其檿其桑。桑柔之诗曰：菀彼桑柔，其下侯甸❷，则周可蚕，禹贡兖州，桑土既蚕，厥篚织文，则鲁可蚕。青州厥篚檿丝。管子亦曰：五粟之土，其檿其❸桑，则齐可蚕；荆州厥篚玄纁，则楚可蚕。孟子策梁曰：五亩之宅，树之以桑，则梁可蚕，蚕丛都蜀，衣青衣，教民蚕桑，则蜀可蚕，犹之农夫之于五谷，非龙堆狐❹塞极寒之区，犹可耕且获也。今天下蚕事疏阔矣。东南之机，三吴越闽最伙，取给于湖茧，西北之机，潞最工，取给于阆茧。予道湖阆，女桑桋桑、参差墙下，未尝不羡二郡女红之廑，而病四远之惰也。夫一女不绩，天下必有受其寒者，而况乎半天下女不绩也。岂第五十之老，帛无所出，不绩则逸，逸则淫，淫则男子为所蛊蚀，而风俗日以颓坏。公父文伯母曰：王后亲织玄紞，公侯夫人加之以纮綖，卿之内子为大带，命妇成祭服。列士之妻，加之以朝服，自庶士以下，皆衣其夫，社而赋事，烝而献功。男女效绩，愆则有辟，古之制也。彼大夫之家，而主犹绩，奈何令天下女习于逸，以趋于淫乎？国家蚕桑，载在令甲，凡民田五亩，至十亩者，栽桑麻木棉各半亩；十亩以上者倍之；田多者，以是为差，特废不举耳。故月令躬蚕之礼，鲁母绩愆之辟，与令甲桑麻之数，此三者，不可谓迂而不讲也。

先人云：桑为蚕食，桑是蚕之天矣。蚕质作丝，丝是蚕之精矣。丝丝缕缕，如人身外之毛发，身内之经络，毛发广之须眉，经络广之肉腠，又深之广之，如经络为营血流行之处，或经脉损而营血崩，或营血去而经脉涸，从脉生病，咸可以桑。

参曰：季夏取桑柘之火，桑当入脾，为脾之心药，以丝缕如脉，心主脉故也。丝发五音，皮坚似革，色白属金，亦可入肺，脾之肺药也。曲直仆伛，靡不怒生，得木全性，亦可入肝；脾之肝药也。精英在椹，色黑气寒，亦可入肾，脾之肾药也。虽入五脏，以脾为主，然非寄四脏于脾，四脏别有体用，此则脾脏中之四脏也。设因脾转属，为效甚速。盖伤中者，伤中央土，致五脏之劳与极耳。羸瘦即肉极；崩中绝脉即脉极。桑司中央火，且丝缕专胜，故治肉脉之极，其功特著。补虚者，补脾土之虚。益气者，益中央之气。丝缕在叶，叶可通心以除寒热，汗乃心液故也。

❶ 亡：四库本作“无”，下同。
❷ 甸：四库本作“旬”。
❸ 其：四库本作“惟”。
❹ 狐：四库本作“孤”。

橘　柚

气味辛温平❶，无毒。主胸中瘕热逆气，利水谷。久服去臭，下气，通神。

核曰：橘柚生江南，及山南山谷，今以广中者称胜。素花丹实，皮既馨香，又有善味，尤生于洞庭之包山。过江北则无，故曰江南种橘，江北为枳函。《考工记》云：逾淮而北为枳，则有异同矣。《橘颂》云：后皇嘉树，橘徕服兮，受命不迁，生南国兮。屈原比之夷齐，愿置以为像，取其贞介似有志也。《春秋运斗枢》云：璇星散为橘，弓人以橘为干也。柚似橘而大，其味尤酸。孔安国云：小曰橘，大曰柚。郭璞云：柚似橙而大于橘，禹贡扬州，厥包橘柚锡贡。橘柚，皆不耐寒，故包裹而致之也。锡贡者，须锡命而献之，言不常来也。《列子》云：吴楚之国，有大木焉，其名为櫾，碧木而冬生，实丹而味酸，食其皮汁，已愤厥之疾，齐州珍之，渡淮而北，化为枳焉，则是其类矣。《子虚赋》云：橘柚芬芳。《蜀都赋》云：家有盐井之泉，户有橘柚之园。《广志》云：成都有柚，大如斗。《吕氏春秋》云：果之美者，江浦之橘，云梦之柚。然则橘柚，类虽同而种则异。《本经》合称之，功力无优劣矣。考古方书，用橘不用柚，今遵本经橘柚并用为正。修事橘柚，各去白膜锉细，鲤鱼皮裹一宿，至明取用。

先人云：橘柚通呼，以本经命名为正。类有橙柑圞枳之异；树有高下小大，有刺无刺，有刻、无刻之别；实有圆扁长锐，大小光累之殊。大都色象深绿，凌冬不雕则一也。实皮布窍，色深于皮，皮里有膜，囊上有脉，囊中裹瓤，瓤内裹汁以养核也。种类虽多，但以皮肉气味，互为分析。橘皮苦不可食，肉甘可食。橙皮甘可食，肉酸不可食。柑皮肉酸甘皆可食。圞枳皮肉皆不可食。柚则形长，皮肉与橘同味矣。大段橘之美者皆接生，子种者不结实；纵结实，亦形长而味不美。今人指此为柚子，此则橘柚合称之本义。柚子不用接生，亦取本有色味，不从人力为也。广中柚子极大可食，永嘉呼之为苞，此又似圞，名虽同柚，种则异矣。韩彦直有橘谱，列十有四种，以温州者称上品。近衢州航埠，沿溪三十里，夹岸树橘，花朝香雪弥空，果熟金星缀碧，种有巨细，色有红赭，约二十余种。唯球橘最美，武林栖水出蜜橘，凡数十品，名金钱穿心者，虽秀色可观，又不如佛肚脐，形小皮癞，甘美可口也。霜降采取，气足味足；密藏至春，剖皮抽脉，破囊吮汁，亦可振精醒神。为得句破疑之助，若欲择皮，用充药饵，不若广中者，皮薄而香，愈陈则愈善也。

又云：橘从矞。矞者，锥有所穿，满有所出，兼已出未出义。矞云二色，黄赤郁纷，从矞取象者以此。专胜在皮，虽年深日久，不但芳辛不改，转更清烈，他果万不能及。此以木实之皮，秋成得辛，禀从革作金之用，故可存可久。诚肝脏之用分气分药也。盖人水谷入胃，具升出降入之妙，而游溢精气，先及皮毛，转输五脏，此正水谷变现春夏秋冬耳。合矞之已出未出，如穿如满之象，真不待言语形容矣。经云：上焦开发，宣五谷味，熏肤充身泽毛，若雾露之溉，橘皮有焉。再读本经，及诸家法，乃知橘义真实不虚。客曰：陈皮留白补肾和中；去白消痰泄气。从古所称，奉为律

❶ 平：诸本同，《本经》此字无。

令，今以矞义合之，似觉未当。曰：此正证明八字义耳。果能达矞义而用之，的是橘皮四法。不知此义而用之，宁不溷他药之四法乎。若果可混，性便移易，必非本有之真性矣。

水谷入胃，具升出降入之妙。即东垣得悟法门，从此纵横应变，莫不繇此贯通。可见读书不贵博，只要实悟得古人一言一字，便终身受用无穷。

参曰：木命在皮，各有专精。以具全木之体，橘柚专精者实；实复专精者皮；皮布细窍，宛如人肤，即脉络肉理，筋膜子核，各有属焉。橘谐矞，与霱同。云间五色曰庆，三色曰霱。橘间青黄丹色之如霱也。矞者锥有所穿，取象肤间窍也；及满有所出，取象气中机也。柚谐由，与由同。书云：若颠木之有由枿。徐云：已到之木，更生孙枝，象枝条花蕊之形也。经云：垂枝布叶，皆下曲如钩。又云：夏日在肤，泛泛乎万物之有余也，故橘柚力能转入为升，转升为出，即转阖为开也。种种形证，悉从人从阖，致胸中瘕热，水谷失宣，神明不通，气逆及气臭耳。下气者，出已而降，玉衡机转之妙用也。经云：秋日下肤，蛰虫将去，其斯之谓欤。

夏日在肤，泛泛乎万物之有余；秋日下肤，蛰虫将去，即转入为升，转升为出，转出为降之气中机也。

杜 仲

气味辛平，无毒。主腰膝[1]痛，补中，益精气，坚筋骨，强志，除阴下痒湿，小便余沥。久服轻身，耐老。

核曰：出上虞山谷，及上党、汉中。上虞在豫州，虞、虢之虞，非会稽上虞县也。今出建平、宜都，及商州、成州、峡州，诸山大谷中亦有之。树高数丈，叶似辛夷，又类柘叶。初生嫩叶可食，谓之棉芽。木皮状似厚朴，拆[2]之白丝相连，江南单呼曰棉。花、实皆苦涩，亦堪入药。木可作履，以益脚也。修治：削去粗皮。每十六两，用酥一[3]两，蜜三两，和涂火炙，以尽为度。锉细用。

先人云：杜仲，从土从中，其色褐，为土克水象，肾之用药也。腰本肾府，湿土为害，必侵肾水，而腰先受之，据名据色，可以疗也。若象形，能使筋骨相着，又一义矣。

参曰：杜，牝。仲，次，合阴，合耦，合象太阴之始生。自上而下，从外而内者也。皮络如绵，皮理如革，合至阳沦肤始尽，至阴容平始平也。平则转出为降，降则中实；中实，遂成入令矣。入则精志益，筋骨强，藏精而起亟矣。何患老之将至，余沥之有；又何患脏阴之形未充，致奉生者少，转为痿厥，及木用不及之有。既容且平，又何患长夏之土化未攘，与秋金骤敛，中含润湿之有。

至阳沦肤始尽，所谓夏三月，此谓蕃莠，至阴容平始平；所谓秋三月，此谓容平。至阳，即太阳；至阴，即太阴。

酸枣仁

气味酸平，无毒。主心腹寒热，邪结气聚，四肢酸痛，湿痹。久服安五脏，轻身，延年。

核曰：出汴雒，及西北州郡，处处虽有，但分土产之宜与不宜耳。多野生，在坡坂，及城垒间。似枣[4]而皮细，木心

---

[1] 膝：诸本同，《本经》作“脊”。
[2] 拆：诸本同，《本经》引颂曰作“折”。
[3] 一：诸本同，《证类》作“二”。
[4] 枣：诸本同，《本经》引颂曰此字后作“木”。

赤色，茎叶俱青，花似枣。八月结实，红紫色，似枣而圆小，味极酸；当月采实，取核中仁。奭曰：嵩阳子言，酸枣木高大，货者皆棘子，此说未尽。盖不知小则为棘，大则为酸枣。平地则易长，崖堑则难生。故棘多生崖堑上，经久不樵则成干，人方呼为酸枣，更不言棘，实一本也。此物才及三尺，便开花结子。但科小者，气味俱薄；科大者，气味俱厚。今陕西临潼山野所出亦好，此亦土地所宜也。修治：酸枣用仁，以叶拌蒸半日，去皮尖。

先人云：味酸入肝，色赤入心，心之肝药也。有开义、出义、魂神义，欲魂来归，欲阖转入者，非所宜也。又云：棘刺外出，无邪服此，反伤其内。又云：别录主烦心不得眠者，心腹邪结气聚使然耳。服之结散聚消，心定烦息，故得睡眠。又云：未有散邪结气聚之物，能使卫气入脏而就安寝者。世人见不得睡眠，便用枣仁，思之真堪绝倒。

参曰：枣为脾果，味酸属木，脾之肝药也。色赤属火，脾之心药也。具春升夏出之机，脾之阳分药也。盖心腹居中，即脾土之宫位，为寒热邪气，结聚于中，不能主持四末，致成湿痹酸痛，而为凝闭之阴象者，枣能运行脾用，鼓舞脾阳，转凝闭为升出，结聚自散，痹闭自通矣。五脏居中，禀气于脾，亦仗以轻安也。

从来作不寐家枕中秘，但欲寐人，形脏中结聚乎，空洞乎。

决明子

气味咸平，无毒。主青盲，目淫肤赤白膜，眼赤❶，泪出。久服益精光，轻身。

核曰：生龙门川泽者良。今处处有之。为园圃所莳。四月生苗，高三四尺。本小末大❷，叶似苜蓿，昼开夜合，两两相贴。七月开花，淡黄五出，结角如初生豇豆，长二三❸寸，角内列青碧子数十粒，参差相连，状如马蹄，下大上锐。一种本小末尖，叶不夜合者，茳芒也。蓍实为之使。恶大麻子。

绍隆王先生云：决明禀阴精之体，具青阳之用；宜入肝肾，肝开窍于目，瞳子精光，肾所司也。

先人题药云：决明叶昼开夜合，两两相贴。其叶夜不合者，茳芒也。人之眼夜合，故治眼疾，因名决明。味咸走血，气寒待热，故治青盲肤膜泪出，热伤血分者相宜；倘属气分，及风寒致目中诸证者，非所宜矣。

参曰：夏仲生苗，秋仲结实，独得呼出之机，俨具合张之相。味咸走血，故治目中诸眚，之因血液凝滞者，罔不有功。观其子角锐利，分拨翳膜，想更特易。

仲夏半夏生，盖当夏之半，夏仲决明生，亦当夏之半。秋仲结实，又当秋之半矣。然则夏之能张，秋之能合，枢机使然耳。

蒺藜

气味苦温，无毒。主恶血，破癥❹积聚，喉痹，乳难。久服长肌肉，明目，轻身。

核曰：出冯翌平泽，所在亦有，长安最饶。喜生道旁，春时布地，蔓生细叶；入夏作碎小黄花；秋深结实，状似

❶ 赤：诸本同，《本经》此字后作“痛”。
❷ 大：诸本同，《本经》作“奓”。
❸ 二三：诸本同，《本经》作“五六”。
❹ 癥：诸本同，《本经》此字后作“结”。

菱米，三角四刺，实有仁也。同州沙苑一种，生牧马草地上，亦作蔓生，茎间密布细刺，叶如初生皂荚叶，整齐可爱，开花作荚，长寸许，内子如麻，碧绿色，状似羊肾，嚼之若新茶香，顷则转作豆腥气。隔纸焙炒，色香胜茗；微火煎煮，津液不竭者乃真也。修事刺蒺藜，拣净蒸之，从午至酉，日干，木臼舂令刺尽，再用酒拌蒸，从午至酉，日干。用沙蒺藜，或熬膏，或酥炙，发香，研作末用；刺蒺藜、乌头为之使。

先人云：刺蒺藜，成熟于秋，而外刺坚劲，得金之坚固气，为肝之用药明矣。然肝虽有藏血之体，而血非可留之物。留则不虚灵而污❶恶，斯致疾矣。蒺，疾也，梨，利也。其性宣行快便，故治积聚乳难诸证。沙苑者茎有密刺，结实成荚，嚼之作新茶香，不无分别。取象补肾，功力不相近也。

参曰：蒺之言疾，蒺藜之言利。不唯具从革之金用，亦秉炎上之火用矣。何也？锐利者金之用，迅疾者火之用。故兼火之气与味，金之色与形，为七方之奇之急，十剂之通之宣也。是主喉痹乳难，与癥坚积聚；以及恶血之急闭，皆以柔乘刚，非所据而据之。匪此破敌，不易开通，以刚乘柔，有所据而据之矣。所谓急因急用，通因塞用者是也。更藉疾威，敷及下士，开发上焦，宣水谷味，熏肤充身泽毛，则肌肉长，百骸轻。其角锐利，用开盲瞽，特易易耳。李蕲阳以沙苑一种，附列本经之后，主治补肾之神脏，及肾之形脏，名虽同而形实异，功能亦迥别也。观其茎布密刺，而亦成熟于秋，秉坚金之体与用者。但刺蒺藜锐利显著，宣扬形脏之非所欲留；沙蒺藜锐利敛脏，宣摄脏形之应所欲守为别异耳。

急闭两字要着眼，喉痹乳难，生死在呼吸间，岂容少待。

五味子

气味酸温，无毒。主益气，咳逆上气，劳伤羸瘦，补不足，强阴，益男子精。

核曰：生齐山山谷、青州、冀州，陕西代郡诸处。高丽者最胜，河中府者岁贡，杭越间亦有之。俱不及高丽河中之肥大膏润耳。春时蔓生木上，长六七尺，叶尖圆似杏，三❷月作花黄白似莲，七月成实，丛生茎端，如豌豆，生青熟❸紫，五味俱全。修治：以铜刀劈作两片，石蜜浸蒸，从巳至申，更以浆水浸一宿，缓火焙干。苁蓉为之使。恶葳蕤，胜乌头。

先人云：玄者，一阳初动，冬藏之半也。人身之气，脏者为精，精之能动者为玄。玄之所未及，正精之所闭密也，故一名玄及。髓会为精，故又名会及。会字之义，如百骸髓会而为精，一滴生人，众形毕具。

又曰：益降气之不足，正所以强阴也。倘阴柔深曲者，饵之便成淡阴，重憎悭象耳。

参曰：五味俱全，酸收独重，重为轻根，俾轻从重，故益降下之气也。咳逆上气者，正肺用不足，不能自上而下，以顺降入之令。劳伤羸瘦者，即经云：烦劳则张精绝，使人煎厥肉烁也。此补劳伤致降下之不足，与补中益气之治不能升出者反。能降便是强阴，阴强便能入矣。以入为水脏事，故益男子精。精

❶ 污：四库本作“汙”。
❷ 三：诸本同，《纲目》此字后作“四”。
❸ 熟：诸本同，《纲目》此字后作“红”。

为水脏物耳。设六淫外束，及肺气焦满，饵之反引邪入脏，永无出期，纵得生全，须仗夏火从中带出，或为斑疹，或作疮疡，得汗乃解，倘未深解病情，愿言珍重。

芡实

气味甘涩[1]平，无毒。主湿痹，腰脊膝痛，补中，除暴疾，益精气，强志，令耳目聪明。久服轻身，不饥，耐老神仙。

核曰：出雷池池泽，处处亦有，武林者最胜。土人善纪孕实时日，如期采取，则壳柔肉糯，早则壳烂肉未凝，迟则壳坚肉粳老矣。三月生苗，茎在水中，叶贴水面，茎叶多有芒刺，茎长丈余者，中必有孔有丝，软者剥皮可食。叶似荷而大，皱纹如縠，蹙衄如沸，面青背紫。五六月作花紫色，花开向日。向日结苞，外有青刺如猬，形如栗球，花出苞顶，形如鸡喙，剥之内有斑驳软肉裹子，累累如珠玑。壳内有白米，状如鱼目。根作三棱，煮食如芋。《尔雅翼》曰：枚食细嚼，能致上池之津，故主益人。犹如马啮短草则肥悦，与小儿食，不易长大，故主驻年。芡与菱，皆水物而性异。芡花向日，菱花背日，其阴阳向背有不同，则损益阴阳亦别异矣。《埤雅》云：荷花日舒夜敛，芡花昼合宵炕，此亦阴阳之异也。修治：先蒸熟，日中晒裂取仁亦可，春取粉用。《暇日记》云：芡实一斗，以防风四两煎汤浸过，经久不坏。

参曰：芡生水中，花实向日，具既济水火义。又草木类，全藉水土，吮抽发育，芡则更藉日中火，为先后身，亦具木胎火里义。又叶上蹙衄如沸，连茎刺棘如猬，实皮实壳如介，亦具金胎水中义。诚互交木金火水之驻形物也。如益精强志不饥，即驻形之里应；目明耳聪轻身耐老，即驻形之外合；飞行神仙，即驻形之行圆功满也。未有形已驻，而中央之基不筑已不炼者；若湿痹之腰脊膝痛，及卒暴疾，即驻形物之主治功能也。先人博议云：芡乃大中之小，粗中之精，涩中之甘，荆棘中之软美，壅滞中之流行，意阑中之气悟，疲惫中之强武。然于精细甘美之间，所含畜力，且刚且久，故饵食者，贵细贵长，毋贵多贵数也。

龙从火里得，金向水中求，寻胞胎秘旨也。大中粗中，荆棘壅滞，意阑疲惫之流，望之无不抛却，若非前人具眼，几至当面错过。

大麻仁

气味甘平，无毒。主补中益气。久服肥健，不老神仙。

核曰：处处有之。《尔雅翼》云：麦黄种枲，枲黄种麦；顾麦之生，即枲之成，枲之成，即麦之生也。枲者，有实之大麻也。有雌雄二种，雌者结实，雄者不结实。若子放勃时，须去雄者，设未放勃而先去之，则不成子矣。修治：极难去壳，取帛包置沸汤中，浸至冷，乃出之。垂井中一夜，勿令着水。次日日中曝干，就新瓦上挼去壳，簸扬取仁，粒粒皆完。

先人云：麻品凡五，黄、络、苎、苘、白也。黄叶五歧，络叶无歧，苎叶圆背白。茎皆直上。黄实即大麻，壳褐仁白，多脂液，与诸麻之实迥别。又云：体直类木仁滑似髓，肝之肾药也。故益

---

[1] 涩：诸本同，《本经》此字无。

精填髓，润发黑须。

参曰：大麻色黄，一名黄麻。麻有雌雄，雄为苴，雌为枲，枲即有子之大麻也。一叶五歧，别曰黄枲，气味甘平，为脾胃之体药；枝茎条畅，为脾胃之用药；仁脂濡润，为脾胃之滑剂、湿剂也。故主补中益气，久服肥健，不老神仙。别录及附方诸证，亦以四义释之，更参主客佐使，真不胜其用矣。

麦黄种枲。种枲时，正木火司令时也。枲黄种麦，种麦时，正金水司令时也。交通之际，抑中央官土之五数矣。

独活

气味苦甘[1]平，无毒。主风寒所击，金疮，止痛，奔豚，痫痓，女子疝瘕。久服轻身，耐老。

核曰：出蜀汉、西羌者良。春生苗，如青麻状。一茎直上，有风不动，无风自摇。六月开花作丛，或黄或紫。生砂石中者，叶微黄。生厚土中者，叶青翠。有两种，一种形大有臼，如鬼眼者，今人呼为独活；一种蚕头鞭节，色黄紫，臭之作蜜蜡香，今人呼为羌活。近以老宿前胡，及土当归，黑皮白肉，臭如白芷者，用充独活，不可不辨。采得锉细，以淫羊藿拌浥二日，曝干，去藿用，免人心烦。

缪仲淳先生云：独活禀天地正阳之气以生，名列君部，非比柔懦之主，小无不入，大无不通，却乱反正之君主药也。故能开万窍八风之邪，通四大关津之捷；羌独本同一种，但分质有虚实老嫩，气有厚薄缓急之殊耳。

先人评药云：自行其意，独得嘉名。

参曰：动摇万物者莫疾乎风。故万物莫不因风以为动摇，唯独活不然。有风，独立不动；无风，独能自摇。在蜀名蜀活，在羌名羌活，随地以名，亦随地有差等。但可互为兄弟，不可强别雌雄，其从治不能独立不动，而为风寒刀刃之所击，及奔豚痫痓之因风以为动摇，复因风而反乎上下开阖者。若女子疝瘕，此不能自摇耳。不能自摇，即阖而不开，不能独立不动，即开而不阖。唯独活则阖而能开，开而能阖；当入肝之经，厥阴之阖，具备风木化气之体用者欤。

参合赤箭生成主治彼此功力昭然。但合赤箭不为物移之体，能立力，能独运之用，能行，故仅可强御外侮，而少逊驻形。以其无森卫旋返之力故耳。

天门冬

气味苦平，无毒。主诸暴风湿偏痹，强骨髓，杀三虫，去伏尸。久服轻身，益气，延年，不饥。

核曰：生奉高山谷。奉高，太山下县名也。今处处有之。喜高洁地上，春生藤蔓，大如钗股，高丈许，叶如丝杉，纤劲青整，涩而无刺；一种叶如茴香，尖细青疏，滑而有刺。夏生细花白色，亦有黄紫二色。结实在根枝之旁，色黑褐，入伏后则无花，暗结实矣。根科生如百部，一科一二十枚，大如手指，圆实而长，根白色，亦有黄紫二色。雒中者，粗干大叶，殊不相类。岭南者，无花有子，余无他异。以根作汤，可浣垢绋素，越人呼为浣草。修治：去皮，用柳木甑，柳木柴，蒸一伏时，洒酒令遍，更添火，蒸一伏时，取出，作一小架，去地二尺，摊上曝干。地黄、贝母为之

---

[1] 甘：诸本同，《本经》此字无。

使。畏曾青。捣汁，制雄黄、硇砂。禁鲫[1]鱼。设误食中毒，捣浮萍汁解之。

参曰：门司出入，出即生也。冬司寒令，寒即水也。合天一生水，故名天门冬。天者，清肃为用，水者，澄湛为体。其能浣垢，亦谓得清肃澄湛之力耳。对待染污不洁之气，使形骸气血，混浊不清，致偏痹不周，遂生三虫伏尸，及暴受风湿而成诸痹者，咸相宜也。设合寒邪，便当束置，盖寒原属水，法当逆治，非反佐顺从之类。柔润多脂，得澄湛水体，故强骨髓；色白性降，得清肃金用，故益肺气。久服骨气以精，故轻身，延年，不饥。

天冬，一名天棘，独以金标名义者，尊其母，子则昭然矣。

菴蔄子

气味苦，微寒，无毒。主五脏瘀血，腹中水气，胪胀留热，风寒湿痹，身体诸痛。久服轻身，延年，不老。

核曰：生雍州川谷，及上党，近道亦有之。春生苗，高四五[2]尺，茎色白，似艾茎而粗。叶色绿，似菊叶而薄。八[3]月开花，淡黄色，结实亦如艾实，中有细子，极易繁衍。艺苑以之接菊。能耐霜雪，蒿属也。叶老可以覆盖，植之可以辟蛇。荆实、薏苡为之使。

绍隆王先生云：脏真通于心，心藏血脉之气也。脏真高于肺，以行营卫阴阳也。藏而不行者，菴蔄以行之；行而不藏者，棕榈以藏之。

参曰：庄周云，天下之水，莫大于海，止而不盈，尾闾泄之是也。五脏瘀血，腹中水气胪胀留热，风寒湿痹，此皆留止于中，不能展泄外出，菴蔄能使气血展泄外出，唯展则展众展，唯泄则泄众泄，有以覆盖军行宿舍，易菴为掩，蔄为庐，是反益其留止矣。

由于掩脏而后发泄，则其出有根，如人由屋舍而达门户也。故不出称蔄，又安菴字卸，重行泄耳。

茺蔚子

气味辛甘，微温，无毒。主明目，益精，除水气。久服轻身。

核曰：茺蔚即益母。《尔雅》名萑、蓷。刘歆云：萑，臭秽也。臭秽，即茺蔚。陆机云：蓷，益母也。益母，即茺蔚。故曾子见之而感思也。古用实，今用草。盖茺蔚专精在实，取充盛密尉之义。用草则舍密从疏矣。出海滨池泽，今园圃田野，近水湿处甚繁。二月生苗，如嫩蒿状；入夏渐高至三四尺，茎四棱，如黄麻茎。叶尖歧如蓍艾叶。茎有节，节节生穗，从簇抱茎。四五月间穗开小花，红紫色，亦有白色者。每萼内有细子四粒，粒似蒿子，色黑褐，有三棱，药肆中往往作巨胜子货之。生时微臭，夏至后茎叶皆枯，根色白也。修治：微炒发香，或蒸熟，向日中曝干，舂簸去壳取仁，伏湏，制砂，白花者良。

先人云：生成止在三春，具备肝木体用，诚生荣之物，益母之珍也。

参曰：生成在春，节穗森荣，实作三棱，合天三生木，得木体之全，具五行之相，大益肝胆者也。茺蔚之名，言能自上按下，从内彻外，丰美备足。何也？十一脏腑，取决甲胆故尔。故主上明眼目，下输水气，内益精髓，外固形骸。益母者，胎从厥阴始结，产自少阳

---

[1] 鲫：诸本同，《纲目》作“鲤”。
[2] 四五：诸本同，《纲目》引颂曰作“二三”。
[3] 八：诸本同，《纲目》引颂曰作“七”。

发伸，娠前娠后，靡不以肝胆为刍狗者。种种功力，悉以充肝之用，尉木之体，玩索解分，自得之矣。

胎从厥阴始结，指巳亥作胞胎，产自少阳发伸，指寅申之甲拆。

蛇床子

气味苦平，无毒。主男子阴痿湿疮❶，妇人阴中肿痛，除痹气，利关节，癫痫，恶疮。久服轻身，好颜色。

核曰：生临淄川谷，及田野墟落间。三月生苗，高二三尺，叶似蘼芜，枝上有花头百余，同结一窠。四月放花白色，结子攒簇，两片合成，极轻虚，似莳罗子，亦有细棱。修治：用浓蓝汁、百部草根汁，同浸一伏时，漉出日干。却用生地黄汁，相拌蒸之，从巳❷至亥，取出曝干。恶牡丹、贝母、巴豆。伏硫黄。

参曰：蛇虺性嗜蛇床，故一名蛇粟、蛇米。床者，喜卧于其下也；蛇性窜疾，独居处隐僻，禀风木善行数变之体用耳。蛇床功用，靡不吻合。设非气性相似，宁为蛇虺所嗜。男子阴痿湿痒，妇人阴中肿痛，正厥阴隐僻之地，气闭不通所致。蛇床宣大风力，鼓舞生阳，则前阴疏泄，窜疾自如。并可伸癫痫之气逆于脏，与关节之壅塞不开，痹去则身轻，肝荣则色其色矣。真堪作把握阴阳，维持风色之良剂也。

风性不离动静，窜疾即动性，隐僻即静性耳。

丹参

气味苦，微寒，无毒。主心腹邪气，肠鸣幽幽如走水，寒热积聚，破癥除瘕，止烦满，益气。

核曰：丹参，一名赤参、山参、逐马、郄蝉草、奔马草、木羊乳也。出陕西、河东州郡，及随州，处处山中皆有。二月生苗，高尺许，方茎有棱。一枝五叶，叶对生，如薄荷叶而有毛。三月至九月，作小花成穗如蛾❸形，又似紫苏花，中有细子，一苗数根，根大如指，长尺余，皮丹肉紫。畏咸水。反藜芦。

先人云：丹赤心色，奔逐为缘，蝉速于化，郄速于蝉。又云：根多且久，发露太尽，气藏之时，安能使有畜积耶。

参曰：丹固指❹色，入少阴心主。主夏气病脏之邪，驱之使出，亦可指丹曰枢，使从阖之邪，从枢转出，少阴为枢故也。心腹邪气，肠鸣幽幽如走水状，此寒热积聚，癥瘕假形，虽属病脏，实枢象耳。

丹者，前三五兮后三五，亦三十时中两日半，三五之中曰月枢，三十之中曰日枢。

细辛

观此生成，尽情显出，少阳火用之象。

气味辛温，无毒。主咳逆上气，头痛脑动，百节拘挛，风湿痹痛死肌。久服明目，利九窍，轻身长年。

核曰：出华阴、高丽山谷中者为上，今处处虽有，皆不及也。南❺阳临海者亦可用。《山海经》云：浮戏之山多少辛。《管子》云：五沃之土群药生，细❻辛是矣。春生苗，一根则一叶相连，今多以杜衡为之。《博物志》云：杜衡能乱细辛，振古已然颐为能乱细辛者，不止杜

---

❶ 疮：诸本同，《纲目》作“痒”。
❷ 巳：诸本同，《本草图经》作“午”。
❸ 蛾：四库本作“娥”。
❹ 指：四库本作“紫”，义长。
❺ 南：诸本同，《纲目》引弘景曰作“东”。
❻ 细：诸本同，《纲目》作“少”。

衡，当以根苗色味细辨之。叶似小葵，茎柔根细，端直而长，色紫味辛，嚼之习习如椒者，细辛也。叶似马蹄，茎微粗，根似细辛而曲，色黄白，味亦辛者，杜衡也。一茎直上，茎端生叶如伞状，根似细辛而微粗，色黄白，味辛兼苦者，鬼督邮也。根似鬼督邮而色黑者，及己也。叶似小桑，根似细辛而粗长，色深黄，味辛臭臊者，徐长卿也。叶似柳叶，根似细辛而粗长，色黄白，味苦者，白微也。根似白微而脆，色白味甘者，白前也。修治：拣去双叶者，切去头上子，以瓜水浸一宿，曝干用。曾青、枣根为之使。得当归、芍药、白芷、芎䓖、牡丹、藁本、甘草，共疗妇人。得决明、鲤鱼胆、青羊肝，共疗目痛。恶黄耆、狼毒、山茱萸。忌生菜、狸肉。畏消石、滑石。反藜芦。

世人用细辛，不分真伪，繇辨之不早辨也。杜衡、鬼督邮、徐长卿、白微、白前五种，根皆粗肥，反于细辛之细，五种亦多曲，反于细辛之直。

绍隆王先生云：肝木上行，春风上升，反于横遍矣。经云：无怒其志，使华英成莠[1]，此春转成夏，升转从出之机乎。

先人云：密通精气，显益火大，青阳之象也。

参曰：细指形言，辛指味言。轻清柔劲，端直修长，当入少阳，宣达甲胆之用；自下而上，以行春令者也。故主春气者病在头，而为头痛脑动，目不明，窍不利。此虽自下而上，不能宣达者也。咳逆上气，此惟自下而上，不循伦次者也。百节拘挛，此不能自下而上，升从入令者也。痹痛死肌，此不得自下而上，反侮所胜者也。总属肝用之过与不及，而独偏向不及者欤。

轻清柔劲，端直修长，即内经所谓：春脉如弦，何如而弦，春脉者，肝脉也。万物之所以始生也。故其脉之来，轻虚以浮，端直以长，以言肝木之用，效象天气以为形容者也。细辛功用吻合，的是少阳用药无疑矣。

白 胶

气味甘平，无毒。主伤中，劳绝，腰痛，羸瘦，补中，益气，妇人血闭无子，止痛，安胎。久服轻身延年。

鹿 茸

革故所以鼎新，正见阴阳互根之妙。

气味甘温，无毒。主漏下[2]，寒热，惊痫，益气，强志，生齿，不老。中品附

核曰：鹿者仙兽，自能乐性，游处山林，从事云泉。志无忌，性警防，善接其类，与麋为友。有角无齿者牡，曰麚；无角有齿者牝，曰麀。无齿，谓无上[3]龈齿。若下龈，则牝牡咸有。与禽鸟之与角无齿，似同而实异也。牝小于牡，毛杂黄白；牡大于牝，毛间黄白。故云牡质斑斑。斑斑，点点如星星也。行则同旅，食则相呼，性喜食龟，能别良草，不食诸毒。分背而食，食时则群长四顾相望，俟众饱，长乃食，群小互为巡视矣。集居必环角[4]外向，卧眠必口接尾间。其息曰场，其迹曰躔。《埤雅》云：鹿善决骤，故其迹躔而不瓜。诗云：町疃鹿场，言町畦村疃无人焉，故鹿以为场也。《物类考》云：鹿好群而相比，阳类也。故夏至感阴气而角解，从阳退之象尔；麋则冬至感阳气而角解，从阴

---

[1] 莠：四库本作“秀”。

[2] 下：诸本同，《本经》此字后作“恶血”。

[3] 无上：四库本作“上无”。

[4] 角：四库本作“居”。

退之象尔。麋孕子于仲春而生于秋；鹿孕子于仲秋而生于春。《尔雅翼》云：鹿六为律，鹿主律，故鹿六月而生。鹿虽应律，然非辰属，八卦亦无主也。其子曰麑，子生得雨或水，乃行地耳。《格物论》云：鹿千年者色苍，又五百者色白，再五百年者色玄，玄之又玄，仙化登乎天矣。《埤雅》云：怀琼于角下者，角有斑痕，紫色如点，行或有涎出于口，不复能急走也。盖鹿戴玉而角斑，鱼怀珠而鳞紫，故有诸中，未有不形诸外矣。《陶隐居》云：古称鹿之似马者，直千金。今荆楚之地，其鹿绝似马，当解角时，望之无辨，土人谓之马鹿，以是知赵高指鹿为马，盖以类尔。角解之后，始生之角曰茸，色如茄紫者为上。修事白胶，采全角锯开，并长三寸，急水中浸一百日。取出，刮去黄皮，拭净，以碱醋煮七日，旋旋添醋，勿令少歇，戌❶时不用着火，只从子至戌也，日足，角❷软如粉，便捣烂。每十❸两，入无灰酒一镒，煮成胶，阴干，研筛用。又法用米泔浸角七日令软，入急流水中浸七日，去粗皮，以东流水、桑柴火，煮七日，旋旋添水，入醋少许，捣成霜用。其汁，加无灰酒，熬成胶用。修事鹿茸，用黄精自然汁浸两日❹，取出，切焙，免渴人也。

参曰：鹿，阳兽也。卧则口接❺尾闾，以通督脉。性喜食龟，以交❻任脉；能取所不足以自辅，兽之至灵者也。故任病则先治督，以阴生于阳，而阳为督，阴为任也。即奇经六脉，与两手足各十二阴阳经脉，亦莫不综于任督也。《礼记疏》云：鹿夏至而解角，谓消长使然。不知革故所以鼎新，即此可见阴生于阳之妙矣。故角之力用虽广，而茸为独专。茸主漏下恶血，寒热惊痫，任为病也。角主伤中劳绝羸瘦，诸经肉理为病也。咸不能与督脉相交所致，腰痛，吕❼为病也，鹿力在吕，亦即督脉所过也。血闭无子，任不通也，不得相辅于督也。胎不安，胞系化薄也，不得依循任与督也。若益气强志，生齿，不老，延年者，即任督已交，阴气乃生，骨气以精之外征耳。

神农本经上品六

兰　草

气味辛平，无毒。主利水道，杀蛊毒，辟不祥。久服益气，轻身，不老，通神明。

核曰：兰草，香草也。别名都梁香、千金草，即孩儿菊、醒头草也。《礼记》佩帨兰茝。《楚辞》纫秋兰以为佩。《西京杂记》载：汉时池苑，种兰以降神，或杂粉藏书衣中，主辟蠹者，皆此兰也。出太吴池畔，及溪涧水旁下湿地。《荆州记》云：都梁有山，下有水，清浅之中，生兰草。《诗疏》云：郑俗，三月男女秉蕑于水际，以自祓除者是也。二月宿根再发，紫茎素枝，赤节绿叶，叶对节生，光泽有歧，嫩时可挼，可佩。八九月渐老，枝头成穗，作花红白，状似鸡苏，久之花瓣转白，绒裂如球，球中有子一粒，绒着子上，色黑，味苦，臭香气烈，即千金花也。一种山兰，即兰草

❶ 戌：四库本作“成”。
❷ 角：诸本同，《证类》此字后作“白色”。
❸ 十：四库本作“一”。
❹ 日：诸本同，《炮炙论》此字后作“夜”。
❺ 接：诸本同，《纲目》作“朝”。
❻ 交：四库本作“通”。
❼ 痛，吕：四库本作“膂痛”。

之生山中者，茎叶花实都同，但山泽有分，功用亦异。与泽兰同类异种，故兰草名大泽兰，泽兰名小泽兰，二种皆生水旁。但泽兰茎方节短，叶上有涩毛，气味俱疏淡，功用则迥别矣。近世之所谓兰，非古之所谓兰草。兰生山谷，叶如麦冬而稍长，四季长青，不畏霜雪，迎春开花，花出根底，一干一朵，亦有一干数朵者，小兰也。若生闽、广，叶似菅茅而稍短，四季长青，畏霜雪，及春风。入夏开花，花出根底，一干数朵，亦有一干一朵者，秋兰也。朱子离骚辨证云：古之香草，花叶俱香，燥湿不变，今之兰类，花萼虽香，干则腐臭，叶又不香，不识何时以幽兰误兰草也。方虚谷订兰说云：古之所谓兰，即今之孩儿菊，千金草。今之所谓兰，其叶如茅，根名土续断，花萼馥郁，故得兰名。杨升庵云：世以蒲宣者为兰，九畹之受诬久矣。吴草庐兰说云：兰草有枝有茎，草之植者也。幽兰无枝无茎，草之芳者也。因山谷称之，置之座右，世遂谬指为离骚所称之兰以此。

参曰：臭香，味辛，气化中药也。故主益气，利水道。经云：膀胱者，州都之官，津液藏焉，气化则能出矣。故兰，阑也，泛阑流离也。又兰，阑也。阑辟不祥也。主杀蛊毒，通神明，令轻身不老也。花即千金花，苗即千金草，以花煮酒，臭类木香，苦甚黄连。用治滞痢，获效颇捷，正阑辟不祥，利水道，宣气四达之功耳。

薏苡仁

凡湿则重碍，燥则轻泼。

气味甘，微寒，无毒。主筋急，拘挛不可屈伸，久❶风湿痹，下气。久服轻身，益气。

核曰：出真定，及平泽田野间，所在亦有。今用梁汉者，但气劣于真定耳；交趾者最良，彼土呼为竿珠。三月宿根自发。高四五尺，叶如初生芭茅。五月抽茎，开红白花，五六月结实重累，壳青绿，坚薄而锐，中仁如珠，味甘美，咬着粘齿，可以作粥酿酒。一种形圆壳厚者，即菩提子。一种大而无味者，即粳也。修治：每一两，以糯米二❷两，同拌炒熟，去糯米，更以盐汤煮片刻，晒干用。

缪仲淳先生云：久服可以轻身者，湿去则脾胃安；脾胃安，则中焦治；中焦治，则能营养乎四肢，通利乎血脉经膜矣。

参曰：薏谐意。意者，脾脏之神用，故主脾脏失用，致肝木萎厥，遂成筋急拘挛，不可屈伸耳。即经所谓：有伤于筋，欲以吾意纵之屈伸，其若不容，及土失留碍，致己所不胜之风，吸引同类之湿，相合而成痹闭不通者，仁唯解乎，下行生气而甲拆之。似与乙木之轴轧而上行者，不可同日而语矣。

土具体无用，吐生草木以为用也。顾草木之条达，正显地土之为用耳。

地肤子

地性坚固，肤居肌表。

气味苦寒，无毒。主膀胱热，利小便，补中益精气。久服耳目聪明，轻身耐老。

核曰：出荆州平泽，及田野间，近道亦有。初生薄地，五六寸，一科数十

❶ 久：诸本同，《本经》此字无。

❷ 二：诸本同，《炮炙论》作“一”。

枝，蓬起蔓延，弱不胜举。根亦如蒿，茎叶皆青，宛如荆芥。三月开淡黄花，结子青白色，极繁盛似头眠蚕沙状，子落茎老，可以为拂，故一名落帚、独帚、王帚、王彗、扫帚、地葵、地麦、白地草、涎地衣、鸭舌草、千心妓女。其苗叶烧灰，煎霜制砒石、粉霜、水银、硫黄、硇砂。先人题药云：地肤子，一干数十枝，攒簇直上，其子繁多，星之精也。其味苦寒，得太阳寒水气化，盖太阳之气，上及九天，下彻九泉，外弥肤腠。故地肤之功，上治头，而聪耳明目，下入膀胱而利水去疝，外去皮肤热气，而令润泽。服之病去，必小水通长为外征也。

参曰：蔓延敷布，弱不胜举，因名地肤。主治功力，真能使吾身生气敷布在表，有宣义，有开义，当入太阳，太阳为开故也。气味苦寒，亦得太阳寒水之化，故可对待太阳阳象之标，则凡以热为本者，莫不相宜。膀胱，太阳经也，标盛则热，与得寒水之化者逆治之，热谢而小便澄彻矣。补中者，中补乃能敷布。益精气者，益精乃能化气。盖膀胱者，州都之官，津液藏焉，气化则能出矣。聪明耳目，轻身耐老者，以开展则窍通，窍通则充实光辉矣。

蓝 实

气味苦寒，无毒。主解诸毒，杀蛊蚑疰鬼螫毒。久服头不白，轻身。

核曰：生河内平泽处。亦有蔬圃作畦子种者。凡五种，唯蓝实专取蓼蓝。蓼蓝，叶如蓼，三月生苗，五月开花成穗，淡红色，花实皆如蓼，岁可三刈，故先王仲夏，令民无刈蓝以染。郑玄云：恐伤长养之气也。一种松蓝，叶如白菘。一种马蓝，叶如苦荬，即郭璞所谓大叶冬蓝，俗称板蓝者是也。花实并如蓼蓝，唯苗叶别异。一种吴蓝，长茎如蒿而花白，吴人种之；一种木蓝，长茎如决明，高者三四尺，分枝布叶，叶如槐叶，七月开淡红花，结角长寸许，累累如小豆角，子如马蹄决明而微小，迥与诸蓝不同，而作淀则一也。别有一种甘蓝，可作蔬食。而蓝淀者，掘地埋缸，以蓝水浸一宿，入石灰频搅万余下，澄清去水，则色青成淀。亦可干收，用染青碧，其搅掠浮沫，掠出阴干者，谓之靛花，即市卖之青黛也。此属石灰造作而成，慎勿轻用。世人以其色青，为入肝清解之药，谬甚矣。真青黛出波斯国，既不可得，不如用蓝实，或蓝叶，或自然汁之无间杂者良。

博议云：蓝实久服头不白，盖春气在头，用其色以助春气之生，自然益头并及发矣。肝主色，自入为青，则凡病变于色者，极为允当。如痘，如丹，如斑，如血，如五色痢，如目赤目黄，如五脏热，先见颜与❶颊者，力可巽入乎肝。克制乎脾，为平热之轻剂也。观斑蜘蛛、应声虫、噎膈虫三案，亦奇异矣。每见种蓝人，日日扫虫，不扫即尽食之，此生虫之物，反杀虫者何？正巽以入之之义耳。盖人饮食之随气机变化，如大火聚，投之自无噍类。蓝入胃，是虫之食也，则虫自翕聚，蓝随气机变化，而虫亦随之，一入气机，便无回避。慎哉顺境之好，当着眼也。

参曰：蓝者生也，象万物生时之色也。酿之成淀，色成胜母，青出蓝而青于蓝者也。肝主色，肝色青，当入肝。为肝之的药，亦可为肝之肾药，以多汁而气寒也；亦可为肝之心药，以味苦而

---

❶ 与：四库本作“于”。

性通彻也。以色以味，及性与气，咸得东南巽木之作用，而能洁齐万物者也。四时可植，一岁三刈，则生阳偏胜，而周甲唯春，故蓝从监，监者，监观四方者也。虫蚑疰鬼，皆杀厉所钟，死阴不洁之属，蓝能巽以入之，而与物为春，则杀厉之气齐洁，暖然似春仁之青出矣。久服则肝荣，肝荣则发华，动摇舒转，皆得所欲。蓝靛、青黛，总属分身，不若蓝实之包含，真无尽藏也。

巽主入其性情也。洁齐万物，其功力也。洁可作絜，亦可作涤除清洗之洁，凡湿秽则虫生，洁则净尽耳。

木 香

气味辛温，无毒。主邪气，辟毒疫温鬼，强志，主淋露。久服不梦寤魇寐。

核曰：木香，草类也。出天竺，及昆仑、南番诸国，今惟广州舶上来。广州一种，类木类藤，似是而非；滁鬼海州一种，是马兜铃根，市肆以此相混不可不慎也。三洞珠囊云：五香者，木香也。一株五根，一茎五枝，一枝五叶，叶间五节，故名五香，烧之上彻九天也。根形如枯骨而味苦辛，粘牙者为良。凡修事，入理气药，只生用，不可见火。欲实大肠，面裹煨熟用。

缪仲淳先生云：禀木火之阳，具土大之精，清明开发，行药之神。

先人云：上为木象，彻具春宣。

参曰：木香，香草也。名木者，当入肝，故色香气味，各具角木用。亦入脾，故根枝节叶，亦各具宫土数。入脾则夺土郁，入肝则达木郁。经云：木郁则达之，土郁则夺之。夺土即所以达木，达木即所以夺土；土以木为用，木以土为基也。邪气毒疫，温鬼淋露，梦寤魇寐，致郁土郁木者，咸可达之夺之。强志者，即强木土之用，得以行其志耳。

土大具体无用，吐生草木以为用也。木以土为基，又超出体用之外，以言能生之源。

王不留行

气味苦平，无毒。主金疮，止血逐痛，出刺，除风痹内寒，止心烦，鼻衄，痈疽，恶疮，瘘疮，妇人难产。久服轻身，耐老增寿。

核曰：江、浙并河东❶皆有，苗茎俱青，高七八尺❷，叶随茎生，似松蓝叶。四月开花黄紫色，或红白色，实壳若酸浆子，大如黍粟，形圆色黑，根黄如荠。三月收苗，五月摘子，根苗花子通用。修治：拌湿蒸之，从巳至未；浆水浸一宿，焙干用。

先人题药云：命名之义亦奇，吾身有王，所以主吾身之气血，及主气血之留行者，气血之留，王不留，则留者行矣。气血之行，王不行，则行者留矣。顾血出不止，与难产无乳者，两可用此，其义自见。

参曰：王不留行，即金盏银台、禁宫花也。先人题药，以留行两字，分句读之，主治功力，真可迎刃而解，但核图说，以备参考。

黄 连

读此始知❸，太阳独为上下内外主。

气味苦寒，无毒。主热气，目痛眦伤泣出，明目，肠澼腹痛，下痢，妇人阴中肿痛。久服令人不忘。

---

❶ 东：诸本同，《纲目》引颂曰作“近处”。
❷ 尺：诸本同，《纲目》引颂曰作“寸”。
❸ 读此始知：此句冷本无。

核曰：汉取蜀产，唐取澧州，今取雅州、眉州者为良。苗似茶丛[1]，高尺许，一茎三叶，花黄色，凌冬不凋。有二种，一种根粗无毛，有连珠，形如鹰爪，质坚实，色深黄；一种无珠多毛，中虚，色淡黄，各有所宜也。凡使以布拭去肉及毛，浆水中浸二伏时，漉出，柳火焙干用。忌猪肉。恶冷水。

先人云：苦寒凌冬，寒水之象。有节色黄，中土之制，判为心之用药也。又云：热气上炎，即以炎上作苦之品，巽以入之，变易其性，以致和平。

参曰：黄取其色，连象其形，凌冬不凋，气寒味苦，合得太阳寒水化气。假此黄土，以为堤防不特默化其侮，反侮其侮以为用神。方随机应变，绝无内顾之虞。炎上作苦，苦性走下，匹休太阳上及九天，下彻九泉，外弥肤腠，内达五中，故连可上治头目，下及阴中，外疗疮疡，内主肠胃。久服则远于热烦，而安于宁谧。故令人不忘，皆以火热为本气，火热为标见，火热为化气者也。

葵　子

散者湿地即令地保泽遍踏之即令弗从风飞去义也[2]。

非不返顾其根，足征卫足之知矣。

气味甘寒[3]，无毒。主五脏六腑，寒热羸瘦，五癃，利小便。久服坚骨，长肌肉，轻身延年。

核曰：生少室山中，今郊野园圃，不拘肥瘠地都有。四时可以子种，宿根亦再发。秋深布子，覆养经冬者，曰冬葵，入药最良。《内经》云：脾之菜也。《尔雅翼》云：秋菜未生，种此以相接也。又云：葵为百菜主，味尤甘滑，故为马践，漆室女知忧及国，公仪休相鲁，愠而拔之，不欲夺园夫之利也。其子虽经年不浥，微炒令㶁炸[4]，散着湿地，遍踏之，朝种暮生，远不过宿。实如指顶，皮薄而扁，实内子轻虚如榆荚仁。《埤雅》云：冬种者有雪，弗令从风飞去，言体轻也。每雪辄一劳之，令地保泽，叶不受虫，掐必待露解，收必待霜降，晚则黄烂，早则黑涩。其茎挺生，茎疏叶密，倾向太阳而卫足。孔子曰：禾生垂穗向根，不忘本也。又云：鲍庄子知不如葵，葵犹能卫其足，盖禾之向根仁也，葵之卫足知也。仁以守之，知以揆之。故葵，揆也。其萼翠，其花艳。花具五色间色，单瓣千瓣。《王祯农书》云：本丰耐旱，可防荒俭，以作菹腊，枯枿可以榜簇，根子又能疗疾，咸无遗弃。诚蔬茹之要品，民生之资益也。种类亦多，有露葵、兔葵、黄葵、锦葵、蜀葵，入药者只宜蜀葵。今市肆一种，充冬葵者，气味浊恶，色深褐，质沉重，形如橘核，服之令人肠滑。《别录》指此为冬葵，又出蜀葵一条，似与《尔雅》不相符合。当判蜀葵子，即本经葵子，用之颇验。每用市肆伪充冬葵子，不唯反涩，且损脾伤胃也。

先人云：寒热欲通而不藏，致肌肉羸瘦；五癃欲藏而不通，致水道闭塞。葵性滑养窍，能使脏者通，返顾卫根，能使通者脏。盖滑为水骨，故可坚骨；骨坚则肌肉长，形全则轻身延年矣。又云：葵具五色，有多种，冬茂者曰冬葵。犹芥之有冬芥、春芥。为脾之菜，肾之药也。字从癸，从冬，皆属于肾。其子

---

[1] 丛：诸本同，《纲目》引保昇曰此字后作“生”。

[2] 散者……义也：此句冷本无。

[3] 寒：诸本同，《纲目》此字后作“滑”。

[4] 炸：诸本同，《纲目》作“炬”。

易生，用治胎产，自然入神。功主助精益水，输水溺道，非不返顾其根也。察通关格之专脏，止消中之多溺，可想见矣。若病属久藏而发者，如淋，如带，如痘疹，如死胎，如丹石毒，如消渴，如痈肿没头，如肠痈胃疽，如肉锥怪证，皆有奇征。第有风疾宿病，天行病后，曾被犬伤者忌之。世人但知能发宿疾，不知不许人有久藏患害，为他日卒中之虞耳。

参曰：葵归也，揆也。揆度生气之归，揆度生机之出也。味甘气寒，体滑易生，遂含土劣水势，抽为草木，以孕发陈之兆。故主腑脏宁谧之地，为寒热所侵，以致羸瘦。州都之所，为五邪所薄，以致五癃。此不当于归，所当揆度以出者也。骨坚便利，通淋之征，肌长身轻，主羸之验也。

揆度生气之归，即能使通者脏；揆度生机之出，即能使脏者通。但之归之出，属气机；欲通反脏，欲脏反通，属病机耳。

龙　胆

气味苦涩，大寒，无毒。主骨间寒热，惊痫邪气，续绝伤，定五脏，杀蛊毒。

核曰：处处有之，吴兴者为胜。宿根黄白，直下抽根一二十条，类牛膝而短。直上生苗，高尺余，类嫩蒜而细。七月开花，类牵牛，作铃铎状；茎类竹枝，冬后结子，茎便焦枯。一种味极苦涩，经冬不凋，名石❶龙胆，类同而种别。修治：取阴干者，铜刀切，去须上❷头子❸，锉细，甘草汤浸一宿，漉出曝干。

参曰：细详名义，合甲胆之体用。宜入肝之府，少阳之枢药也。其气寒，逆治热为本，阳为标，相火为化者也。其味苦，苦曰炎上，苦性走下，苦能入骨，故主骨间寒热，及惊则气上，痫则气下，不循枢象者也。续绝伤者，胆主解孚拆甲故也。定五脏者，五脏取决于胆，决而后能定也。蛊者死阴之属，胆者生阳之属，生阳之侧，岂容死阴久据乎哉。

合龙胆生成，的是少阳枢药，为少阳之对待法。少阳化气属相火，龙胆气味俱苦寒故也。龙，阳物也。呵气成云，既能变水，又能变火。《埤雅》云：龙火得湿则焰，得水则燔。以人火逐之则息，故人之相火似之。此以龙名，而兼取胆味，龙火之炎上，如甲拆之尺木，能升于天，不专主降，又能疗目之火眚也。

景　天

具高明之象，秉寒水之化令。

气味苦平，无毒。主大热火疮，身热烦，邪恶气。花主女人漏下赤白，轻身，明目。

核曰：景天，一名慎火、戒火，即火丹草也。出太山山❹谷，今南北皆有。种置檐屋，云可辟火。春生苗，高一二尺，茎色黄赤，质极脆弱，折之有汁，叶色淡绿，似马齿苋，光泽柔厚，作层而上。夏开碎花红白，结实如连翘而小，中有黑子如粟粒。秋后茎枯，明年宿根再发。

参曰：性喜高显，因名景天。置之檐屋，顺其性尔。炎上作苦，苦性走下，火热为本者相宜。火空则发，寒热温凉则逆也。漏下赤白，热伤血分者，方中

❶ 石：诸本同，《本草图经》作“山”。
❷ 上：诸本同，《纲目》引敩曰作“土”。
❸ 子：诸本同，《炮炙论》作“了”。
❹ 山：诸本同，《别录》作“川”。

肯綮。

干　漆[1]

气味辛温，无毒。主绝伤，补中，续筋骨，填髓脑，安五脏，五缓六急，风寒湿痹。生漆去长虫。久服轻身耐老。

核曰：出汉中、金州、梁州者最善，益州、广州、浙中者次之。木高数丈，干如柿，叶如椿，花如槐，实如牛柰子。五六月刻取汁液，干之即曰干漆，状如蜂房，孔孔间隔，但性急易燥，热则难干，无风阴润，虽严寒亦易燥，否则不堪入药。修治：捣碎，炒熟，不尔损人肠胃。半夏为之使。畏鸡卵，忌油脂。得蟹则化而成水。

参曰：夏三月，漆液始足，当入心，以色朱明而性燥急，半夏为使可知矣。干之当入肾，以色玄英而喜阴润，蟹化成水可知矣。入肾为肾之心药；入心为心之肾药。补中者，补中焦血液，血液皆繇中焦变化所成也。心主血，肾主液故尔。则凡血液燥涸，致筋脉缓急断伤，及髓脑不满，五脏不安，痹闭不通，罔不有功。而接续填满，奠安周痹，皆克成血液之濡润流通者。生漆去长虫，以其入心，则得心君火大之令。如大火聚，长虫自无噍类矣。

水泻欲流之谓漆，即具水[2]之体，火之用矣。

卷　柏

春秋二分，阴阳离也。

气味辛平[3]，无毒。主五脏邪气，女子阴中寒热痛，癥瘕血闭绝子。久服轻身，和颜色。

核曰：出常山山谷，关陕、沂、兖亦有之。丛生石[4]上，春分宿根再发，高三五寸，细叶似侧柏，屈藏如鸡足根紫赤多须。六七月采取阴干。修治：以盐水煮半日，再以井水煮半日，晒干焙用。

参曰：叶形似柏，屈曲拳挛，因名卷柏。一名豹足、求股，亦取象形。一名万岁、长生不死草，言根栖岩石，能耐岁寒。一名交时，言春分始发，时值阴离于阳，能与阳相交合。故主五脏至阴之地，为邪所薄，及女子阴中寒热，癥瘕，血闭绝子。此正阴不与阳，功能使阴气起亟，阳气前通，交相匹配。更能使阳气外溢，故和色，轻身，所谓阳在外，阴之使也。

紫石英

气味甘温，无毒。主[5]心腹咳逆邪气，补不足，女子风寒在子宫，绝孕十年无子。久服温中，轻身延年。

核曰：出太山山谷，《岭表录[6]异》云：泷州山中多紫石英，其色淡紫，其质莹彻，随其小大，皆具五棱，两头如箭镞。比之白石英，其力倍矣。《太平御览》云：自大岘至太山，皆出紫石英。太山者，甚环[7]玮。平氏山阳[8]县者，色深特好。乌程县北垄山者，甚光明，但小而黑。东莞县爆山者，旧以贡献。江夏矾山亦有。永嘉固陶村小山者，芒角

---

[1] 干漆：四库本此药在“卷柏”后。
[2] 水：四库本作“木”。
[3] 平：诸本同，《本经》作“温”。
[4] 石：诸本同，《本经》引弘景曰此字后作“土”。
[5] 主：四库本此字后作“治”。
[6] 岭表录：诸本同，《纲目》引禹锡曰作“岭表录异”，义长。
[7] 环：诸本同，《御览》作“瑰”。
[8] 山阳：诸本同，《纲目》作“阳山”。

甚佳，但小薄耳。必以五棱如削，紫色达头，如樗蒲者乃良。修治：火煅醋淬，凡七遍，研末，水飞三四次，晒干入药。长石为之使。畏扁青、附子。恶鮀甲、黄连、麦句姜；得茯苓、人参，疗心中结气。得天雄、菖蒲，疗霍乱。过服紫石英，设乍寒乍热者，饮酒遂解。

先人云：温润如玉，则心光可通，饵服者无妄躁，获益当无量矣。

参曰：赤黑相间曰紫，坎离交会之色也。石乃山骨，英乃石华。艮山为体，震动为用，故主体用不足，致邪入心腹，作咳作逆者。正离失虚中，坎失刚中耳。若风寒在子宫，绝孕无子，十年弗克攻者，藉坎离交会，则体用双彰，十年乃字矣。久服温中，轻身，互坎填离之验也。

虚中刚中，正阴阳互根之妙。风寒在子宫，十年勿克攻，致绝孕无子者，攻之越十年亦乃字矣❶。

矾　石

气味酸寒，无毒。主寒热，泄痢白沃，阴蚀恶疮，目痛，坚骨齿。炼饵服之，轻身不老增寿。

核曰：出河西山谷，及陇西武都、石门，吴中、益州、晋州、青州、慈州、无为州诸处。颂云：初生皆石，烧碎煎炼，乃成矾也。凡五种，其色各异，白矾、黄矾、绿矾、黑矾、绛矾也。时珍云：折而辨之，不止五种。白矾，方士谓之白君，出晋州者上，青州、吴中者次之。洁白者为雪矾，光明者为明矾，亦名云母矾；文如束针，状如粉扑者为波斯白矾，并入药为良。黑矾，铅矾也，出晋地❷，其状如黑泥者为昆仑矾；其状如赤石脂，有金星者为铁矾；其状如紫石英❸，引之成金线，画刀上，即紫赤色者，为波斯紫矾，并不入药饵，惟丹灶及疮家用之。绿矾、绛矾、黄矾，俱见本品条下。其杂色者，则有鸡屎矾、鸭屎矾、鸡毛矾、粥矾，皆下品，亦入外丹家用也。修事：凡使白矾石，贮瓷瓶内，置于火中，煅令内外通赤，钳揭起盖，旋安石蜂巢入内烧之。每十两，用巢六两，烧尽为度。取出放冷，研粉，以纸裹，安五❹寸深土坑中，一宿取用。又法：取光明如水晶，酸、咸、涩味俱全者，研作细粉。以瓷瓶，用六一泥固之，候泥干，入粉三升于瓶内，旋入五方草，及紫背天葵，各取汁一镒，俟汁干，盖瓶口，更泥封，上下用火百斤，煅之。从巳至未，去火取出，则色如银，研如轻粉用。时珍云：今人煅干谓之枯矾，不煅者为之生矾。入服食家法，用新桑合槃一具，于密室净地，以火烧地令热，洒水，或若流❺于上，乃布白矾于地上，以槃覆之，四面用灰壅定。俟一日夜，其石精皆飞于槃上，即扫取之。更如前法，凡数遍乃止，名曰矾精。若欲作水，即以扫下矾精一斤，纳三年苦酒一斗中，澄清之，号曰矾华，百日弥佳。若急用之，七日亦可。甘草为之使。恶牡蛎。畏麻黄。

参曰：矾石具五色味，《本经》品白为上，寒酸偏胜，涩其性，非味也。盖弱土之气，御于白天生白矾，是禀天一水，转坚金地矣。故一名羽涅。羽者，水之音；涅者，水中之具土者。固石显

❶ 风寒在子宫……攻之越十年亦乃字矣：此句原脱，据四库本、冷本补。

❷ 地：四库本作“州”。

❸ 英：诸本同，《纲目》此字后作“火”。

❹ 五：四库本此字后作“六”。

❺ 若流：诸本同，《纲目》作“洒苦酒”。

土地坚金之体相，熔则仍还水大润湿之本性耳。然则功能，不唯涩去脱，亦滑去着矣。故泄痢白沃者涩之；息肉疮蚀者滑之；若坚骨固齿，明目增年，及失音瘰疬，痰癖淡阴之疾，此以澄湛坚明为体用，对待染污晦浊为形证故也。

空　青

气味甘酸❶寒，无毒。主青盲，耳聋，明目，利九窍，通血脉，养精神，益肝气❷。久服轻身延年。

核曰：出益州山谷，及越嶲山，今蔚、兰、宣、梓诸州亦有。产上饶，似钟乳石，片片含紫色光彩者佳，次则蜀严道，及北代山者亦好。《玉洞要诀》云：空青受庚辛赤金之精，甲乙阴灵之气，多近名泉，久而含润。初从坎中出者，其内有水如浆，味颇甘酸，经久即干，如连珠，金星灿灿然。《庚辛玉册》云：多生金坎中，生生不已，故青为之丹。有如拳大，及卵形者，乃得空中，有浆如油，出铜坑者亦佳，止堪作画。又有石青、杨梅青，皆是一体，而质有精粗。点化以曾青为上，空青次之，杨梅青又次之。但圆实如珠者，不堪用也。修事：各随方制，酒浸醋拌，制过乃可变化。畏菟丝子。

绍隆王先生云：色青法木，故可入肝。功能明目，肝主开明于目故也。然瞳子神光，专司在肾，空青中空有浆，宛如骨中之髓，且金星灿灿然，象形从治，特易易耳。

参曰：空青黄赤金矿之精粹也。盖五行金位于西，黄为五金土，赤为五金火也。《造化指南》云：紫阳之气生绿，青阳之气生青，空青者，石绿之得道者也。黄帝云：青阳走上窍，盖肝窍目，故益肝，明目清盲，并利九窍也。通血脉者，诸脉皆属于目也；养精神者，心藏神，肾藏精，藉金木之交互，火水之合璧也。然则空青以功用诠名矣。

曾　青

气味酸，小寒，无毒。主目痛，止泪出，风痹，利关节，通九窍，破癥坚积聚。久服轻身不老。

核曰：出蜀中，及越嶲、蔚州、鄂州诸山谷。其山有铜，曾青生其阳。曾青者，铜之精也。色理颇类空青，累累如黄连相缀，又如蚯蚓屎而方棱，色深如波斯青黛，层层而生，叩之作金声者始真。《造化指南》云：空青多生金矿，曾青多生铜矿，乃石绿之得道者。禀东方之正色，修炼点化，与三黄齐躯❸。独孤滔云：曾青住火成膏，可结澒制砂，亦含金气所生也。须酒醋渍煮，乃有神化，若涂铁上，则色赤如铜。畏菟丝子。修事：勿用夹砂石，及有铜青者。每一两，取紫背天葵、甘草、青芝，用干湿各一镒，细锉，入瓷锅内，置青于中。用东流水二镒，缓火煮五昼夜，勿令水火失时，取出，更用东流水浴过，研乳如粉用。

参曰：曾，层也。其青从实而空，从空而层，然则曾出于空，曾为空之纯粹精也。曾亦可以为增矣。故功力曾益其空之所不能，不唯力走空窍，更主利关节，破癥坚积聚者，缘累结以为形而从治也。久服则实从空，空从层，身轻不老耳。

---

❶ 酸：诸本同，《本经》此字无。

❷ 益肝气：诸本同，《本经》此三字无。

❸ 躯：诸本同，《纲目》作“驱”。

阿 胶

气味甘平，无毒。主心腹内崩，劳极洒洒如疟状，腰腹痛，四肢酸疼，女子下血，安胎。久服轻身，益气。

核曰：东阿井，在山东兖州府阳谷县，东北六十里，即古之东阿县也。《水经注》云：东阿井大如轮，深六七丈，水性下趋，质清且重，岁常煮胶以贡。煮法：必取乌驴皮，刮净去毛，急流水中浸七日，入瓷锅内，渐增阿井水，煮三日夜则皮化，滤清再煮稠，贮盆中乃集尔。冬月易干，其色深绿，且明燥轻脆，味淡而甘，亦须陈久，方堪入药。设用牛皮，及黄胶，并杂他药者，慎不可用。修治：猪脂浸一夜，取出，柳木火上炙燥，研细。

参曰：取义在水，仍存[1]井名。胶者，已成之质也。一名傅致，如言傅会致使。会之始至也或云济水所注，盖济为楚，隐则伏流，显则正出，正出者涌出也。与阿水质之清重，性之下趋，似不相符，难考其所从来矣。驴力在胪。胪，腹前也。亦黑也，皮也。顾力在胪，色专者黑，精专者皮耳。缘水性之下趋，协皮革之外卫，藉火力以成土化，从下者上，从外者内矣。虽转甘平，仍含本有咸寒，故走血以主内崩，此卫不将营，营将安傅乎。乃至形脏失其濡润，遂成脏之五劳，形之六极，以及四肢经隧，或涸或污，酸且痛也。阴不足，则阳下陷。阳不足，则阴上乘。上乘下陷，故洒淅恶寒，辄复发热如疟状。下血即血崩，血濡则胎固，专言心腹腰腹者，驴力在胪故也。经云：阴者藏精而起亟，阳者卫外而为固，阿胶两得之矣。

缘水性之下趋，协皮革之外卫，藉火力以成土化。正所谓傅会致使，会之使至也。从下者上，指下趋之水，藉火力而上炎。从外者内，指外卫之皮革，藉火力而内向。外之合内，下之从上，中黄之位乎。

蜜 蜡

气味甘，微温，无毒。主下痢浓[2]血，补中，续绝伤金疮，益气，不饥，耐老。

核曰：蜡，蜜脾也。《埤雅》云：其房如脾，故谓之蜜脾。一名蜡蜂，蜡生于蜜，而天下之味莫甘于蜜，莫淡于蜡，旧说蜂之化蜜，必取匽猪之水，注之蜡房，而后蜜成，故谓之蜡。蜡者，蜜之蹠也。修事：取蜜后，缓火炼化，滤入水中，其色黄，俗名黄蜡。更用水煮化，以好绵纸折作数层，入冷水中蘸湿，遂贴蜡上，一吸即起，仍投冷水中，有蜡凝纸上者，即剥取之，再吸再剥，以尽为度。铺竹扁内，日中曝之，干则频洒以水，久之则色白如练，因名白蜡，非新白而久黄也。与虫造白蜡不同类。恶芫花、齐蛤。

参曰：蜜，密也。蜡，合也。蜡为蜜房，合密以成酝酿者也。味甘气温，居中色黄。对治胃不合密，遂痢脓血，更续金疮之不合密，肉理肌肤，胃府之所司尔。益气者，益胃土之气；补中者，补中央之胃，中央合密，故不饥，耐老。

蜡为蜜脾，裨助百芳以化蜜也。蜜甘而蜡淡，非厚彼而薄此，犹夫瓜甜而蒂苦，所以见中枢之别于本末内外也。月令定五行，作五味，归五脏，素问另出淡味为五味本。凡形脏不足者，各以其味以补之。倾颓者，专以淡味以维之。《本经》判味曰甘，此指着舌时，犹有蜜

---

[1] 存：四库本作“在”。
[2] 浓：诸本同，《本经》作“脓”。

味在，嚼之蜜味去，真味现矣。淡不厌，质可久，不饥耐老者以此。

桑螵蛸

出世人不肯作此用，世人亦无暇及此。

气味咸甘[1]平，无毒。主伤中，疝瘕，阴痿，益精生子。女子血闭，腰痛，通五淋，利小便水道。

核曰：桑螵蛸螳螂子也，深秋乳子作房，粘着桑枝上者，入药用。房长寸许，大如拇指，重重有隔房，每房有子如蛆卵，芒种节后，一齐都出。月令有云：螳螂生也，螳螂攘首奋臂，修颈大腹，两手四足，善缘而捷，以须代鼻，喜食人发，尤善捕蝉。《尔雅》云：不过螳螂，其子螵蛸，捕蝉而食，执木叶以自蔽，蝉将去而未飞，为之一前一却。《庄子》云：螳螂执翳而搏之，得见而忘其形，盖谓是也。敩云：凡使勿用杂树枝上生者，名曰素[2]螺。须觅桑枝东畔生者。采得，去核子，用沸浆水浸[3]七次，锅中熬干用。别作修事无效也。

先人云：房藏久远，一房百子，有肾之悭，得甲之体，候阴之物，输精之用者也。

参曰：桑螵蛸，即螳螂秋深产卵，连缀桑枝东畔者良。螵从票，蛸从肖，言劲疾轻举，肖类母性也。月令芒种螳螂生，盖是月升阴始起，杀虫应而生焉。不生是谓阴息，唯捕蝉时，有进退势，余只知进而已，当入厥阴，具厥阴体用者也。故主厥阴隐深之境，唯知厥退，为疝瘕阴痿，精涸血闭，五淋癃约，此不从升阴而起，反从降阴而息者。对待治之，倘阴杀自强，所当敛避，设不知却，欲仗怒臂以当车辙，恐亦不胜其任也。

---

❶ 甘：诸本同，《本经》此字无。

❷ 素：诸本同，《炮炙论》作“螺”。

❷ 浸：诸本同，《炮炙论》此字后作“淘”。

第四帙

钱唐后学卢之颐子繇父　核　参

神农本经中品一

玄　参

气味苦，微寒，无毒。主腹中寒热积聚，女子产乳余疾，补肾气，令人明目。

核曰：生河间川谷，及冤句，山阳近道亦有之。二月生苗，高四五尺，茎方而大，作节若竹，色紫赤，有细毛，叶生枝间，四四相值，形似芍药。七月开花，白色或茄花色，形似大蓟，花端丛刺，刺端有钩，最坚且利，八月结子黑色。一种茎方而细，色青紫，叶似脂麻对生，又似槐柳尖长，边有锯齿，七月开花青碧，八月结子黑褐，根都科生，一根五七枚，生时青白，干即紫黑，宜三八月采。修治：用蒲草重重相隔，入柳木甑，蒸两伏时，勿犯铜铁器，饵之噎人喉，丧人目。恶黄芪、干姜、山茱萸。反藜芦。

参曰：玄正子半，一阳将复之时也。非动非静，若显若匿，一点微芒，万钧之力；其味苦，已向乎阳，其气寒，未离乎阴，俨似少阴之枢象。参赞化育之元始，具备少阴之体用者也。主治功力，与芍药相似，芍则端倪已破，玄则酝藉幽微，故主寒热积聚之欲成坚凝闭密，与产乳余疾之已出未净。补肾气者，补肾气方萌之机兆，非补肾脏欲脏之形质。体用周备，则精华上注，故令目明。

冬三月，此谓闭藏，使志若伏，若匿，若有私意，若已有得，非水凝如石之肾气独沉矣。

又经云：冬三月，欲如运枢。

又云：阴者，藏精而起亟也。

水　苏

□❶用无体者，但可宣扬，具体具用者，复可宣摄。

茎叶实各有所专。

气味辛，微温，无毒。主下气，杀谷，除饮食❷，辟口臭，去邪毒，辟恶气。久服通神明，轻身耐老。

荏　子

气味辛温，无毒。主咳逆下气，温中，补体。叶主调中，去臭气❸。《别录》。

荠　苧

气味辛温，无毒。主冷气泄痢。生食，除胸❹中酸水。挼碎，傅蚁瘘。《藏器》。

核曰：水苏，即紫苏。一名卢苏，处处有之。喜生水旁，春二月皆以子种，或子着地间，次年自发。茎方叶圆，叶

---

❶ □：此处脱字。

❷ 杀谷，除饮食：诸本同，《本经》此句无。

❸ 咳逆下气……叶主调中，去臭气：诸本同，《纲目》引《别录》作“下气，除寒温中”。

❹ 胸：诸本同，《证类》作“胃”。

端有尖，边作锯齿，肥地者，叶面背俱色紫，瘠地者，仅背紫面青。七八月开花红紫色，成穗作房，结实如芥子，臭香色褐，碎之绞液作油，甚甘美也。若叶面背色白者，即荏子，子不甚香，而叶转辛。若叶面背青白者，即荠苧，叶上有毛而气臭，五月采叶，七月采茎，九月采实，各取得气之全。今市肆茎叶，多霜后采取，此已藁之本，气味俱失，不宜用也。别录另立苏，及白苏两条；苏即水苏，白苏即荏子，又有鱼苏、鸡苏二种。鱼苏，即荏子同类，一名虘❶苏，状似茵陈，叶大而香。吴人用煮鱼食，因名鱼苏。鸡苏，一名回回苏，茎叶俱紫，叶边锯齿极细密，叶面交纽若剪绒状，宛似鸡冠，因名鸡苏。王祯云：即水苏之异形，故主疗诸疾亦相同也。

先人云：诸苏同一种类，但有家莳野生，及色香气味之殊。故主治功力，似异而同也。皆宜于水，质都柔润，虽色香气味，稍分厚薄，而辛❷温芳烈则一，当以本经水苏为正。顾苏之有荏有荠，若术之有苍有白，何须另立门户。

参曰：此以功用诠名，水取坎刚，以荡活泼之体。苏则震虩，以舒阳和之用。更详色香气味，体性生成，致新推陈之宣剂轻剂也。故主气下者，可使之宣发，气上者，可使之宣摄，并可开发上焦，宣五谷味，熏肤充身泽毛若雾露之溉，故谷亦杀，毒亦去，臭恶亦辟，神明可通，轻身耐老矣。《别录》用治吐血，衄血，及血崩，此气不宣发宣摄，以气如橐籥，血如波澜，所谓欲治其血，先调其气。若胃络脉绝，致血衄崩溃者，更相宜也。叶则偏于宣散，茎则偏于宣通，子则兼而有之，而性稍缓。《别录》又出荏子，《藏器》又出荠苧。荏即水苏之色白者，易于入肺，以肺之经气，起于中焦，上隔属肺，乃能布气四达故也。荠即水苏之色青者，易于入肝，以肝之经气，终于中焦，中焦食气，乃能散精于肝故也。如泄痢酸水，正食气不得散精于肝，致气冷瘘厥，遂成五饮，变生种种形证耳。

水苏独为中焦主，故可宣扬，复可宣摄；荏子独为上焦主，为经气之始；荠苧独为下焦主，为经气之终。而三苏之扬摄，又莫不繇中焦，次第以为分属者。然水苏枢之属，荏子开之属，荠苧阖之属矣。

假　苏

界域相连，依真傍假呼卢，应六性相近也。

气味辛温，无毒。主寒热鼠瘘，瘰疬，生疮，破结聚气，下瘀血，除湿疸❸。

核曰：假苏，即荆芥。窃似卢苏，原属野生，今为俗用，遂多种莳。二月布子生苗，方茎细叶，似落篱而细；八月开小花，作穗成房，房如水苏，内有细子似葶苈，色黄赤，连穗收用。

参曰：假者苏之，故名假苏。如假寒热为鼠瘘，为瘰疬；假气为结，为聚；假血为瘀；假湿为疸；假伪非真者，苏苏震行，缓散自释矣。别名疆莽、荆芥。疆画界分，荆方芥辛❹也。言能画疆界，殊方域，悉新以辛也。

麻　黄

纤细虚中，宛如毛孔。故可对待满实之毛孔。

---

❶ 虘：四库本作“薜”。
❷ 辛：四库本作“卒”。
❸ 疸：诸本同，《本经》作“痹”。
❹ 辛：四库本作“卒”。

合葛根石膏麻黄三种，则知仲景处房大局。仲景立方祖，三种为诸方始也。

气味苦温，无毒。主中风，伤寒，头痛，温疟，发表汗出❶，去邪热气，止咳逆上气，除寒热，破癥坚积聚。

核曰：出荥阳、中牟、汴京者为胜。所在之处，冬不积雪。二月生苗，纤细劲直，外黄内赤，中虚作节如竹；四月梢头开黄色花，结实如百合瓣而紧小，又似皂荚子而味甜；根色紫赤，有雌雄两种，雌者开花结实。修治：去根及节，煮十多沸，掠去白沫，恐令人烦❷。厚朴、白薇为之使。恶辛夷、石韦。

参曰：表黄里赤，中虚象离，生不受雪，合辅心王，宣扬火令者也。主治寒风温疟，标见头痛之标经，侵淫部署之首，形层之皮，致毛孔满实，逆开反阖者，宣火政令，扬液为汗而张大之，八万四千毛孔，莫不从令，而去邪热气矣。但热非病反其本，得标之病，即寒风暴虐之气，使人毛孔毕直，皮肤闭而为热，劲切之性，仍未反乎本气之寒也。咳逆上气者，毛孔满闭，则不能布气从开，故上逆而咳。癥坚积聚者，假气成形，则不能转阖从开，故积坚而癥。盖不独本性不迁，即本气犹未变易，故仍可转入为出，易冬为春，否则妄汗亡液，败乱心王矣。

葛　根

气味甘辛❸平，无毒。主消渴，身大热，呕吐，诸痹，起阴气，解诸毒。

核曰：鹿食九草，此其一也。出闽、广、江、浙，所在有之。有野生，有家种。春生苗，引藤延蔓，长二三丈，取治絺绤，各以地土之宜，以别精粗美恶耳。叶有三尖，似枫叶而长，色青翠，七月开花成穗，累累相缀，紫粉色，似豌豆花，结实似小黄豆，荚上有毛，荚中之子，绿色而扁，似盐梅核，生嚼腥气，即本经所谓葛谷也。根大如臂，外紫内白，长八九尺，以入土最深者良。五月五日，采根曝干，杀野葛、巴豆、百药毒。

先人云：外阳内阴，有三阴渐长，化炎热为清凉之象。

参曰：读本经主治，合仲景葛根汤法，此从阳明中治之气化药也。谓阳明之上，燥化主之，不从本气之四气，标阳之二阳，从乎中见太阴之湿化者，如消渴身大热，及阖逆，或热逆之呕吐，与邪郁，或热郁之诸毒，此正中见之阴气勿起，致令阳明之上，燥涸殆甚。葛藤延蔓显明，葛根阴润在中。具备阳明上中下之全体者，无出其右。故能从乎中治，以撤诸痹，痹撤则中见上下，各各从令，此以化合化，亦以化逆化也。假以治本，偏于风盛，以风木必动脾土之湿化，使脾土运行，风斯息矣。亦不必另配甲己，方始化合，亦不必转生子金，以复母仇，即本有辛味可作甲，兼甘可作己，湿化亦己，形似肌腠亦己也。白色可作金，味辛亦金，腥臭亦金，藤络坚劲亦金也。假以治标，偏于二阳，二阳即阳明也。论部署，己深入首太阳之次阳明，论形层，己深入一肤二皮❹之肌分，若邪停太阳之部署，亦必太阳之阳明，若邪停太阳之形层，亦必太阳之肌分，即正阳阳明，亦属外证延蔓之邪，非内证坚凝之实，但体性阴润，或寒本

---

❶ 汗出：诸本同，《本经》作“出汗”。

❷ 烦：诸本同，《纲目》引弘景此字后作“根节能止汗故也”。

❸ 辛：诸本同，《本经》此字无。

❹ 一肤二皮：四库本作“一皮二肤”。

湿本主气，及寒化标阴专令者，所当避忌，或邪在部署之首，而非风木本盛，或邪在形层之肤，未成转热之势，未有不致寇至者。世人不但目为轻浅，且以之从治严寒，恐非所宜也。

本经痹字，与风寒湿相合之痹不同，如消渴身热呕吐，及阴气不起，与诸毒皆痹也，故云诸痹。

显明即阳明，在中即中见。

化合化者，中见之湿化，在上之燥化也。

竹 叶

北户录贞五年，番禺有海户犯盗禁，避罪罗浮山，入至第十三岭，遇巨竹百丈，围二十一尺，有二十九，节长二丈，海户因破之为筏，后献于刺史李复陆可为图而记之。

观其节候，则策数刻，定无盈亏。

青白之交曰茹，可称部署之少阳分形层之层，胁所□❶。

通中有节，界节似经，顾如环无端者奇之，八偶之十二可默会矣。

合天之文并合地之理矣，阴阳者数之可十，推之可百，数之可千，推之可万，天地之阴阳不以数推，以象之谓也。

每见种竹人，三岁者尽删之，并锄前根之老夙者，此唯更历六期之半，超出一元之外。

气味苦平，无毒。主咳逆上气，血❷溢，筋急，恶疡，杀小虫。根作汤，益气，止渴，补虚，下气；实，通神明，轻身，益气。

核曰：土中苞笋，各以时出，旬日落箨成竹也。茎有节，节有枝，枝有节，节有叶。叶必三之，枝必两之。枝❸下之枝，一为雄，二为雌，雌者孕笋成竹。根鞭喜行东南，六十年一花，花实则枯。枯曰箹，实曰簑，小曰篠❹，大曰簜。按戴凯之竹谱云：植物之中，有名曰竹，不刚不柔，非草非木，小异实虚，大同节目，盖种类六十有一焉。今略考之，亦不止此。曰籦笼竹，黄帝使伶伦伐之于昆仑之墟，吹以应律者；曰员丘帝俊竹，节可为船；曰䉎竹，薄肌而劲；曰篁竹，坚而促节；曰棘竹，生交州诸郡，丛生，有十数茎，大者二尺围，肉至厚，实中，夷人破以为弓，其笋食之，落人须发，一名笆竹；曰箪竹，大者如腓，虚细长爽，南人取其笋，未及竹者，灰煮，绩以为布；曰弓竹，出东垂诸山中，长数十丈，既长且软，不能自立。薛翊异物志云：斑驳如玳瑁，曰苏麻竹，一名沙麻竹，长数丈，叶大如履，竹中可爱者，可以为弓，五岭左右遍有之。曰箖箊竹，叶薄而广，吴都赋所谓竹则筼筜箖箊，即越女试剑竹是也，桃枝，是其中最细者。曰等竹，生昆仑之北南岳之山，长千丈，断节为大船；曰般肠竹，生东郡，缘海诸山中，其形未详；曰服伤竹，大者五六寸，其中实满，曰拏摩竹，桂广皆植，大若茶碗，竹厚而空小，一人正擎一竿，见《岭表录》；曰箸竹，长三丈许，围数寸，至坚利，土人以为矛，可作弹弓弦，其笋未成竹时，堪为纠，又名史叶竹，又名篻竹；曰百叶竹，生南垂界，甚有毒，伤人必死，一枝百叶，因为名，一名篣竹；曰䌛䉎竹，为物丛生，见《吴郡❺赋》；曰節竹，一丰二种，至似苦竹而细软肌薄；曰盖竹，亦大，肌薄色白，生江南深谷山；曰简篑竹，竹节疏而笋可食；曰䈵筒竹，见《吴都赋》，笋可食；曰鸡胫竹，似胫，大者不过如指，疏叶黄皮；曰籚竹，似芦，出扬州东垂，肌理匀净，可以为簏；

---

❶ □：此处脱字。

❷ 血：诸本同，《本经》无。

❸ 枝：诸本同，《纲目》作“根”。

❹ 篠：诸本同，《纲目》作“筱”。

❺ 郡：四库本作“都”。

曰箭竹，高者不过一丈，节间三尺，坚劲中矢，箘簬二竹，亦皆中矢；篃竹，一尺数节，叶大如扇，俗谓之箯笴，可以作篷，亦可作矢；彗筱竹，中帚；细竹，若箭竹可作箭；莽竹，疏节；邻竹，坚中；簢竹，中空；仲竹，无笎俱见《尔雅》；种龙竹、欉竹，见广志；桃枝竹，皮滑而黄，可以为席；簹竹，实厚脆，孔小，几于实中，安成以南有之；又桃竹，江心磻石上出，可为杖，竹谱云：竹皆中空，此竹独实如木；利竹，蔓生若藤，实中而坚韧；汉竹，大者一节受一斛，小者受数斗；菡筌竹，大如脚指，笋皮未落，往往有细虫啮之，篺陨成赤文，似绣画可爱；木竹，出灵隐山，中坚，亦通节脉；菰築竹，生于海南，内实外泽，晋竹，吴王赐越，见《吴越春秋》；永嘉大罗山，有龙牙竹，其竹长四五尺，稀节，人取，必有大风雨雷电，人下山则止；齐民要术，箣竹，笋无味；《杜台卿淮赋》，有槟榔竹；身毒国，出筇竹，可为杖，一名狭竹，张骞西至大宛所得，见《汉书》，一名艻竹，《广志》，新州石城陕隘，宋绍兴中，州守黄济，植艻竹，围绕之，竹有刺，芒棘华然，一豚不能入；涩勒竹，有芒，可以锉爪，见《老学庵笔记》；繇梧竹，长三四丈，围一尺八九寸，可作屋柱，出交阯，见《南方草木状》；茸竹，头有文，文见《字林》；狗竹，毛在竹间，见《临海异物志》；无筋竹，色如黄金，坚贞疏节，出岭南，见《竺法真罗山疏》；石麻竹，劲利可为刀，见《裴渊广州记》；苞竹，堪作布，见《顾微广州记》；实心竹，文彩斑驳，可为器物；又垂丝竹，枝弱下垂，见《云南记》；咸都有对青竹，黄而沟青，浙亦有之，惟会稽颇多，呼为黄金间碧；玉竹，见《养痾漫志》；护居竹，见《无锡县志》；簼竹，如苦竹，长节而薄，可作屋椽；蔓竹，青皮，内白如雪，软韧可为索；三棱竹，状若棕榈，叶茎柄三脊；射竹，可为箭；峡州玉泉，鬼谷子洞前竹，竹叶有文成符，叶叶不同，佩之可以避患，见《宋陈日华琐碎录》；有匾竹，出庐山，释惠远，能役使鬼神，善辟蛇，行者常持此竹，笋出亦匾；建安篔筜竹，一名箪竹，节中有人，长尺许，头足皆具，大者中甑，笋亦中射，见《异苑》；雷州有电斑竹，见《地理志》；相迷竹，内空生黄，堪作丸；镛竹，内空，容三升米，亦生黄，俱出广州；新妇竹，出武林，竹圆，直可作篦；高潘州有疏节竹，五六尺一节。通志，竹之良者有篁竹，又溱州通竹，直上无节，空心，见《北户录》；桂阳县出筌竹，大者围二尺；又交趾有簼[1]竹，实中有毒，以刺虎，中之则死，见《山海经注》；辰州有龙丝竹，高盈尺，细如针，江湖中一种野竹，其叶纠结如虫状，名虾蛸竹，见《语异录》；当涂县慈姥山，有箫管竹，圆致异于他处，篁坚而促节，皮白如霜粉；蜀嘉定，产月竹，每月生笋；汉阳出簌箨竹，南方草木状；扶南有云母竹，一节为船；《山海经》舜林竹，一节可为船；罗阳竹，若芭蕉；黎母竹，每丈一节；临贺竹，其大十抱；人面竹，有节，一覆一仰，如画人面；广西出雪竹，斑极大，红而有晕；蜀涪州有相思竹，对抽并胤；篾篣竹，异物志，南方思劳国所产，可砺指甲，李商隐射鱼曲篾篣弩箭磨青石，绣额蛮渠三虎力，字又作涩勒，东坡诗倦看涩勒暗蛮村；合欢竹，出南岳下渚州，安思县

[1] 簼：四库本作“簗”。

多苦竹，有青白紫黄四色；浙中有天亲竹，末皆两歧；成都府彭县，大隋山，生竹若龙头，俗呼龙头竹；九嶷山有双梢竹，初生枝叶即分两梢，亦名合欢竹、荻芦竹，冬天不凋，其竹似芦荻；鹤膝竹，节下大小似苦竹，闽中人呼为槌竹；石笠竹，生闽中，竹似石竹而小；古散竹，节似马鞭，叶似桐树而小，皮似棕榈；箖竹，出襄州卧龙山，诸葛亮祠中，长百尺，只梢上有叶，《雪峰语录》，雪峰为刹，与经蒋诸山相甲乙，冈峦百里间，有篾竹；玄倭国有篠干竹；少室山有爨器竹；又《豀广志》，永昌有汉竹，围三尺余，大者，一节受一斛；《神异经》，南方荒中，有涕竹，长百丈，围二丈五六尺，厚八九寸，可以为船；有筛竹，一名太极竹，可以为船；占城国，出观音竹，如藤，长丈八尺许，色黑如铁；会稽县有公孙竹，高不盈尺；越州产越王竹，状若荻枝，可代酒筹。次有沙箸竹，欲采者，轻步从之，闻人声，则缩入沙中；罗浮山有龙公竹，大径七尺，常有凤凰栖宿；增城县，倪山，产娑罗竹，围三四尺，性坚，可为弓；篷山有浮筠竹，叶青；梧竹，可作屋柱；奉化新岭山生竹，高仅五寸，叶皆白色；清江县瑞筠山有竹，色如烂银；齐民要术，羌竹，黑皮，竹汗有文，茎紫，子如大珠。郭璞云：桂竹出始兴，小桂县，上合防露，下疏来风，每日出罗纨金翠，望若花开；山经云山有桂竹，甚毒，伤人必死，一曰状如甘竹而皮赤；方竹，见《宁波志》，葛仙植于定海灵峰者；《益部方物志》，有方竹赞，《笋谱方》竹出澧州、西游川、铁冶辰山之阳，《北户录》澄州产方竹，体如削成，劲挺，堪为杖，隔州亦出，大者数丈；又黑竹，出西山，长二尺许，如指大，纯墨色，叶玄碧，见《文太史墨竹铭》，蕲水县，凤栖山下，有王羲之洗笔池，崖边小竹，俱成墨色；《笋谱》，道州泷中多丹竹，每节一丈，或八尺，茎不大，袅袅摇空，粉节，上似有丹色；《竹谱》，宜都县，飞鱼口，有红竹，大者不过寸许，鲜明可爱；黔阳县亦❶竹冈，冈垄纠盘，丛生赤竹；《云窗杂志》，凝波竹，出区吴山，紫枝绿叶，花如石榴，实如莲子，服之体轻，赵飞燕舞于掌上，服此实也；《旸谷漫录》，张堂云：同邑安福西乡，周俊叔家，有十二时竹，绕节凸生子丑寅卯十二辰字，点画可数；《清异录》，荆南判官刘或，弃官秦陇，箧中收大竹十余颗，每有客，则斫取少许煎饮，其辛香如鸡舌，人坚叩其名，谓之丁香竹，非中国所产也；《睽车志》，绍兴中，四明有巨商泛海，阻风，抵一山下，因攀蹑而登绝顶，有梵宫焉，窗外竹数个，枝叶如丹，商坚求一二竿，截之为杖，每以刀锲削，辄随刃有光，心异之，至一国，有老叟曰：君亲至补❷陀落伽山，此观音坐后，旃檀林紫竹也，商惊悔，取削弃余札宝藏之，有久病无药可愈者，煎汤饮之即愈。又有似竹而异名者曰棟，曰棕，盖别类也；品类虽繁，入药宜用箽竹，次用淡苦二种，又有一种薄壳者，曰甘竹，其叶最良。

先人博议云：易生易长，虚中有节，性质疏畅，映茈幽独，岁寒不凋，春荥自若，真隐君子，真林下友。

又云：秋深引根，冬半孕笋，然以偶生，略分先后发也。春分出十成竹，枝必偶，叶必三，空中直上，具木中有火之象。故笋可发疮，沥通经脉，茹主

❶ 亦：四库本作“赤”。
❷ 补：四库本作“溥”。

呕哕，叶清烦热，皆透达木火之所不及者也。

又云：去外皮一重，取青白之交曰茹，此竹气通上彻下，透表及里之所，用之可通上下，而使气清，达表里，而不致骤急者也。

又云：直达中空，抽水土之力迅捷，沥即竹中之水，顾理文如腠，而界节似经，则通中之节，固非往而不返者矣。如病久渴，即节而不通；心烦，为通而不节；竹沥之力，通节交互，故渴可解，而烦可息。但竹沥行中有节，直达之力居多，须佐以姜汁，便可横遍，且得尽木火之体用也。

参曰：竹者，物之有筋节者也。故筋节字皆从竹，又竹从两个，枝必二，叶必三，即火二木三之象也。性喜东南，故九河鲜有，以卦推之，《尔雅翼》云：巽为竹。易系云：震为篬筤竹，篬筤，幼竹也。可见方以类聚矣。茎有节，节有枝，枝必三枝复有节，若三候成节也。故主候失符节，致令气逆气溢，或若霜露不下，则菀藁不荣，致令筋急焦渴也。实通神明，轻身益气者，竹六十岁始花，穷历支干变化故也。客曰：吾见竹叶一岁成，二岁茂，三岁密，至四岁则细，五岁疏，六岁瘁矣。未见有至六十岁而花者。颐曰：古人盖指疏理得宜，根历一元而言，不但举一茎之荣枯已也。客曰：竹节生时已具，安见其与四时合耶。颐曰：冬半而孕，春半而生，夏半而代叶，秋半而引根，四气历然，非独以出土之时为生也。

《述异记》云：卫有淇园出竹，在淇水之上。《埤雅传》云：淇园箘簬，下淇园之竹以为楗，伐淇园之竹以为矢，淇园，殷纣竹箭园也。盖淇之产竹，土地所宜，故风人以此美卫武之德也。

谢庄云：直而不介，弱而不亏，香臬人圃，箫瑟云岩，推名楚潭，美质良池。

江逌云：有嘉生之美竹，挺纯姿于自然，含虚中而象道，体圆质而仪天，托宗爽垲，列族圃田。

刘宽夫云：坚可以配松柏，劲可以凌霜雪，密可以泊晴烟，疏可以漏梢月，婵娟可玩，劲拔不回，擅娈风生，韵合宫徵。

白居易云：竹似肾，何哉？竹本固，固以树德，君子见其本，则思善建不拔者。竹性直，直以立身，君子见其性，则思中立不倚者。竹性空，空以体道，君子见其思则思应用虚受者。竹节贞，贞以立志，君子见其节，则思砥砺名行夷险一致者。夫如是故君子多树之为庭实焉。竹，植物也。于人何有哉？以其有似于贤，而人犹爱惜之封植之。竹其真贤者乎，然则竹之于草木，犹贤之于众庶。竹不能自异，惟人异之，贤不能自异，惟用贤者异之。故作记以闻于今日用贤者云。

阳明子云：竹有君子之道四焉，中虚而静，通而有间，有君子之德，外节而直，贯四时而柯叶无所改。有君子之操，应蛰而出，遇伏而隐，雨雪晦明无所不宜。有君子之时，清风时至，玉磬珊然。中采齐而协肆夏，揖逊俯仰，若洙泗群贤之交集风止籁静，挺然独立，不挠不屈，恍虞廷群后，端冕正笏，而列于堂陛之侧，有君子之容，竹有是四者，而以君子名，不愧于其名。

桃核仁[1]

气味苦平，无毒。主瘀血，血闭，癥瘕，邪气[2]，杀小虫。花，杀疰[3]恶鬼，令人好颜色。桃枭，气微温，主杀百鬼精物。桃毛，主[4]下血瘕，寒热积

---

[1] 桃核仁：此药诸本皆作“中品”，《本经》作“下品”。

[2] 癥瘕，邪气：诸本同，《本经》作“瘕邪”。

[3] 疰：诸本同，《本经》作“注”。

[4] 主：诸本同，《纲目》此字后作“破血闭”。

聚，无子❶。𧒂，辟❷邪恶不祥。

核曰：桃品甚多，华艳称最，不培而蕃，且早结实，世遂以凡品目之。然有黄者、绛色垂丝者、龙鳞者、饼子者、牡丹者，亦凡中之异矣。若汉上林苑之缃桃、紫纹桃、金城桃、霜桃，常山所献巨核桃，凌霜花灼，后暑实蕡，是又仙凡迥别，不可得也。惟山中毛桃，即尔雅所谓褫桃者，小而多毛，其仁充满多脂，可入药用。修事：去皮，用白术、乌豆，于坩锅中，煮二伏时，漉出，劈开，中心黄如金色，乃用。

《埤雅》云：桃，有花之盛者，其性早花。又花于仲春，故周南以典女之年时恰当。桃生三岁即花果，故首虽已白，其花子之利可待也。周南取少桃以兴，所谓桃之夭夭是也。首章曰：灼灼其华者，言其花之红而丽也。言女以盛时而嫁也。二章曰：有蕡其实，蕡大貌，盖桃性更七八年便老，老则子细，此言少桃也。言非但华色，又嫁而有子，夫妇之道成焉。三章曰：其叶蓁蓁，蓁蓁盛也。言能成其家，又以茈其所类也。且桃性花叶齐生，至于有蕡其实，然后其叶蓁蓁，盖其序如此。

张正见赋曰：万株成锦，千林如翼，苔画波文，花然树色，发秦源而逸气，飘汉绶而芳流，譬兰缸之夜炷，似明镜之朝妆。

皮日休赋曰：厥花伊何，其美实多；台隶众芳，缘饰阳和；开破嫩萼，压低柔柯；其色则不淡不深，若素练轻茜，玉颜半酡，若夫美景妍时，春含晓滋；密如不干，繁若无枝；妦妦婉婉，夭夭怡怡，或俯者若想，或闲者如痴，或向者若步，或倚者如疲，或温香而可薰，或婑媠而莫持，或幽柔而傍午，或扯冶而倒披，或翘矣如望，或凝然若思，或奕偞以作态，或窈窕而骋姿。日将明兮似喜，天将惨兮若悲，近榆钱兮妆翠靥，映杨柳兮颦翠眉。轻红拖裳，动则袅香，宛若郑袖初见吴王，夜凉皎洁，哄然秀发。又若嫦娥欲奔明月，蝶散蜂寂，当闺脉脉。又若妲己未闻裂帛，或开故楚，艳艳春曙。又若息妫含情不语，或临金塘，或交绮井。又若西子浣纱见影，玉露耿浥，妖红坠湿。又若骊姬将谮而泣，或在水滨，或临江浦。又若神女见郑交甫，或临广筵，或当高会。又若韩娥将歌敛态，微动轻风，婆娑暖红。又若飞燕舞于掌中，半沾斜吹，或动或止。又若文姬将赋而思，丰茸旖旎，互立递倚。又若丽华侍宴初醉，狂风猛雨，一阵红去。又若褒姒初试戎虏，满地春色，阶前砌侧。又若戚姬死于鞠域，花品之中，此花最异。其花可以畅君之心目，其实可以充君之口腹。匪乎兹花，他则碌碌。

先人云：术以劝之，豆以培之，火以变之。色黄，则气淳矣。

参曰：桃为肺果，五木之金也；金气清肃，故伏邪气，去三虫，除不祥。实干木上曰枭，主杀百鬼精物，以悬实木上，故曰枭也。茎叶毛、𧒂，皆可去邪，生阳所以异于死阴也。其华令好色，荣于花，优于色故也。《埤雅》云：桃生三岁，便放花实，故周南曰夭桃蕡实也。仁主下瘀血血闭，癥瘕邪气者。桃，肺果，精专尤在仁，故司肺气，为营血之师帅，则留者行，行者留矣。故《千金方》以桃仁烧灰，酒调服方寸匕，止崩中漏下。然则血之不行不濡，即气之不决不运。气如橐龠，血如波澜故也。桃毛功力似胜，肺主皮毛，入肺更相亲尔。

世但知主留者行，不知主行者留。非留行，安能好色有子，非行留，安能去瘀逐闭。然则色之不好，子之无有，亦即瘀闭之为咎乎。

杏核仁❸

自下而上曰竖穷，从内而外曰横遍。

---

❶ 子：诸本同，《纲目》此字后作“带下诸疾”。

❷ 辟：诸本同，《本经》作“杀鬼”。

❸ 杏核仁：此药诸本皆作“中品”，《本经》作“下品”。

气味甘苦❶温，有小毒。主咳逆上气，雷鸣，喉痹，下气，产乳，金疮，寒心，奔❷豚。

核曰：诸杏叶皆圆而端有尖，二三月开淡红色花，妖娆艳丽，比桃花伯仲间，亦可爱也。故骚人咏物，与梅并言，则曰梅杏，盖取其叶之似也。与桃并言，则曰桃杏，盖取其花之近也。有叶多者，黄花者，千瓣者。单瓣者结实，实甘而沙曰沙杏，黄而酢曰梅杏，青而黄曰柰杏。金杏大如梨，黄如橘。《西京杂记载》：蓬莱杏花五色。北方有肉杏，赤大而扁曰金刚拳。有曰杏熟时色青白，入药宜山杏，收取仁用。修治：以沸汤浸去皮尖，每斤用白火石一斤，黑豆三合，以东流水同煮，从巳至午，漉出，劈开如金色，晒干乃用。得火良。恶黄芩、黄芪、葛根。畏蘘草。

参曰：枝叶花实皆赤，肉理络脉如营，气味苦温，诚心之果，具心之体与用者。仁则包蕴全体，窦发端倪，枢机颇锐，偏心之用与气者。咳逆上气，雷鸣喉痹，寒心奔豚，此一唯从升，不能从出，正回则不转矣。杏仁窦发横遍之机，使竖穷者，随玉衡以为旋转，正神转不回，乃得其机矣。咳逆上气，息若雷鸣，以及喉痹，谓心之火用不及亦可；谓客淫外束亦可；谓客淫外束，致心之火用不及亦可；谓心之火用不及，致客淫外束亦可；寒心奔豚，谓心之火体不及亦可；谓心之火用不及亦可；谓心之火用不及，致心之火体不及亦可；谓心之火体不及，致心之火用不及亦可；盖火爰物以显用，即用以显体故也。奔豚者肾之积，上逆奔心，缘火位之下，水气承之，火不及，则承乃亢，亢则害矣。与妄汗致承者不同类，妄汗则出有余，此则升太过。下气者，转竖穷为横遍，下非降也，降则涉金，非火令矣。产乳固属甲拆，而解孚全仗横遍，横遍始甲拆耳。金刃成疮，此肉理断绝，络脉不营，杏以脉胜，仍续其绝，络其营，心主脉，心主包络故尔。

欲尽物性，先察物情。如桃为肺果，肺主毛，桃有毛，专精于毛矣。杏与心果，心主脉，杏有脉，专精于脉矣。顾精之所专，即情之所钟，情之所钟，即性之所生。人苦不知性耳，能尽一物之性，即能达万物之情。欲尽一物之性者，亦若物性之精有所专，靡不见性矣。

发　髲❸

气味苦温，无毒。主五癃，关格不通，利小便水道，疗小儿惊❹，大人痓❺，仍自还神化。

核曰：发髲，剪剃下发也。梳栉❻而下者，乃乱发耳。修事：取男子年近二十岁以上，无疾患，及颜貌红白者，从顶心剪下。苦参水浸一宿，入瓶子内，用火煅赤，俟冷，研用；一法用水煮七日夜，取汁熬膏者弥佳。

先人云：发如血脉，不溃不泄，原从精生。又复色黑，具上生之体，多润下之力。故可收起亟之阴妄奔，定淫畏之神飞越也。

参曰：肾藏精，其荣在发。心主血，发乃血之余也。从生阳首，而复倒垂，则炎上之用，即润下之体。所谓阳在外，阴之使也；阴在内，阳之守也。故主阳失内守而致阳关，阴失外使而致阴格。

---

❶ 苦：诸本同，《本经》此字无。
❷ 奔：诸本同，《本经》作“賁”。
❸ 发髲：此药诸本皆作“中品”，《本经》作“下品”。
❹ 惊：诸本同，《本经》作“痫”。
❺ 痓：诸本同，《纲目》作“痉”。
❻ 梳栉：诸本同，《纲目》作“栉梳”。

与玄府闭而致州都癃，交通不表而致惊与痉也。本自神化之余荣，仍自还余荣为神化耳。

犀角

气味苦酸咸[1]寒，无毒。主百毒，蛊疰，邪毒[2]，瘴气。杀钩吻、鸩羽、蛇毒。除邪[3]，不迷惑魇寐。久服轻身。

核曰：出永昌山谷，及益州。永昌，滇南也。今出武陵、交州、宁州诸远山。黔、蜀者次之；海南[4]者为上。状似[5]牛，猪首、大腹、卑脚[6]三蹄，前脚直而无膝，依木为息，木倒则仆，不易起也。舌有刺，喜啖竹木棘，及毒物。饮则浊水，不欲自见其影也。皮孔三毛如豕，有一角、二角、三角者。一在顶上，一在额上，一在鼻上。鼻上者，食角也，一名奴角，小而不堕[7]。顶额者，每岁一退，自埋山中，土人潜易之。二角者，鼻角长而额角短。一角者，有鼻无额，有额无鼻。鼻角者，胡帽犀；额角者，兕犀也。兕即犀之牸，牸，牝也。牝毛色青，皮坚可以为铠。又有毛犀二角，即旄牛，所谓牯犀。又有水犀，出入水中，最为难得，皮中有珠甲，山犀无之。《异物志》云：东海水中有犀焉，乐闻丝竹，彼人动乐，则出而听之。然犀之优劣，观角纹之粗细通塞以为差等。纹如鱼子形者，谓之粟纹；纹中有眼者，谓之粟眼；黑中有黄花者，谓之正透；黄中有黑花者，谓之倒透；花中复有花者，谓之重透。又纹有倒插者，一半以下通；有正插者，一半以上通；有腰股[8]插者，中断不通；并名通犀。有通天者，自下彻上咸通也。又有通天犀角；上有一白缕，直上至端，夜露不濡，入药至神验。汉书骇鸡犀，置米饲鸡，皆惊骇不敢啄；置屋上，乌鸟不敢集。犀中最大者，堕罗犀，一株重七八斤，云是牯犀额角，其花多作撒豆斑色。夜视有光者，日夜明犀，通神开水，禽兽见之皆惊，乃绝品也。又有理文盘结，作百物形者，亦上品。又有花如椒豆斑者次之。乌犀纯黑无花者，为下品。兕角理文细腻，斑白分明，不可入药。牯角纹大，牸角纹细也。修治：勿用奴犀、牸犀、病水犀、挛子犀、无润犀。唯取[9]肌皱、拆[10]裂光润者，锉屑，入臼杵细，研万匝乃用。李珣云：凡犀角锯成，当以薄纸，裹置怀中蒸燥，乘热捣之，应手如粉。故《归田录》云：翡翠销[11]金，人气粉犀，此亦异也。松脂为之使。恶雷丸、雚菌。忌盐。娠妇勿服，能消胎气。

参曰：角生顶额鼻端，为脑之余，髓之余也。亦似筋余之甲，血余之发。甲固宛然，纹亦俨若束发如也。《山海经》云：南方兽之美者，有梁山之犀焉，似得火化之正令者也。饮则污浊，清之也；食则毒棘，消之也。故曰犀利。《开宝纪事[12]》云：辟暑犀，色如玉，溽暑时，清气逼人。《白孔六帖[13]》云：辟寒

---

[1] 酸咸：诸本同，《本经》此二字无。
[2] 毒：诸本同，《本经》作“鬼”。
[3] 邪：诸本同，《本经》此字无。
[4] 海南：诸本同，《本草图经》作“南海”。
[5] 似：诸本同，《本草图经》此字后作“水”。
[6] 脚：诸本同，《本草图经》此字后作“似象，有”。
[7] 堕：诸本同，《证类》作“椭”。
[8] 股：诸本同，《本草图经》作“鼓”。
[9] 取：诸本同，《炮炙论》此字后作“乌黑”。
[10] 拆：四库本作“折”，《证类》作“坼”。
[11] 销：诸本同，《纲目》引李珣曰作“屑”。
[12] 开宝纪事：诸本同，《纲目》作“白孔六帖”。
[13] 白孔六帖：诸本同，《纲目》作“开元遗事”。

犀，色如金，严寒时，暖气袭人。《岭表录异》云：辟尘犀，佩之尘不近身。《杜阳编》云：蠲忿犀，蠲去忿怒。夜明犀，通天分水，鸟见之高飞，鱼见之深入，百兽见之决骤，种种神异，凡此皆根尘之妄见为有者，悉能辟除之，是能一切空诸所有，故能治一切实诸所无也。邪鬼迷惑魇寐，此吾意眚之实诸所无也。瘴气、钩吻、鸩羽、蛇虺百毒，此物杂毒之实诸所无也。治之如何，曰空。

火实欲空者，宜空之；火空则发也，是谓虚其实；火空欲实者，宜忌之。火实乃能作炎上用，以显暖热体，所以存其性也。自药有赋，人安苟简，曰解乎心热，并不审病情之欲实欲空而概投之，虽无实实之虞，宁免虚虚之患。

犀角居上而尖峻，确具火象。然附于坤牛纯土之体，是子反生母，子气归藏而不露，故苦寒，而翻成北方之水，故能解心热也。本属火而化水并已之所有者能空之，故凡实所无者，遇之自消耳。

羚羊角❶

泯形则寂，至灵即惺。

此言生气之能通乎天气也。二十有四，其节乎。七十有二，其候乎。

气味咸寒，无毒。主明目，益气，起阴，去恶血注下，辟蛊毒恶鬼不祥❷，常不魇❸寐。

核曰：出石城，及华阴山谷。今出建平、宜都，诸蛮山中，及西域。形似羊，毛青而粗，夜宿独栖，挂角木上，以远害也。两角者多，一角者最胜。其角有节，蹙蹙圆绕，以角湾深锐紧小，有挂痕者为真。修治：勿用山羊角。山羊角，仅一边有节，节亦疏；羚羊角，具二十四节，内有天生木胎者，此角有神。凡使不可单用，须要不拆元对，以绳缚之，用铁锉锉细，重重密裹避风，旋旋取用，捣筛极细，更研万匝，入药免刮人肠。

参曰：羚羊挂角而泯形，兽之至灵者也。性慈而不乐斗，虽有伪斗，亦往解之，因以被获。盖不惜身以济物者，故其角至神，能辟不祥，主不魇寐者，寂而惺也。节合二十有四气，而胎木者，宛如从甲而乙，起阴之气，以转生阳，所以益气也。如是则恶血自除，注下自上，上达肝窍，目眚自明，辟蛊毒恶鬼者，即转生阳以辟不祥耳。

蚱　蝉

气味咸甘❹寒，无毒。主小儿惊痫，夜啼，癫病，寒热。

核曰：夏月始生，自蛴螬腹蛸，转相变化，乘昏夜出土中，拆袭壳背而出。亦有蜣螂转丸化生者，形大而黑，方首广额，两翼六足，其鸣以胁，吸风饮露，溺而不粪，三十日而死也。古人多食之，夜以火取，谓之耀蝉，古人用身，今人用蜕，大抵脏腑经络宜用身，皮肤疮疡宜用蜕，物各从其类也。

缪仲淳先生云：蚱蝉禀水土之精，风露之气，化而成形，其鸣清响，能发音声，其体轻浮，能出疮疹，其味甘寒，能除风热，其性善蜕，能脱翳障，及女子生子不下也。

参曰：蚱蝉，即夏至始鸣之蜩也。论衡曰：蛴螬背行，化为蝮蛸，蝮蛸者，育于蝮，蝮蛸背拆，转为玄蝉，化以离应，舍卑秽而趋高洁者也。《淮南子》

❶ 羚羊角：此药冷本作“下品”。
❷ 祥：诸本同，《本经》此字后作“安心气”。
❸ 魇：诸本同，《本经》作“厌”。
❹ 甘：诸本同，《本经》此字无。

云：无口而鸣，其鸣以胁，饮而不食，以息饮也。三十日乃化，盖自背而腹，自行而拆，此从督及任，循任会督之象也。三十日乃化者，如卫气日下一节，二十一日而终督，上行九日而终任，则周月之化，如周月之蒸，蒸则变，变则化矣。无口不食者，此亦转督与任之道欤。故主小儿不能从蒸及变，内逆而为惊痫癫疾寒热，与不鸣于昼，反啼于夜者，皆厥脏番阴之证也。亦有转丸背拆，化为玄蝉，运转任督，以及蒸变，义更明显。蜕主生子不下，亦取解甲变化之易耳。

以一微物，具此至理。若以大小贵贱起见者，是局于知闻之褊浅，观释氏诠蛣蜣为六即佛，以其性与三世诸佛同体，无有分厘增减，则形中之类任督，与卫行督二十一度，任九度，弥月环周，积数余而蒸变作，克肖乎人，便不怪异，即此可推蒸变已周，女二七，男二八，精气溢泻，月事以时下之所繇然矣。故古人命名立言，虽极微一物，亦有至理存焉。如蛴螬之背行，先循乎督，蝮蛸之育腹，专依乎任，蝮蛸背拆，化为玄蝉，复循任会督，其如环无端之象。

转展化育，始全蒸变之全局耳。

神农本经中品二

水　萍

予独不喜其胜酒，恐长安少却人瑞。

萍氏掌国，水禁使之，稽酒谨酒，不许百姓沉溺，并不许本官沉溺，萍性胜酒，稽谨乎沉溺乎。

《别录》以之治风，命名追风使。

气味辛寒，无毒。主暴热身痒，下水气，胜酒，长须发，止消渴。久服轻身。

核曰：生池泽止水中，季春始生，杨花所化也。一叶经宿，即生九叶，叶下微须，即其根也。面青背紫者，入药最良；面背皆绿者，不堪入药也。七月收采，置竹筛内，下以水映之，日晒方干。

参曰：谷雨萍始生，杨花入水乃化也，树根水上，一夕九子，常与水平，故曰萍也。周官萍氏，掌国水禁，以不沉溺取名，使之稽酒谨酒也。然亦水萍之性能胜酒尔，盖杨先百木青，秉春升之敷和，萍性善生衍，秉夏出之蕃茂，但以升出为用，不以风火为气者。以基于水，遂禀水寒之化，且味专辛发，藉金水之相滋，诚逐风清热，解表汗出，通调水道之良品也。若长须发，即水液之外荣；止消渴，即水气之内周。久服轻身，形相类也。先人评药云：轻飘浮浪，风流洒[1]人易生速计者也。然得寒水之化行，何患其不相继乎。

牡　丹

气味辛寒，无毒。主寒热，中风，瘛疭[2]，惊痫，邪气，除癥坚瘀血，留舍肠胃，安五脏，美颜色[3]，疗痈疮。

核曰：出汉中、剑南，及丹州、延州、青州、越州、滁州、和州，近以洛阳者为胜。二月梗上生条，叶似芍药。三月开花，色状善变，其名或以姓，或以州，或以色，或以地，或旌其所异者而志之。姚黄、牛黄、左华、魏华、以姓著；青州、丹州、延州红，以州著；细叶、粗叶，寿安、潜溪绯，以地著。一撒红、鹤翎红、朱砂红、玉板白、多

---

[1] 洒：四库本作“酒”。
[2] 疭：诸本同，《本经》此字后作“痉”。
[3] 美颜色：诸本同，《本经》此三字无。

叶紫、甘草黄，以色著；献来红、添色红、九蕊、真珠、鹿胎花、倒晕檀心、莲花萼、一百五、叶底紫，皆志其异者。姚黄者，千叶黄花，出于民姚氏家，姚氏居白司马坡，其地属河阳，然花不传河阳，传洛阳，洛阳亦不甚多，一岁不过数朵。牛黄亦千叶，出于民牛氏家，比姚黄差小，宋真宗祀汾阴还过洛阳，留宴淑景亭，牛氏献此花，名遂著。甘草黄，单叶，色如甘草，洛人善别花，见其树，知为某花云，独姚黄易识，其叶嚼之不腥，魏家花者，千叶肉红华，出于魏相仁溥家，始樵者于寿安山中见之，斫以卖魏氏，魏氏池馆甚大。传者云：此花初出时，人有欲阅之者。人税十数钱，乃得登舟渡他至花所，魏氏日收十数缗，其后破亡，鬻其园宅，今普明寺后，林池乃其地，僧耕之以植桑枣，花传民家甚多。人有数其叶者，云至七百叶。钱思公有云：人谓牡丹花王，今姚黄真可为王，而魏花乃后也。鞓红者，单叶深红花，出青州，亦曰青州红，故张仆射齐贤，有第西京贤相坊，自青州以骆驼驮其种，遂传洛中，其色类腰带鞓，故谓之鞓红。献来红者，花大多叶，浅红花，张仆射罢相居洛阳，人有献此花者，因曰献来红。添色红者，多叶花，始开而白，经日渐红，至其落，乃类深红，此造化之尤巧者。鹤翎红者，多叶花，其末白而本肉红，如鸿鹄羽色，细叶，粗叶。寿安者，皆千叶肉红花，出寿安县，锦屏山中。细叶者尤佳。倒晕檀心者，叶红，凡花近萼色深，至其末渐浅，此花自外深色，近萼反浅白，而深檀点，其心，此尤可爱。一擫[1]红者，多叶浅红花，叶杪深红一点，如人以手指擫之。九蕊真珠红者，千叶红花，叶上有一白点如珠密，其叶蹙，其蕊为九丛。一百五者，多叶白花，洛阳花，以谷雨为开候，而此花常至一百五日开最先也。丹州、延州花，皆千叶红花，不知其至洛之因，莲花萼，红花青斧，三重如莲花萼。左花者，千叶紫花，出齐民左氏家，叶密而齐如截，亦谓之平头紫；朱砂红者，多叶红花，不知其所出，有民闻氏子者，善接花以为生，买地于崇真寺前，治花圃，有此花，洛阳豪家尚未有，故其名未甚著，花叶甚鲜，向日视之如猩血，叶底紫，千叶紫花，色如墨，亦谓之墨紫，花在丛中，旁心生一大枝，引叶覆其上，其开也，比他花可延十日之久。噫，造物者亦惜之耶。此花之出，比他花最远。传云：唐中宗有宦官，为观军容使者，花出其家，亦谓之军容紫，岁久失其姓氏矣。玉板白者，单叶，长如拍板之状，色如玉，深檀心，洛阳人家亦少有。潜溪绯者，千叶绯花，出于潜溪寺，寺在龙门山后，本唐相李藩别墅，今寺中亦无此花，而人家或有之，本是紫花，忽于丛中特出绯者，不过一二朵，明年移在他枝，洛阳人谓之转枝花，故其接头尤难得。鹿胎花者，多叶紫花，有白点如鹿胎之纹，故苏相禹珪宅今有之，多叶紫，不知其所出，初姚黄未出时，牛黄为第一，牛黄未出时，魏花为第一，魏花未出时，左花为第一，左花之前，惟有苏家红、贺家红、林家红三类，皆单叶花，当时为第一，自多叶花千瓣出后，此花黜矣。今人不复种也，别有状元红、胭脂楼、醉西施、御楼春、寿阳红、瑞霞蝉、洒金红、腻玉红、迎日红、七宝冠、石家红、凤头娇、绣球红、赤玉盘、海云红、火焰奴、百叶仙人、娇容三变。曰朱，

---

[1] 擫：四库本作“擫”。

曰品之以红著者。紫则又有御衣紫、朝天紫、舞青猊、紫绣球、葛衣紫、淡藕丝、紫云芳、紫姑仙之类。若雪夫人、月宫花、玉芙蓉、万卷书、无瑕玉、水晶球、粉奴香、合德装。又白中之翘楚，而佛头青，则先绿后白者矣。又黄之最艳者，如黄绒铺锦、大素、小素、禁苑、庆云、界金楼、小黄娇、软条黄、缕金黄、欧家碧、种种名相，难以尽述，总属希世之珍，玄工之幻也。牡丹之名，初不载有文字，唯以药录本草。然于花中不为高第，大都丹延以西，及褒斜道中尤多，与荆棘无异。土人皆取以为薪，自唐则天以后，洛阳牡丹始盛，然未闻以名著者，如沈宋元白之流，皆善咏花草，当时有一花之盛者，彼必形于篇咏，而寂无传焉。惟刘梦得有咏鱼朝恩宅牡丹诗，但云一丛千万朵而已，亦不云其美且异也。谢灵运言永嘉竹间水际多牡丹，今越花亦不及洛阳甚远，是洛阳自古未有若今之盛也。而洛阳之俗，大抵好花，春时城中无贵贱皆插花，虽负担者亦然。花开时，士庶竞为游遨，往往于古寺废宅，有池台处，为市井张幄帘，笙歌之声，相闻最盛者。月坡堤、张家园、棠棣坊、长寿寺、东街，与郭令宅，花落乃罢。盖花之美，在朝露夕霞，清风明月，华情恬适，色神始艳，或烟雨雾笼，灯火掩映，更增容冶，若日午闹喧，糟场膻会，此花罹困穷，转添憔悴，及其盛时，每多风妒，亦造化之所忌也。从来洛阳至东京六驿，旧不进花，自徐州李相迪，为留守时，始进御。岁遣衙校乘驿马，一日一夜至京师，所进不过姚黄、魏黄三数朵，以菜叶实竹笼子，藉覆之使马上不动摇，用蜡封花蒂，乃数日不落。大抵洛人家家有花，而少大树者，盖其花不接则不佳尔。春初时洛人，于寿安山中，斫小栽子，卖城市间，谓之山[1]篦子。人家治地，为畦塍种之，至秋乃接；接花工尤著者，谓之门园子，豪家无不邀之。姚黄一接头，直钱五千，秋时立契买之，至春见花，始归其直，洛人甚惜，此花不欲传，有权贵求其接头者，或以汤中蘸杀与之。魏花初出时，接头亦直钱三千，今尚直一千，接时须用社后重阳前，过此不堪矣。花之木，去地五七寸许，截之乃接，以泥封裹，用软土拥之，以箬叶作庵子罩之，不令见日雨，惟南向留一小户以达气，至春乃去其覆，此接花之法也。花种必择善地，尽去旧土，以细泥用白敛末和之。盖牡丹根甜，多引虫食，白敛能杀虫，此种花之法也。浇花亦自有时，或用日未出时，或日出时。九月旬日一浇，十月、十一月，三日、二日一浇。正月，间日一浇。二月，一日一浇，此浇花之法也。一本发数朵者，择其小者去之，只留一二朵，谓之打剥，惧分其脉也。花才落，便剪其枝，勿令结子，惧其易老也。春初既去箬庵，便以棘数枝，置花丛上，棘气暖，可以辟霜雹，不损花芽，他大树亦然，此养花之法也。花开渐小于旧者，盖有蠹虫损之，必寻其穴，以硫黄簪之。其旁又有小穴如铁孔，乃虫所藏处，花工谓之气窗，以大针点硫黄末针之，虫乃死。虫死花复盛，此医花之法也。乌贼鱼骨，以针花树，入其肤，花辄死，此花之忌也。入药以山产红花单叶之根皮为贵，盖专精于花者，则力不足于根之皮矣。修事：用铜刀劈破，去骨，锉如大豆，好酒拌蒸，从巳至未，日干用。畏贝母、大黄、菟丝子。忌蒜、胡荽。伏砒。

[1] 山：四库本作“仙”。

参曰：牡，门户枢。丹，英花色也。取象与色，当入足少阳厥阴。以少阳经主枢，府主决断，厥阴肝主色，主筋，主藏魂，主藏血，主谋虑故也。牡丹精胜者色，辛发者味，宣气散生者性，合鼓吾身风大，以全木德者也。故主中风寒热，瘛疭惊痫，痈肿疮疡，谓外来风气使然亦可。谓吾身风大不及亦可。癥坚瘀血，留舍肠胃，固肝主藏血，坚瘀留碍，则非所应藏物矣。所当决而断之，安五脏，美颜色，十一脏皆取决于胆，安而后能虑，枢机其神乎。

花名补阙❶　天香白眉、碧玉点翠、焦白、焚香拱璧、阆苑仙姿、玉蟾、天香湛露、冰轮乍涌、玉蓝、天香玉液、丽水金丹、胜琼、玲珑玉、金蛾舞翠、荆璞、玉龙鳞、月娥舞袖、和璧、黄金堆玉、海月辉天、淑素、玉砌琼卮、玉灿银光、璩素、飞琼喷玉、玉兔凌春、金玉奇逢、瑶池玉露、玉轮星月双辉、玉露含香、冰轮、月轮、芒萝白、蓝田玉、金缨白、瑞凤楼、琼瑶对燕、连城玉、建白、淡云笼月、松绫白、素魁、金玉交章、鹅绒白、冰山、金玉交辉、瑶台露、雪塔、软玉、玉珍珠立、金茎露、彩玉、秋水神、栗玉香、露华、嫦娥坠、金菊黄、抒素、和玉香、潇湘月、金丸、玉生香、真如玉、玺凝辉、雪剪绒、宛若玉、寒潭月影、玉胜妆、玉盘珠、韩家红、笑微微、乌衣玄奇、龙翔凤舞、金谷毓秀、千娇百媚、名世红轮、红轮射翠黄楼子、绿蝴蝶。

枲耳实

先从证所合因，后从所因合证。

气味甘温，有小毒。主风头寒痛，风湿周痹，四肢拘挛痛，恶肉死肌，膝痛。久服益气，耳目聪明，强志，轻身。

核曰：所在有之，与麦互相为候，麦黄种枲，枲黄种麦也。茎高四五尺，有黑色斑点，叶如葵，四畔宽纽。七八月开细白花，结实如妇女珥珰，外壳坚韧，刺毛密布，中列两仁，宛如人肾。修治：炒熟，去外刺，取仁，酒拌蒸，晒干用。

参曰：枲耳，麻类也。《尔雅》名卷耳，取实如鼠耳，其色苍苍，复名苍耳，雒下谓之胡荽，江东呼为常枲，以叶青白似胡荽，白花细茎可作茹，伧人皆食之，滑而少味，故幽冀谓之禫茹菜，又谓之常思菜也。离骚单名曰葹，以譬小人，服谓賨绿葹以盈室是矣。博物名羊负来，谓雒人入蜀，有枲耳着羊毛，蜀人种之，曰羊负来，故枲多丛刺，亦好着人衣也。图经名道人头。纲目名猪耳，又名喝起草。记事珠名地葵，又名进贤菜。名号虽多，总属象形取义，今遵本经枲耳为正。盖耳者听之官，肾之窍，肺之司，故枲形似耳，实中两仁似肾，壳皮坚韧，丛毛刚劲，从革作金之肺象也。固入肺肾，以肾为主，肾藏志，志者肾之神也。志强窍斯开，窍开耳斯听，耳听声斯入。若以肺为主，设肾不司窍，虽有其声，不与耳接，非耳外声，声无所尔。益气者，窍开气斯益，设有气无窍，亦填塞不输，何繇宣布，亦可入肝，色苍故也。入肝则肝得其用，肝以金为用耳。肝固开窍于目，而目之能视，肾所司也。即转拨瞳仁，需以利金；又可入脾，味甘故也。设土实不灵，遂致肌死，以及肢挛，敦土德用，自然反活回鲜。又可入心，气温故也。心用为水，水司液，心司血，血液充满，乃得筋转脉摇，故不独五脏咸入，即筋骨肌肉，头目脑髓，靡不周到。但致疾之因，风湿使然，风淫偏胜，刚以济之，如痹于头，则风头寒痛；痹于百骸，则周痹；痹于四肢，则四肢拘挛痛；痹于肌肉，

❶ 花名补阙：四库本此阙无。

则肌肉死恶；痹于膝，则膝痛；痹于气，则气损；痹于耳，则耳聋；痹于目，则目盲；痹于志，则志颓；痹于身，则身重身木，罔觉有触，种种变证，皆藉以濡润宣达，交互承制者也。世但知治疗疮疡，殊失灵异。备录名相，用广见闻。

当　归

气味苦[1]温，无毒。主咳逆上气，温疟寒热，洗洗在皮肤中，妇人漏下绝子，诸恶疮疡金疮。

核曰：生陇西川谷，今当州、宕州、翼州、松州、秦州、汶州多种莳矣。仲春生苗布叶，似牡丹叶，嫩绿三瓣。七八月开花，似莳萝花，娇红可目。根黑黄色，肉厚不枯者为胜。秦州者，头圆尾多，色紫气香，肥润多脂，名马尾归，此种最佳。他处者头大尾粗，色白枯燥，名镵头归，不堪用也。大都川产者力刚而善攻，秦产者力柔而善补。雷公云：去芦头，酒浸一宿，止血破血，头尾效各不同，破宜使头，止宜用尾，并服无效，单使为贵也。元素云：头止血，尾破血，身和血，全用则一破一止矣。李杲云：头止血而上行，身养血而中守，尾破血而下流，全活血而不走。时珍云：雷、张两说，功效各异，大凡根荄身半以上，气脉上行，法乎天；身半以下，气脉下行，法乎地。而人身法象天地，则治上当用头，治中当用身，治下当用尾，通治当全用，此一定之理。当以张说为优，以颐论之，雷说为当。经云：脏真高于肺，以行营卫阴阳也。脏真下于肾，肾藏骨髓之气也。唯居上者乃能行，居下者乃能止，所谓欲举必先按，欲按必先举耳。而行中有止，止中有行，此又上下相参之妙。收藏须晒干，乘热裹纸，封固瓮中，则不蛀。

参曰：古人相招以文无。文无，当归也，盖以功用为名矣。味苦气温，臭香色紫，当入心，为心之使药，心之血分气分药也。秖判入血，便失当归本来面目矣。何也？血无气呴，则不能运行经隧，灌溉周身，彼此依循，互为关键。经云：脏真通于心，心藏血脉之气也，如咳逆上气，此即气不于归。皮肤之中，营气之所舍也，温疟寒热，不在皮肤外，肌肉内，而洗洗在皮肤中，此邪不于归，营无归向。若漏下，即血不归远。绝子，即血无归息。金疮，即血不归旋。疮疡，即气不归摄，当归助气之用，益血[2]之体，能使气血邪气，各归于所当归之地。煮汁饮之，宣扬帅气耳。唐诗云：胡麻好种无人种，正是归时又不归，良有以也。

芍　药

气味苦平，无毒。主邪气腹痛，除血痹，破坚积，寒热疝瘕[3]，利小便，益气。

核曰：出中岳川谷，及丘陵。今出白山、蒋山、茅山者最好。处处亦有，人家种莳矣。昔称洛阳牡丹、广陵芍药甲天下。今药中亦取广陵者为胜。十月生芽，至春乃长，赤茎丛生，三枝五叶，花叶子实，都似牡丹，第逗芽在牡丹之前，作花在牡丹之后。传云：惊蛰之节，后二十五日芍药荣是也。花有单叶千叶，千叶者，俗呼小牡丹，今群芳中，牡丹昌第一，芍药第二，故世谓牡丹为花王，

---

[1] 苦：诸本同，《纲目》作“甘”。

[2] 血：四库本作“气”。

[3] 瘕：诸本同，《本经》此字后作“止痛”。

芍药为花相。又或以为花王之副也。花之名，曰余容、绰约、庆云红、莲香白、醉夫容、步步娇、玫瑰紫、绿衣郎、同心结、西施睡起、杨妃吐舌，概言之，曰花婢，种种幻巧，难以缕述。根之名曰鋋，曰犁食，曰白木，曰余容，入药只宜白花单瓣之根，气味全厚，然根之赤白，亦随花之赤白也。白者曰金芍药，赤者曰木芍药。概根茎花叶，统名曰离草，一名曰将离。修治：先别赤白，白根固白，赤根亦白，每根切取一片，各以法记，火酒润之，覆盖过宿，白根转白，赤根转赤矣。各以竹刀刮去皮，并头，锉细，蜜水拌蒸，从巳至未，晒干用。今市肆一种赤芍药，不知为何物草根，疡瘻儿医多用之，此习矣❶而不察，其为害殊甚也。须❷丸为之使。恶石斛、芒硝，畏硝石、鳖甲、小蓟。反藜芦。

参曰：《尔雅翼》云：芍药花之盛者，当春暮祓除之时，故郑之士女，取以相赠，董仲舒以为将离赠以芍药者，芍药一名可离，犹相招赠以文无。文无一名当归也，然则相谑之后，俞使去尔。其根可以和五脏，制食毒、故古之遗法，马肝食之至毒者，文成以是死，言食之毒，莫甚于马肝，则制食之毒，宜莫良于芍药。故独得药之名，犹食酱掌和庶羞之类，而酱又因以为名也。《子虚赋》云：芍药之和，共而后御之。《南都赋》云：归雁鸣鵽，香稻鲜鱼，以为芍药气恬臭酸，百种千名，是因致其滋味也。故隐居一名犁食，盖祓除不祥，制服食毒，和御众情，则离中有合，合中有离，一勺之多，万钧之力矣。顾其时值闭藏，便行甲拆，一派生阳，绝不以党锢为禁忌。则凡药之所难及，力之所难到者，靡不骈驰翼驱，叶直以往，故引导最先。窦机极早，虽牡箘二桂，先聘通使，亦必藉之以为前驱。世称气味酸敛，唯堪降入，此不识臭味，不顾名义者矣。观主邪气入腹，遂闭拒成痛，芍从中开发，逐邪从内以出，至涤除血痹，入破寒热疝瘕。已成坚积，唯堪消陨者，芍力转倍。若小便不利，为癃为约，裨益肝气，偏行疏泄，虽属在下，先开在上，欲按则举，欲举则按，此必然之势，芍亦两得之矣。遍阅别录方书，比量推度，尽人之性，则能尽物之性，不致为耳食所缚，药物之幸大矣。

款冬花

气味辛温，无毒。主咳逆上气，善喘，喉痹，诸惊痫寒热邪气。

核曰：出关中，及雍州、南山、溪水、华州，山谷水涧间；多丛生，叶似葵叶而大，不顾冰雪，先春而花，去土一二寸，出萼如菊，色青紫，通直而肥，开时花黄色，花在根下也。一种花红者，叶如荷而斗直，大可容升，俗呼蜂斗。修事：须取微见花者，如以芬芳，则无气力。拣去向里裹花蕊壳，并向里实如栗零壳，及枝叶，以甘草水浸一宿，却取款冬叶相拌，蒸一夜，晒干，去叶用。杏仁为之使，得紫菀良。恶皂荚、硝石、玄参。畏贝母、辛夷、麻黄、黄芪、黄芩、连翘❸、青葙。

参曰：以坚水为膏壤，吸霜雪以自濡，此水里阳生，宜当入肾，肾之心药也。故出肺肾之邪，先肝心之用，与组藉幽深者不相侔也。惊痫邪气，伏匿于中，对待治之，发越尽净。若咳逆上气，

❶ 矣：四库本作“焉”。
❷ 须：四库本作“雷”。
❸ 连翘：诸本同，《证类》作“黄连”。

善喘喉痹，因肾苦燥，及形寒饮冷，秋伤于湿者始宜，或火热刑金，或肺气焦满，恐益消铄毁伤矣。

芎 䓖❶

气味辛温，无毒。主中风入脑头痛，寒痹，筋挛缓急，金疮，妇人血闭无子。

核曰：芎䓖。蘼芜根也。川中者胜，胡戎者曰胡芎；关中者曰京芎；蜀中者曰川芎；天台者曰台芎；江右❷者曰抚芎，皆以地得名也。清明后宿根生苗，即分其枝，横埋土中，节节作根生苗也。八月后❸始结芎䓖，叶似芹，微窄有叉，又似白芷而细，亦似胡荽而壮，一种叶似蛇床而稍粗，茎叶俱香，茎细节大，纤柔青整，繁芜蘼弱也。种莳者根形块大，实而多脂；山生者细瘦辛苦。五月采苗，十月采根，非时则虚恶，不堪入药矣。凡用其根，取川中大块，色白不油，嚼之辛甘，形如雀脑者佳。白芷为之使。畏黄连。伏雌黄。得细辛，疗金疮止痛。得牡蛎，疗头风吐逆。

参曰：芎䓖，谐声。穹，高也；极也；穷，究竟也，言主治作用也。故主风中头脑，或脑痛，或头脑俱痛者，此风气通于肝，亦即春气者病在头也；力能直达肝用，从踵彻巅，正鼓而邪自罢矣。风与寒合，斯成筋痹，或挛，或缓，或急者，此属不直，直之使通也。并治金疮者，仍转动摇以成执持。血闭即血痹，逐而通之，使巳亥相合以结胞胎，寅申交会而成种子，皆究竟高远之义。

风气通于肝，物各从其类，春气者病在头，鱼涉负冰之候乎。

巳亥相合，厥阴始结胞胎，寅申交会，少阳乃作乳字。

阳起石

气味咸，微温，无毒。主崩中漏下，破子脏中血，癥瘕结气，寒热在腹中❹，无子，阳痿不起，补不足。

核曰：阳起石，云母根也。出齐山，及云山、泰山、琅琊诸山谷。今唯齐州采取，他处不复识之矣。仅一土山，石出其中，彼人谓之阳起山，其山常有暖气，虽盛冬大雪，独无积白，盖石气熏蒸使然也。山惟一穴，禁闭不开，每岁初冬，州官监采，第岁月积久，其穴益深，镵凿他石，得之甚难。以白色明台，云头雨脚，轻松若狼牙者为上；黄色者亦佳❺；其上犹带云母者称绝品也。拣择供上，剩余者，州人方货之，不尔无繇得也。《庚辛玉册》云：阳起，阳石也。齐州拣金山出者为胜。其尖似箭镞者力强，如狗牙者力微，置雪中，倏然没迹者为真，写纸上飘然飞举者乃佳也。桑螵蛸为之使。恶泽泻、箘桂、雷丸、石葵、蛇蜕皮。畏菟丝子。忌羊血。不入汤煎用。

参曰：起阳以为量，因名阳起石耳。盖阴气流行则为阳，阳气凝聚则为阴，故主凝聚以为眚，流行以为用也。阳起，云母根，高山，阳起母，云母阳起，互相参勘，则知内守外使之为用矣。

阳在外，阴之使也；阴在内，阳之守也。阴者，藏精而起；亟阳者，卫外而为固。阳起，两得之矣。

---

❶ 芎䓖：此药诸本皆作“中品”，《本经》作“上品”。

❷ 右：诸本同，《纲目》作“南”。

❸ 后：诸本同，《本经》此字后作“根下”。

❹ 在腹中：诸本同，《本经》作“腹痛”。

❺ 佳：四库本作“重”。

雄 黄

非将军不能功胜五兵，非将军亦不能开辟土地，不唯尽雄黄功绩，并显大黄威武矣。

气味苦平，无毒❶。主寒热，鼠瘘，恶疮，疽痔死肌，杀精物恶鬼邪气，百虫毒，胜五兵。炼食之，轻身神仙。

核曰：出武都山谷、敦煌山之阳。武都，氐羌也，是为仇池。宕昌亦有，但小劣耳。敦煌在凉州西北千里❷，近用石门、始兴石黄之好者。纯而无杂，色如鸡冠，光明烨烨者最胜。阶州接西戎界，出一种水窟黄，生山岩有水处，其石曰青烟石，曰白鲜石。雄黄出其中，有孔窍，色深红微紫，体极轻虚，而功用更胜。《水经注》云：黄水出零陵县西北，连巫山之❸溪，出❹雄黄，颇有神异。常以冬月祭祀，凿石深数丈，方采得，但凡雄黄色纯黄，似雌黄色而无光明，或青黑而坚者，曰熏黄。气臭者曰臭黄，并不堪服。修治：每雄黄三两，用甘草、紫背天葵、地胆、碧棱花各五两，细锉，以东流水，入坩锅中，煮三伏时，取出，捣如粉，水飞，澄去黑者，晒干，再研用。其内有劫铁石，又号赴矢石❺，能劫于铁，并不入药用。

参曰：雄，大也，武也，以将群也；黄，中色，男女之始生也❻。雄而黄，纯而健者也。《千金》云：妇觉有妊，作绛囊盛佩，易女为男，此转阳精旋于地产耳。鼠瘘曰寒热病；恶疮疽痔，皆名死肌；百骸焦府，悉属地大故也。阴凝坚而黄中失，安能通理，雄力含弘而光大之，可称大黄，大黄赋名将军，此足当之矣。故功胜五兵，杀精物恶鬼邪气，百虫毒为害也。炼食之轻身神仙，地仙类耳。

雌 黄

气味辛平，有毒。主恶疮头秃痂疥，杀毒虫虱，身痒，邪气诸毒。充四肢，通溪骨❼，炼之，久服轻身，增年不老。

核曰：出武都仇池者，曰仇池黄，色小赤。出扶南林邑者，曰昆仑黄，色如金。舶上来，如噀血者为上，湘南者次之。似云母甲错，层层可拆，软如烂金者尤佳。雌雄二品同生，山之阳生雄，山之阴生雌。雌者金精所熏，一曰金之苗也。雷公云：修事，勿令妇女，与新犯淫人，及不男女❽、非形人，或鸡犬刑狱臭秽之地，犯之色变如铁，损人寿，不堪用矣。每雌黄四两，用天碧枝、和阳草、粟遂子草，各五两，入瓷锅中，煮三伏时，其色如花一朵，在锅底中，遂用东流水猛投于中，如此淘三度，去水拭干，捣研如尘用。雌得芹花，立便成庾。芹花，一名立起草，形如芍药，煮雌能住火也。又云：造化黄金，非此不成，亦能柔五金、干汞，转硫黄，伏粉霜。土宿真君云：芎䓖、地黄、独帚、益母草、羊不食草、地榆、五加皮、瓦松、冬瓜汁，皆可制之❾。雌见铅，及胡粉，则色黑。

参曰：雌，羽母，地类也。黄中通理，畅发以为体用者也。老子云：知其

---

❶ 苦平，无毒：诸本同，《纲目》作“苦，平、寒，有毒”；《证类》作“苦、甘，平、寒、大温，有毒”。

❷ 敦煌在凉州西北千里：四库本此句无。

❸ 之：四库本此字无。

❹ 出：四库本作“生”。

❺ 石：诸本同，《炮炙论》作“黄”。

❻ 黄，中色，男女之始生也：四库本此句无。

❼ 充四肢，通溪骨：诸本同，《本经》此句无。

❽ 女：诸本同，《炮炙论》作“人”。

❾ 之：诸本同，《炮炙论》作“伏”。

雄，守其雌，为天下溪，故达溪骨，畅四肢，发肌腠，胜五兵，与雄等也。咸属金精之所钟，唯雌雄之有别耳。

牛角鰓

气味苦平❶，无毒。主下闭血，瘀血疼痛，女子带下血。燔之酒服。髓，气味甘平，主补中，填骨髓，久服增年。胆，气味苦❷寒，可丸药。

核曰：古者牛唯服车。易云：服牛乘马。书云：肇牵车牛，其力在肩，其用以角。抱朴子云：牛结阵以却虎，环其角外触，虎虽猛，巧不能制也。其类有三：沈牛、犊牛，㹀牛也。沈牛大，犊牛小，㹀牛尤其卑小者。《尔雅》谓之犤音悲牛，会编谓之纨牛，广南谓之果下牛者是也。犊牛色黄、黑、赤、白、驳杂数种。沈牛喜没水中，其状如豕，大腹锐角，角若担矛，色青苍，亦有白色者，俗谓之水牛，郁林人谓之洲留牛者是也。牝曰牸，曰䍧；牡曰特，曰㸰，曰牯，曰犒，曰犊。子曰犊，曰犝，曰犆。三岁曰犻，四岁曰牭，五岁曰㸻，六岁曰犕。察其齿以知其岁，其齿有下而无上也。三岁者二齿，四岁者四齿，五岁者六齿，六岁以后者，岁接骨节一节也。牛之形色，白曰㸲；黑曰犏；赤曰㸨；驳曰犁，曰荦；纯色曰牷；纯黑曰牺；白黑杂毛曰牻犣；黄白曰犥，驳如星曰㸬；黄牛虎文曰犊；黄牛黑唇曰犉；黑眦曰犃；黑耳曰犚；黑腹曰牧；黑脚曰犈；体长曰犻；脊长曰犆；白脊曰犲，曰将；领如橐驼曰犦；髀膝尾皆有长毛曰犣；角一俯一仰曰觭；角长二尺有五寸，三色不失曰载；重千斤，出巴中曰㸸；重数千斤，出岷山曰犩，曰犪；去势曰犍，曰犗；无子曰犋；绝有力曰欣犌。项垂曰胡；蹄肉曰衛；百叶曰膍；角胎曰鰓；鼻木曰桊；嚼草复出曰齝；腹草未化曰圣齏。相牛者，璧堂欲暗，膺廷欲广，豪筋欲就，隽骨欲垂，插颈欲高，排骨欲密，尾不用至地，头不用多肉，角欲得细，身欲得圆，眼欲得大，口方易饲，鼻广易牵，倚欲如绊马，行欲如麟趾，蹄欲如八字，形欲如卷悬。乱睫好触，龙颈突目善跳。毛拳角冷有疾；毛少骨多有力；歧胡有寿；常鸣有黄；目脉且赤而体瘦也。牛之为物，病则耳燥，安则温润而泽，故古之视牛者以耳。诗云：尔牛来思，其耳湿湿；湿湿，言润泽也。牛耳无窍，以角听也。《易林》云：牛龙耳聩，龙亦聋者矣。牛，畜之有力而顺者。但有竖瞳，而无横瞳，见一物，辄长造天，故童子得而制之。声曰牟，音曰宫。《管子》云：凡听宫如牛鸣，窌中，牛含宫声，故柳子以为黄钟在脰也。牛夜鸣则庮。庮，久屋朽木也。古称牛膏曰香，故其臭朽，则不可食矣。《造化权舆》云：乾为马，坤为牛。乾，阳物也，马故蹄圆；坤，阴物也，牛故蹄坼。阳病则阴胜，故马疾则卧，阴病则阳胜，故牛疾则立。马，阳物也，故起先前足，卧先后足；牛，阴物也，故起先后足，卧先前足。马常立，马病则卧；牛常卧，牛病则立。牛走风顺，马走风逆，牛马风逸，往往不相及也。《山海经》云：稷后曰叔均，是始耕。郭氏云：用牛犁也。许叔重以为牛者所植谷，谷者民之命，是以王法禁杀牛，民犯禁，杀之者诛。周官牛人掌国之公牛，以待政令；祭祀供享牛、求牛；宾客供㹀牛、膳牛，飨

❶ 平：诸本同，《纲目》作“温”，下句同。
❷ 苦：诸本同，《纲目》此字后作“大”。

食供膳羞牛；军士供犒牛；丧事供奠牛；军旅供兵军之牛。祭礼云：一元大武，祭天地之牛，角茧栗。宗庙之牛，角握；宾客之牛，角尺；帝牛不吉，以为稷牛，帝牛必在涤三月，稷牛唯具也。又云：天子以牺牛，诸侯以肥牛，大夫以索牛。周礼云：牧人掌六牲，凡阳祀用骍牲，阴祀用黝[1]牲，望祀各以其方之色，外祭毁事用尨可也。周礼疏云：牛宜稌。稌，土谷，牛土畜，故牛宜稌。《藏器》云：牛自死者，血脉已绝，骨髓已竭，不可食。病死者，令人痃癖洞下。白首者、独肝者，有大毒。啖蛇者杀人。仲景云：啖蛇牛，毛发白而后顺者是也。时珍云：角鳃，角内坚骨也。角为筋之精，骨之余，鳃为角之粹也。故鳃在角中，一名角胎。

参曰：牛者，稼穑之资，五畜之土，脾脏之畜也。律书冬至曰牵牛，言阳气牵同万物出之也。故本经取用在角，鳃则又为角木之胚兆耳。盖土爰稼穑，稼穑作甘，所以俾全土化之体用者也。经云：脾统血，闭瘀，则具体失用，带血，则显用无体，咸忘所统，而体用分之。燔之以火，转藉母气，功力始备。髓填髓者为象形；胆丸药者，为十一脏，皆取决于胆也。

鳖　甲

气味咸平，无毒。主心腹癥瘕坚积，寒热，去痞疾，息肉，阴蚀，痔核[2]，恶肉。

核曰：鳖，介虫也。水居陆生，穹脊连胁，与龟同类。四缘有肉如裙，故曰龟甲裹肉，鳖甲裹骨，无耳，以目为听，与蛇鼋为匹。夏月孕乳，其抱以影。陆佃云：鱼满三千六百，则蛟龙引之而飞，纳鳖守之则免，故一名守神，亦名河伯从事。修治：取绿色九肋，重七两者为上，用六一泥，固瓶子底，待干，置甲于中，欲治癥块，及寒心，用头醋三升，入瓶内，大火煎尽，去裙留骨，炙干用。欲治劳热，以童便一斗二升，煎尽，去裙留骨，焙干，石臼中捣成粉，以鸡肶皮裹之，取东流水三斗，以盆盛水，阁于盆上，一宿取用，力有万倍也。恶矾石、理石。

参曰：鳖无耳，以眼听，故其目不可瞥，识精于明，复识精于听也。不唯精专肝窍，胆亦异众而味大辛，穹脊连胁，胁亦少阳胆府所属，此木金交互，故得声色叠用，而肝为胆脏，取决更相亲耳。以余参之，若以胆开聋瞽，必色斯明，声斯聪，彼施诸房术者，风斯下矣。味咸走血软坚，为厥阴肝，少阳胆、血分之气药也。盖肝藏血，设所藏非精，所守非神，致阴凝至坚，为癥瘕痞积、息肉恶肉、阴蚀痔核者，软之，决之，亦藉胆断使去者也。

白僵蚕

气味咸辛平[3]，无毒。主小儿惊痫，夜啼，去三虫，灭黑黯[4]，令人面[5]好，男子阴痒[6]病。

核曰：白僵蚕，蚕病风死，其色自白，死且不朽也。今市肆多用中温死蚕，以石灰淹拌令白，服之为害最深。若痘疹必燥裂黑陷，若疮毒必黑烂内攻，不

---

[1] 黝：四库本作“黝”。
[2] 核：诸本同，《本经》此字无。
[3] 辛平：诸本同，《本经》此二字无。
[4] 黯：诸本同，《本经》作“皯”。
[5] 面：诸本同，《本经》此字后作“色”。
[6] 痒：诸本同，《本经》作“疡”。

可不慎也。修治：用糯米泔浸一日，俟桑涎吐出，浮水上者，即掠去之，洗净漉起，微火焙干，净布拭去黄肉、毛，并黑口甲[1]，捣筛如粉。

参曰：蚕，昆虫也。见明则食，食而不饮，三十日乃化。有引日多与少者，此寒温饥饱之为修短耳。三眠三起，起如卫气之出行阳道，眠如卫气之入行阴道，三十日大眠，则卫道已周，周则变而化，吐丝为经矣。不化者，风白为僵，故象形从治，内逆而为惊痫夜啼，伏匿而为三虫鬼疰，外显黑黯而不明，囊壳欲蜕而作痒者，此皆不能从蒸及变，顺之使出以从化也。《淮南子》云：蝉饮不食，蚕食不饮，饮滋经气，食益经隧，咸从任督，四布经络，变化相同，功能亦一也。

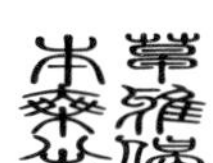

[1] 甲：诸本同，《炮炙论》此字后作“了”。

第五帙

钱唐后学卢之颐子繇父　核　参

神农本经中品三

石　膏

气味辛，微寒，无毒。主中风寒热，心下逆气，惊喘，口干舌焦，不能息，腹中坚痛，除邪鬼，产乳金疮。

核曰：出齐卢山，及鲁蒙山，剡州、彭城、钱唐亦有之。生石中，大块作层，细文短密，宛若束针，洁白如膏，松软易碎，烧之白烂如粉也。一种硬者生地中，枚块作棱，直理坚白，击之叚叚❶横解，墙壁光亮，烧之易散，不作粉也。别有一种，细文长密，宛若束丝者，理石也。一种作块无棱，横理坚白，击之方解，烧之姹❷散作粉者，方解石也。昔人所谓长石，即石膏之硬者；所谓寒水石，即石膏之软者。而理石、方解石，气味都辛寒，但不若石膏之软者，能解肌发汗为异耳。修治：石臼中捣研成粉，罗过，生甘草水飞两遍，澄清去水，晒干再研。鸡子为之使。恶莽草、巴豆、马目毒公，及❸铁。

参曰：石以止为体，膏以释为用。质之宁谧，气之微寒，即体之止；文之理腠，味之辛解，即用之释。体用互显者也，但止释有时，故体用各有先后尔。或因似体之止，则显用以释之，或因似用之释，则显体以止之。此即从而逆，逆而从，反佐以取之之法也。如风性动摇，从之以用，逆之以体；寒性劲敛，从之以体，逆之以用，此从逆寒风定动之本性，非从逆寒风寒化之本气也。以性无迁变，气有反从，反从者，反乎本气之寒，从乎标象之阳，则为病热之热也。则凡结而欲解者宜矣。结而欲下者，非所宜也。与麻黄、桂枝、葛根，解发之用相同。寒热从逆之气为别异耳。主治诸证，悉以体止用释，逆热从寒，反复分疏，莫不迎刃而解。并可推暑性之欲降，火性之欲炎，燥性之欲濡，湿性之欲流，与腑脏形骸，血气窍穴，欲止欲释者，详审合宜，为效颇捷。否则灾害并至，慎之慎之。

暑性之欲降，转炎敲为清肃；火性之欲炎，火空则发，以张夏大之出令也。

磁　石

用磨铁峰，铁便指南，其既济象，为水火之征兆也。

无情化有情，理固然矣。

气味辛寒，无毒。主周痹风湿，肢节中痛，不可持物，洗洗酸消，除大热烦满，及耳聋。

核曰：生太山山谷，及磁山山阴，

---

❶ 叚叚：冷本作“段段”。

❷ 姹：诸本同，《纲目》作“烢”。

❸ 及：诸本同，《纲目》引徐之才曰作“畏”，义长。

有铁处则生其阳。今徐州，及南海傍山中亦有。磁州者，岁贡最佳，能吸铁，虚连数十铁，或一二斤刀器，回转不落者，尤良。采无时。石中有孔，孔中有黄赤色，其上有细毛，功用更胜。《南川❶异物志》云：涨海崎头，水浅而多磁石，徼外大舟，用铁叶固之者，至此皆不得过。以此言之，海南所出尤多也。凡使勿误用玄中石，并中麻石。二石俱似磁石，只是吸铁不得。而中麻石心更有赤，皮且粗，是铁山石也。误食令人生恶疮，不可疗。真磁石一片，四面吸铁一斤者，曰延年沙；只吸八两者，曰续采石；五两者，曰磁石。磁磨铁❷峰，则指南。其法取新纩中独缕，以半芥子许蜡，缀于铁腰，无风处垂之，铁常指南。以铁横贯灯心，浮水上，亦常指南。物理相感如此。土宿真君云：铁受太阳之气，始生之初，卤石产焉。百五十年而成磁石，又二百年孕而成铁。修治一斤，用五花皮、地榆各一镒，取绵十五两，二❸件并锉。于石上，捶作二三十块。将石入瓷瓶中，下草药，以东流水煮三日夜，取出，拭干，布裹再捶细，乃碾如尘，水飞过，再碾用。此胡为之使，杀铁毒，消金，恶牡丹、莽草，畏黄石脂。

参曰：始生之初，卤石产焉，久之孕而成铁。磁母，铁子也。磁之煽铁，互为嘘吸，无情之情，气相感召，故周痹风湿，及湿流肢节，致肢节中痛，洗洗酸消也，不能持物，此手不煽物；不能听声，此耳不煽声；并可治目不煽色，鼻不煽香，舌不煽味，与痈肿鼠瘘，颈核喉痛之身不煽触，皆以类推。总属假借，大热是因，烦满是证，磁属八石水而位于坎，对待治之，寒热温凉则逆也。

石　韦

气味苦平，无毒。主劳热❹，五癃闭不通，利小便水道。

核曰：出华阴山谷，今晋、绛、滁、海、福州，江宁亦有之。丛生石旁，及阴崖险罅，不闻水声人声处。凌冬不凋，叶长近尺，阔寸许，背有黄毛，柔韧斑点如皮。一种叶背有金星者，曰金星草；叶如杏叶者，曰杏叶韦，同生石上，功用亦相同也。修事：去黄毛极净，否则射人肺，令咳逆难疗也。滑石、杏仁、射干为之使，得菖蒲良。制丹砂、矾石。

参曰：石者山骨，韦为之皮，秉坎刚之水用，离丽之火体，从坚凝闭密中，畅达敷布，故主劳热邪气，致五癃闭，假石性之剽悍，宣通水道，捷于影响。有金星者，曰金星草，嘉祐用治发背痈疮，盖艮为背，背发痈疮，止非止矣；金星功能上下敌应，时行则行，时止则止也。解丹石阳毒者，以艮止之宁谧，对待治之，大生毛发者，肾主骨主髓，发者肾之荣，肺主皮、主肤，毛者肺之华耳。

藁　本

气味辛温，无毒。主妇人疝瘕，阴中寒肿痛，腹中急，除风头痛，长肌肤，悦颜色。

核曰：出❺西川，及河东、兖州、杭

---

❶ 川：诸本同，《证类》作“州”。

❷ 铁：诸本同，《证类》引衍义曰作“针”，本药下同。

❸ 二：诸本同，《炮炙论》作“三”，义长。

❹ 热：诸本同，《本经》此字后作“邪气”。

❺ 出：四库本作“昆”。

州诸处，多生山中。苗叶都似白芷，又似川芎而稍细。五月开白花，七八月结子。根色紫，苗下根上，似禾之藁也。恶蔄茹，畏青葙子。

参曰：藁本，芳草也。为藁悴之本，故悦颜色，长肌肤，与白芷功用相符。宣发脏阴，精明形色，洁齐生物者也。如一阳之上，气浊及血浊而致风头痛；一阴之下，血浊及气浊而致疝瘕，阴中寒肿痛，腹中急者，咸可齐之以洁也。

精明形色，非藁悴之本乎。盖形色之藁悴，繇阴不使阳以荣外，阳亦失守于中脏耳。

茜草根❶

气味苦寒，无毒。主寒湿风痹，黄疸，补中。

核曰：出乔山山谷，今圃人作畦种莳矣。《史记》云：千亩卮、茜，其人与千户侯等，言其利溥厚也。季冬生苗，蔓延数丈❷。方茎中空，外有细刺，数寸作节。每节五叶，似枣叶，头尖下阔，七月开花，结实如小椒，中有细子。修事：用铜刀于槐砧上锉细，日干，勿犯铅铁器，勿用赤柳草根，形状相似，只是味酸涩。误服令人患内瘴，速服甘草水，其毒即散。畏鼠粘，汁制雄黄。

参曰：茜即蒨，毛诗所谓茹芦，蜀本所谓染绯草也。肝主色，茜色胜，当入肝；心主赤，茜色赤，当入心。具春升夏出之机，故主补中。俾通寒湿风痹，及色变于色，而致疸黄也。周官庶氏，掌除蛊毒，以嘉草攻之，蘘荷之与茜也。而茜功最胜，故别录用治蛊毒耳。一名地血，一名茅搜。能入阴分，止内崩吐衄。一名风车草，一名过山龙。先人云：风龙肝属，血乃所藏，西金青木，为用是臧。

紫葳

气味酸，微寒，无毒。主妇人产乳余疾，崩中，癥瘕，血闭，寒热羸瘦，养胎。

核曰：紫葳即凌霄花也。多生山中，人家亦种。初作蔓生，依大木上，渐延至巅。年深者，藤大如杯，一枝数叶，尖长有齿，深青色。自夏至秋，一枝开花数十❸朵，如萱花❹，赭黄五瓣，有细点，深秋更赤。八月结荚，长三寸许，子轻薄，如榆荚仁。

参曰：紫葳，一名武葳，一名凌霄。谓从底彻顶，秉木德自下而上之体用，合入少阳胆，厥阴肝。肝者将军之官，胆者中正之官，原具武威之政令故也。故主厥阴所司之胞胎，少阳所司之乳字。若寒热羸瘦即枢病，癥瘕崩闭，即阖病，与玄参功力似同而异，玄正子半，紫合寅申，及巳亥之各半，巳亥即厥阴水火之胞胎，寅申即少阳金木之乳字，参勘越人十有九难，则知太极判两仪而作胞胎，两仪生四象而成乳字意矣。

将军之官具威武，中正之官具政令，二官能胜其用，能尽其职矣。

白芷

毒家、痘疹家多用此，宁不寒心。

暖然齐春仁之洁，鼎新革故之象乎。

气味辛温，无毒。主女人漏下赤白，血闭，阴肿，寒热，风头❺，侵目泪出，

---

❶ 茜草根：此药诸本皆作“中品”，《本经》作“上品”。

❷ 丈：诸本同，《纲目》作“尺”。

❸ 数十：诸本同，《纲目》作“十余”。

❹ 萱花：诸本同，《纲目》作“牵牛花”。

❺ 风头：诸本同，《纲目》作“头风”。

长肌肤，润泽颜色❶，可作面脂。

核曰：所在有之，吴地尤多。近钱唐笕桥亦种莳矣。春生苗，叶叶对生，花白微黄。入伏后结子，立秋后苗枯。根长尺余，粗细不等，黄泽者为佳。修事：勿使四条一处生者，名丧公藤。又勿用马兰❷根。采得刮去皮，细锉，以黄精片等份，同蒸一伏时，晒干，去黄精用。近时用石灰蒸煮，及拌石灰暴晒，为不易蛀，并欲色白，不特失其本性，而燥烈之毒最深，用之无忽也。当归为之使。恶旋覆花，制雄黄、硫黄。

参曰：楚辞以芳草比君子，而言茝为多。茝，白芷也。一物多名。茝也，芷也，芳也，药也，虈也，苻蓠也，泽芬也。其取象于草木之芳泽者，无所不备矣。王逸云：行清洁者佩芳，白茝之属是也。具春生发陈之气，洁齐生物者也。合从青阳高明之上，一阴隐僻之下，对待污浊者，齐之以洁，如女子漏下赤白，血闭阴肿寒热。此一阴之下，血浊及气浊也。如风头侵目泪出，此青阳之上，气浊及血浊也。长肌肤，即洁肌肤浊，以气洁则气精于肌也。泽颜色，即洁颜色浊，以血洁则血华于色也。可作面脂，此不独饵可激浊，即肤受亦可表洁矣。

防己

辐不离车，全副凑合，乃能致远。

气味辛平，无毒。主风寒温疟，热气诸痫❸，除邪，利大小便。

核曰：出黔中、宜都、建平，不及汉中者良。故方书多称汉防己也。其茎如葛蔓延，茎梗甚嫩，苗叶小类牵牛。折其茎一头吹之，气从中贯，如木通。根外白内黄，中心有黄黑纹，作车辐解。若黑点木强者，不堪入药。别有一种，根作腥气而皮皱，上有丁足子者，木防己，性稍峻烈❹。修事：细锉。用车前草根相对蒸半日，晒干取用。殷孽为之使。杀雄黄毒。恶细辛。畏萆薢、女菀、卤咸。伏硝石。

先人云：防，防御；己，己土。此得水用，不令土有少犯，然性流离解散，当善驭之，则为通剂之巨擘。

参曰：防者障也，己者我也。我立则畛畦分矣。故绩平水土为独著，一曰解离，一曰石解，谓根文作车辐解，当以离丽解散为己任，七方之急方，十剂之通剂也。然其❺气平，故风寒湿热，四气咸宜，若温疟诸痫，乃阴阳舛错，严御其防，阴阳仍两间矣。

狗脊

气味苦平，无毒。主腰背强，关机缓急，周痹，寒湿膝痛，颇利老人。

核曰：出常山川谷，及太行山、淄、温、眉州山野间。茎细叶花，两两相对，似大叶蕨，及贯众叶，边有锯齿，面背皆光。根形如狗脊骨，凸凹巃嵸，金毛密布者是也。勿用透山根，其形状相似，只入顶苦不可饵。修治：火燎去毛，细锉，酒浸一夜，蒸之，从巳至申，取出晒干。先人云：狗脊绵韧，如筋如骨，味苦性坚，而叶对生，犹脊分两胁也。能强关机者，唯精与气，体用俱备故也。

参曰：此以功用立名，亦因形相类也。狗叩也，声有节，若叩物也；脊积

---

❶ 颜色：诸本同，《纲目》此二字无。
❷ 兰：诸本同，《证类》作“蔺”。
❸ 痫：诸本同，《本经》作“痫”。
❹ 性稍峻烈：四库本作“功用迥别”。
❺ 其：四库本作“具”。

也，积续骨节筋脉上下也。主肝肾体用，权衡形脏之关机者也。故治寒湿周痹，致关机缓急，为腰背强，及膝痛。颇利老人者，利老人之筋骨关机也。别录甄权。广关机不利于目，为目暗，不利于膀胱，失溺不节，及淋露，寒湿痹，及风虚，毒风腰强，及腰痛，膝痛，及脚弱软脚，伤中，及关节重，筋骨绝。若坚脊，即所以强肝肾，健筋骨，以利俯仰，少气，即关机失利之故也。济生方治冲任寒热，室女白带，此又广关机不利冲任与带。并可广阳维、阴维，阳跷、阴跷以及督与十二经脉经络之失利关机，则凡关机为病，与病及关机者，咸可因势而利导之。吴绶方，病后足肿，狗脊煎汤渍洗，此法金匮要略治百合病。百合煎汤洗之。百合病者，百脉之宗主为病，此筋骨脉络之关机为病也。以此推广，真不胜其用，唯在专司佐使者何如耳。

通　草

气味辛平，无毒。主除脾胃寒热，通利九窍血脉关节，令人不忘，去恶虫。

核曰：通草，即木通。泽、潞、汉中、江淮、湖南州郡皆有之。绕树蔓藤，大者经❶三五寸，每节二三枝，枝头五叶。夏末开花紫色，亦有白色者。实如木瓜而小，长三四寸，瓤白核黑，食之甘美。枝即通草，通理细孔，两头皆通，含取一头吹之，气出彼头，色黄白者良。黑褐色者，此商贾因其质轻易得，多置舡篷上，为雨旸所侵，以致形色腐黑，用之无力也。

参曰：黄中通理，故名通。草类藤蔓，仍名草。枝头五叶，长夏作花，味辛气平。脾之用药通剂也。故除脾胃寒热，塞而不通，并九窍血脉关节，悉为脾土所摄故也。去恶虫，令不忘，即通九窍血脉关节之征。经云：通因塞用，正此类也。

具此神通，则八万四千毛窍。有所闭塞。莫不令之开通。举九窍者，九窍为窍穴之总持耳，若关节血脉，又属身内之关津河道矣。

秦　艽

数犯此者，此字指生气言。

气味苦平，无毒。主寒热邪气，寒湿风痹，肢节痛，下水，利小便。

核曰：出飞鸟山谷，及甘松、龙洞、泾州、鄜州、岐州诸处。枝干高五六寸，叶婆娑如莴苣叶，茎梗俱青。六月开花紫色似葛花，当月结子。根黄色，长尺许，作罗纹交斜，其文左列者佳，右列者不堪入药，令人发脚气病也。修治：认取脚文左列者，拭去黄白毛，还元汤浸一宿，日干用。菖蒲为之使，恶❷牛乳。

先人云：人身直者为经，横者为络，络之下注者为孙❸。肌腠之邪，多从孙人❹，次薄于络，复溜于经，渐传腑脏。秦艽罗纹，错综如织，象形从治法也。

参曰：根有罗纹，左旋者入药，盖天道左旋，而人生气从之。经云：自古通天者生之本，天地之间，六合之内，其气九州九窍，五脏十二节皆通乎天气。数犯此者，则邪气伤人，内闭九窍，外壅肌肉，卫气散解，是以本经用治寒热邪气，或风寒湿痹，致骨节水道，反从地道右旋者，使顺天运，以转玉玑。别

---

❶ 经：诸本同，《纲目》引恭曰作“径”。

❷ 恶：诸本同，《纲目》引之才曰作“畏”。

❸ 孙：四库本作“係”，下句同。

❹ 人：四库本作“入”。

录诸家，用治转胞口噤，目暗耳鸣，即九窍内闭。用治痈疽黄疸，传尸骨蒸，即肌肉外壅。用治手足不遂，通身挛急，即卫气散解。设左右无别，天道逆矣。

栝楼根实

气味苦寒，无毒。主消渴，身热，烦满，大热，补虚，安中，续绝伤。

核曰：别名瑞雪，根即天花粉。出弘农、陕州者最胜，所在亦有之。三月生苗，引藤蔓叶，如甜瓜叶，而窄作叉❶，背面俱有白毛。六❷月开花，似壶芦花而浅黄色。结实在花下，大如拳，生时青碧如瓜，九月黄熟如柿，形有正圆长锐，功用并同。内有扁子，壳色褐，仁色绿，多脂，作青气。根直下生，年久者长数尺。秋后采者，结实有粉，他时便多筋络矣。修治其实，须分二种，圆黄皮厚蒂小者，宜阳人服；形长皮赤，蒂粗者，宜阴人服。并去壳皮、革膜，及脂。根亦取大二三围者，去皮，捣烂，以水澄粉。

先人云：《本经》主治不分根实。《别录》广实主胸痹，悦泽人面，似有根实之分。故《图经》另出根名天花粉，主烦满及消渴。烦满胸痹，皆胸部病。《释名》云：消渴，肾气不周于胸也。经云：烦满胸痛引背，胸痹也。病名虽异，因证则同，但所施略分轻重耳。即能周肾气于胸，亦属补虚安中，续绝伤功力耳。

参曰：形如包括之囊，实列重楼之象，举实该根，犹枸杞也。气味苦寒，逆治火热，体质濡润，逆治燥涸，或液燥涸，致热结聚，或热结聚，致液燥涸，遂成消渴烦满者，悉宜用。安中者，热却则中安，亦即所以补液之虚耳。故筋脉燥涸则绝伤，濡润则连续矣。根实功力，稍有异同，实主郁遏不能分解；根主散漫失于容平，靡不以热为因，以燥为证，顾天花瑞雪之名，则思过半矣。

百　合

用以气言，天道也；体以形言，地道也。

气味甘平，无毒。主邪气，腹胀，心痛，利大小便，补中，益气。

核曰：近道虽有，唯荆州山谷者良。二月生苗，一干特起，百叶环列，无旁枝，至杪作花，有二种，一丹黄色。间紫黑点，初开内拱如掬，次早外列如球，而不结子，别着叶蒂间，赤碧如贝，根微苦，顷亦转甜。一纯白如栀，连茎倾侧，花瓣六出，夜分作香，叶蒂间不着子，根肥而甘。此非异类，宜别雌雄，有子者雌，无子者雄。

参曰：百合，百瓣合成也。雌雄二种，雄主脏用，雌主脏体。俱入心主包络，心主百脉故也。腹满心痛，便不利，此夏气病脏之邪，百合力能益气，以补中虚，则邪无所容，从内以出，即夏大张布于外者，亦无内顾之虞矣。《金匮》云：百合病者，百脉一宗悉致其病也。即假药象，以着病形尔。盖心主为病，则时间时甚，故无常证可拟，象形从治法也。客曰：别录主入肺脏，悦皮毛，安脏腑，定权衡，此亦象形乎。颐曰：经云：肺朝百脉，输精皮毛，毛脉合精，行气于腑，腑精神明，留于四脏，气归权衡，权衡以平，气口成寸，一线穿成，不烦造作，此正象形也。

---

❶ 叉：原作“乂”，据冷本和《纲目》引弘景曰改。

❷ 六：诸本同，《纲目》引颂曰作“七”。

栀　子

气味苦寒，无毒。主五内邪气，胃中热气，面赤，酒疱皶鼻，白癞赤癞疮疡。

核曰：南方、西蜀皆有。木有高下，叶似李而硬厚。五月生花，芬香六出，即西域之薝卜也。夏秋结实如诃子，生青熟黄，中仁红色。修治须如雀脑，并长须九路赤色者为上。去皮取仁，同甘草水浸一宿，漉出焙干，捣筛为末，勿用大而长者，谓之伏尸，入药无力。先人云：栀子有色，故主色变。凡苦寒之物，能下能坚，唯栀子反使坚结者解而上出，火空则发之义也，故并作涌泄之剂。

参曰：白英六出，色香俱胜，体性轻浮，棱壳似介，合入手太阴，宣气四达者也。故主阳气郁结，致色变于色而标见于皮，及浸淫肤肉而疮疡癞瘢，此皆火热烁金，非此不能转热恼为清凉耳。五内邪气，胃中热气结而未实者，易于分解，已成燥坚者，非所宜矣。

素馨弥漫，即丽泽之化工，轻扬六出，宛滕六之飞舞，转炎敲为清肃者也。

秦　皮

气味苦，微寒，无毒。主风寒湿痹洗洗寒气，除热，目中青翳白膜。久服头不白，轻身。

核曰：出陕西州郡，及河阳。其木似檀，枝干皆青绿，叶细如匙，虚大不光。并无花实，皮上有白点，取皮渍水，色便青碧，作字亦青碧可观，不易落也。大戟为之使。恶吴茱萸。

参曰：木小岑高，木皮翠碧，甲木少阳胆，乙木厥阴肝药也。主俾通痹闭，寒热洗洗，此少阳之枢象。目中青翳白膜，此厥阴之阖象。缘肝开窍于目，其华在发，其荣在筋，故久服轻身，头不白耳。

亦可作少阳之用药，厥阴之体药也。具体及用，腑脏之全德耳。

芜　荑

气味辛平，无毒。主五内邪气，散皮肤骨节中淫淫温行毒，去三虫，化食。

核曰：出晋山川谷，及高丽、太原、河东、河西、延州、同州，近道亦有。生山中，似榆而小，叶圆而厚，其实早成，亦似榆荚，但气臭如犼[1]，作酱则香美。能杀虫，置物中亦辟蛀。有大小两种，小芜荑酝酱，气味尤辛；入药宜大芜荑，陈久者最良。

参曰：芜荑臭膻，山榆仁也。春取榆柳之火，谓先百木青，用逗春生之端耳。当入肝，以宣肝用，故主五内邪气，皮肤骨节中淫淫温行毒，此不从春生宣散故也。芜荑宣逗端倪，自下而上，使从外而内者，复自内而外焉。风入虫生，风宣虫去矣。设谷入不宣，安能开发上焦，宣五谷味，熏肤充身泽毛，若雾露之溉欤。故不独宣化谷味，且宣布水液者矣。

枳　实

气味苦寒，无毒。主大风在皮肤中，如麻豆苦痒，除寒热结，止痢，长肌肉，利五脏，益气，轻身。

核曰：橘逾淮而枳，故江北有枳无

---

[1] 犼：四库本作“独”。

橘，江南虽有枳，不及江北者，气全而力厚也。树如橘而小，叶如橙而刺。春作白花，至秋成实。九、十月采者，曰枳壳。修事用小麦麸拌炒，至麦麸黑色，去麸乃用。

参曰：枳以气胜，为剂之宣剂，而枳从只，只起语辞，亦语已辞，宣扬且宣摄矣。但枳实瓤核未判，性勇而速，枳壳瓤核已分，性详而疏，咸从居中之胃署，横遍身半已内已外之形层者也。故主大风在身半已外之皮肤，如麻豆苦痒，及寒热结在身半已内之腹肠，而滞下成利。若主南北之画界分经，以殊方域也。长肌肉轻身者，即宣扬谷味以充形脏。利五脏益气者，即宣摄谷精以安神脏，顾谷之精与味，莫不起于胃，而已于胃，旨哉只乎。

只具扬摄，方界南北，实性勇，壳性疏，中央分形层部署。扬摄别谷味谷精，经隧定起胃已胃，此灵素法也。

牛　黄❶

气味苦平，有小毒。主惊痫，寒热，热盛狂痉❷，除邪逐鬼。

核曰：出陇西及晋地，今莱、密、淄、青、嶲、戎诸州皆有。凡牛生黄，夜或有光❸，眼如血色，时复鸣吼，恐惧❹，以盆水置牛前，伺其吐出，乃喝迫之，即堕水中取得者。阴干百日，无令见日月兂❺，便❻如鸡子黄大，重叠可揭❼，若百千层，轻虚气香，色光明者佳。揩摩手甲，透甲❽者真。雷敩云：黄有四种，一喝迫而得者，曰生神黄；一杀死，从牛角得者，曰角中黄；一牛病死后，从心中剥得者曰心黄，初在心中，如黄浆❾汁，取得便投水中，沾水乃硬，如碎蒺藜，及豆瓣，与帝珠子者是也；一从肝胆中得者，曰肝黄、胆黄，皆不及生黄为贵。牦牛黄，坚而不香；又骆驼黄极易得，亦能相乱，不可不审也。修治：单捣细研如尘，绢裹定，更以黄牛嫩皮❿，裹悬井中一宿，去水三四尺，明早取用。人参为之使。得牡丹、菖蒲，利耳目。恶龙骨、龙胆、地黄、常山、蜚蠊黄嫩牛皮⓫、牛膝、干漆。

缪仲淳先生云：牛为土畜，得气血之精明，凝结为黄，犹人身之有内丹也。故牛生黄，则其身夜视有光，为世神物，诸药莫能及也。

先人云：坤为牛，黄为土，则黄是牛之本命元辰矣。其入肝胆，似云之从龙，风之从虎，不期然而然者。

参曰：牛土畜，在卦为坤，其色正黄。其理层叠，所谓黄中通理，厚德载物者也。故能敦土德用，资生草木。盖木必基土，以土为命，如惊痫寒热，狂痉邪鬼，虽从脾土转属，久则肝木体虚，反欲传克脾土矣。盖五行之理，失制则亢，亢则为害，害所胜耳，法当益土辅火。黄可入脾，苦可入心，心为肝子，子能助母实也。与金匮要略之治肝虚传脾，先补肝木，次及心脾之义相合。先

❶ 牛黄：此药诸本皆作“中品”，《本经》作“上品”。

❷ 痉：诸本同，《纲目》作“痓”。

❸ 夜或有光：诸本同，《本草图经》作“毛皮光泽”。

❹ 惧：诸本同，《本草图经》此字后作“人”。

❺ 兂：冷本作“光”，义长。

❻ 便：诸本同，《纲目》引颂曰作“一子”。

❼ 揭：诸本同，《纲目》引颂曰此字后作“折”。

❽ 甲：诸本同，《纲目》引颂曰此字后作“黄”。

❾ 浆：诸本同，《证类》作“酱”。

❿ 黄牛嫩皮：诸本同，《炮炙论》作“黄嫩牛皮”。

⓫ 黄嫩牛皮：四库本无此内容。

因于肝，故先补肝，此则唯从脾土转属，故只益脾土，次及心火，非从肝始，勿治肝耳。

《金匮要略》云：上工治未病。夫治未病者，见肝之病，知肝传脾；当先实❶脾；四季脾王不受邪，即勿补之。中工不晓相传，见肝之病，不解实脾，唯治肝也。夫肝之病，补用酸，助用焦苦，益用甘味之药调之。酸入肝，焦苦入心，甘入脾；脾能伤肾，肾气微弱，则水不行。水不行，则心火气盛则伤肺；肺被伤，则金气不行；金气不行，则肝气盛，则肝自愈，此治肝补脾之要妙也。肝虚则用此法，实则不在❷用之。详录以备参考。

神经本经中品四

蜜虫

气味咸寒，有毒。主心腹寒热洗洗，血积癥瘕，破坚，下血闭❸。

核曰：生川泽及沙中，人家墙壁下，土中湿处。大者寸余，无甲而有鳞。修治：十月采，曝干。

参曰：蜜虫，一名地鳖，形类鳖也。一名过街，逢申❹过街，立建以冲日破也。盖蜜者众多，掌除毒蛊，亦以功用诠名耳。是主寒热洗洗，致血积癥瘕者。冲其街舍，而破除之，故能破坚，下血闭。

羖羊角

气味咸温，无毒。主青盲，明目，杀疥虫，止寒泄，辟恶鬼，走虎狼，止惊悸。久服安心，益气，轻身。

核曰：羖本夏羊，生河西，色青黑，头小身大，毛长而柔，可以为羢，一名绵羊，其角为用最大。诗云：繇醉之言，俾在童羖，盖羖之美在角也。羖为角音，又为古音，诗以古与语，叶韵是矣。而音通于牯，故本草羖羊条，注称为羊之牯，犹兕音通于牸，称为犀之牸也。羖，羭也。羭色黑，为黑羝，为黑羷；羒❺色白，为白羝，为白羷。各有牝牡，但当以色为别。盖羊之有羒羭，亦犹木之有枌榆也。枌亦白，榆不能白。色白有辨之义，故皆从分，色黑有不辨之义，故皆从俞。又今榆者，北方有之，故古称榆塞，而江南有刺榆，无大榆，是南方于羊也，则有羒而无羭，于木也，则无榆而有枌，色相类，义相同也。羝，抵也。羝性好抵，故从❻羝，省字从抵，省音从低者，以羝先低其角，然后能抵突故也。羊，总名。羔，羊子。四月而乳，一岁三生，母既生子，子复生孙，孙又生子，易繁速计，莫捷于羊。其别有四，曰羜者，五月生羔也；曰羍者，六月生羔也；曰㸸者，七月生羔也；曰挑者，羊未卒岁也。释畜但载未成羊者为羜。郭氏云：俗呼五月羔为羜，盖谓羔已生及五月者尔。而说文称五月生羔，则似谓仲夏所生者矣。按齐民要术。称正月生羔为上种，十一月、十二月生者，次之。母视含重，肤躯充满，草虽枯，亦不羸瘦；母乳适尽，即得春草，是以极佳。八月、九月、十月生者，虽值秋肥，然比至冬暮，母乳已竭，春草未生，是故不佳。三月、四月生者，草虽茂美，而羔小未食，常饮热乳，所以亦恶。五

---

❶ 实：四库本作“入”。

❷ 在：四库本作“任”。

❸ 闭：诸本同，《本经》此字后作“生子大良”。

❹ 申：诸本同，《纲目》此字后作“日”。

❺ 羒：四库本作“粉”。

❻ 从：四库本作“以”，下句同。

月、六月、七月生者，两热相仍，恶中之甚，然则五月生者乃是不美，故古称肥羜，以速诸父，当是生及五月者尔。繁露云：凡贽卿用羔，羔有角而不用。类仁者，执之不鸣，杀之不嗥，类死义者。饮乳必跪其母，类知礼者，故以为贽。礼云：饰羔雁者，以缋以言，其德足以衣被，而又有文章也。字说云：羔从羊，从火。羊，火畜也。羔火在下，若火始然，可进而大也，故羔大曰羊，三岁曰牂。牂，小狠也。牂以乘而不随为臧，犅以乘而不逆为刚。盖牛之性顺，犅虽牡，而犹有顺性，故为乘而不逆也。羊之性狠，牂虽牝，而犹有狠性，故为乘而不随也。羊前逆，牛前顺，故羊宜驱，而牛宜牵；羊善群，每成群，必以一群为主，举群听之，谓之压群；羊善斗，斗羊表云：臣闻勇士冠鸡，武夫戴鹖，推群举类，获此斗羊，远主越巂，蓄情刚决，敌不避强，战不顾死，虽为微物，志不可铿，效奇灵囿，角力天场，却鼓怒以作气，前踯躅以奋击，趺若奔云之交触，碎如转石之相叩，裂骨赌胜，溅血争雄，敢毅见而冲冠，鸷狠闻而击节，冀将少助明主，市骏骨，揖怒蛙之意也。若使羊能言，必将曰，若❶斗不解，立有死者。所赖至仁无残，量力取劝焉。羊畏露，牧之者，宜晚出而早归也。羊恶湿喜燥，食钩吻而肥，食仙茅而肪，食仙灵脾而淫，食羊踯躅而死。羊宜黍，黍火谷。羊火畜，故羊宜黍也。其目无神，其肠九萦，其力在尾，其角下蹄，角之不齐者曰觤音轨。角有三觠音卷者曰羷音敛。绝有健力者曰奋。种类甚多，入药只以青色羖羊为胜，次则乌羊，其羦羺羊，及虏中无角羊，止可啖食乳髓，则肥好也。羖羊，亦有褐色、黑色、白色者，毛长尺余，亦谓之羖䍽羊。北人驱引大羊，则以此羊为首，名曰羊头。河东亦有羖䍽羊，性尤狠健，毛长而厚，入药亦佳。如羖䍽驱至南方，则筋力自劳损，安能补益于人。今南方诸羊，多食野草、毒草，故味薄而易发疾，惟淮南州郡，或有佳者。可亚北羊，北羊至南日久，尚不中食，水土使然耳。生江南者为吴羊，头身相等，毛短肉瘦，供馔犹易发疾，入药更无效矣。羖羊之角，可以占灼，契丹谓之羊卜，其皮极薄，南番以书字，吴人以画彩为灯，毛可制笔，角作琉璃，蹄骨须涎，咸成药用，独美在角。专精者，牝羖之角也。盖兑为羊，兑，少女也，以柔包❷刚，物各从类，功力始备耳。兔丝为之使。焚角走虎狼，角灰能缩贺。贺，锡也。

参曰：羊性好抵，羊力在尾，此交任于间，会督于巅，是以抵突用角，精专之美在角也。离为火，为羊，为目，在天为热，在脏为心，心脏血脉之气也，故羊为火畜，功主青盲。诸脉属目，目得血而能视也。寒泄为对待，惊悸为体虚，痛痒疮疡，咸归心火耳。辟恶鬼，为生阳死❸死阴。走虎狼，为火行烁金兽。久服者体用俱备，绝有力奋矣。

白茅

气味甘寒，无毒。主劳伤虚羸，补中，益气，除瘀血血闭，寒热，利小便。

核曰：出楚地山谷，及田野，所在亦有。春生苗。布地如针，俗呼茅针。三四月开花作穗，茸白如絮，随结细子。至秋乃枯，根名茹。易曰拔茅连茹，以

---

❶ 若：四库本作“苦”。
❷ 包：四库本作“色”。
❸ 死：四库本此字无。

其汇，故其根牵连长冗，经寸成节，柔白如筋，甘甜如蔗，用以造饴，清滑可口也。根荄至秋，夜分时有青光，腐则化萤火，茅可苫盖，及供祭祀苞苴之用，名曰茅丝。诗云：昼尔于茅，宵尔索綯，言谷❶人日，力不足取茅于昼，而夜以继之，故以为丝事方息，而麻事寻兴，野功既讫，而宫功随至，藏蔬于其秋，以助不给之冬，索绹于其夜，以补不足之昼。《列子》云：因以为波流，因以为茅靡。茅靡，稊也。稊，茅之始生也。诗云：手如柔荑，荑稊一也。《相经》云：筋不束体，血不华色，手无春荑之柔，发有寒蓬之悴，此盖形之下矣。故劲强短促者，另成他类。别有只生山谷。入秋放花如荻，实尖黑，长分许，粘衣刺人者，菅也。又有茎端开叶，茎上有粉，根头有毛者，黄菅也。又有生湖南，及江淮间，叶脊三棱，臭如蒲草，可以包藉缩酒者，菁也。又有丛生如芦，叶大如蒲，高六七尺者，芒也。根都劲促，不堪药用。

参曰：茅之为物薄，而用可重也。体柔而性直，故先王用之以藉。易曰：藉用白毛，无咎，象曰柔在下也。盖兑金在上，巽❷柔在下，而柔丽乎中，慎斯术也以往，其无所失矣。诚阳中之阴，入手太阴肺，中见阳明中治法，以行营卫阴阳者也。盖太阴肺，其始从中焦，明丽于内，慎斯于中，布气以往，斯无所失，是以补中，气乃益，劳乃复，伤乃续，虚乃实，羸乃充。以及除瘀血闭，寒热便利，咸成布往之功力休征尔。别录广利便，及五淋，瘀血，及崩中，劳伤虚羸，及强筋坚骨，肥肌致腠。大明广血闭，及月水不匀，血脉淋沥。肘后咀嚼茅根，辟谷不死，亦广补中益气尔。庞安常主温病伏热在内，令胸满呕哕，属大下协热所致。茅根建立中央，葛根起亟阴气，更广仲景先生葛根汤法，从中布气，从肌解散尔。肘后疗虚后水肿，为命门火衰，肾虚水泛，赤小豆主肾水之心谷，藉茅根之明丽，釜底燃薪，吸呼肺气，营卫乃将，水道乃行也。若黄胆、谷胆、劳疸、黄汗、石水、色变于色，标见于皮者，猪为水畜，君以茅根，亦广肘后治水方法，但前方偏于向右，此更兼于从左。若千金解中酒毒，恐烂脏腑者，饮茅根汁，以涤中焦，还须佐以葛花，想更神异。若卒中五尸，致损生阳之属，为腹痛胀急不得息，上冲心胸，旁攻两胁，若魂礧然，牵引涌动尸鬼为害者，利以坚金，烧以茅火，追穷寻逐，令生阳以死❸死阴，壮百骸以转中气，助中气以起百骸，饵食肤受，罔不有功，藉用白茅，何咎之有，慎之至也。

紫菀

气味苦温，无毒。主咳逆上气，胸中寒热结气，去蛊毒、痿躄❹，安五脏。

核曰：出汉中、房陵山谷，及真定、邯郸，近道亦有。三、四月布地生苗，其叶二四相连，五、六月开黄白紫花，根极柔润，色紫作节，宛若蕤缨之下垂也。白色者，即女菀，一名白菀。今人多以车前，及旋覆根，赤土染过伪充，不可不慎。修事：去须、头及土，东流水洗净，蜜浸一宿，至明，拴火上焙干。款冬花❺为之使。恶天雄、瞿麦、藁本、雷丸、远志，畏茵陈。

---

❶ 谷：四库本作“农”。
❷ 巽：四库本作“𢁉”。
❸ 死：四库本作“生”。
❹ 躄：诸本同，《本经》作“蹶”，下同。
❺ 款冬花：四库本作“款冬”。

先人云：诗曰[1]，菀彼柔桑，盖言茂也[2]，故治郁结。当有五色，取色紫、味苦者，以治胸中寒热结气。胸中，肺部也。肺中有火，外发而为痿躄，内郁而为咳喘，及肺热叶焦，致五脏不安者。用其色以行肺用，用其气以散肺结，用其味以顺火性，倘无结气而用之[3]。过泄肺气矣。

参曰：菀，郁也。解肺金郁以成名也。胸为肺部，寒热气结在中，致蛊毒、脏不安。上见咳逆，下见痿蹶，菀从结心。解即分散，表解便利为外征。经云：金郁则泄之，解表利小水也。观息奔，及小便卒不得出，其义自见。设中虚，或肺金体衰者，宜斟酌投之。

解从结心，如表解为上为下之分散；便利为下为内之分散；息奔为上为外之分散[4]；小便卒不得出，为下为内之结象也。当虚其实，毋虚其虚。

赤火刑金，紫则水火合璧，故转行金用，火金水三缘交会，同一支派矣。然太阴开，结则阖，非含火大种子者，亦不转阖仍开耳[5]。

瞿 麦

气味苦寒，无毒。主关格，诸癃结，小便不通，出刺，决痈肿，明目，去翳，破胎堕子，下闭血。

核曰：瞿麦，即洛阳花萼，云石竹，及剪秋罗者谬矣。所在有之。茎细有节，高一二尺，叶似石竹，又似地肤，稍巅开花，有红、紫、粉、蓝、斑斓数色，结实如燕麦，内子紫黑而扁，只用萼壳，不用茎叶，一时同使，令人气噎，及小便不禁也。修事：以苦竹沥浸一伏时，取出晒干用。蘘草、牡丹为之使。恶螵蛸。伏丹砂。

参曰：瞿，戟属。四矛为瞿。又四达为瞿。亦鹰隼之视为瞿也。麦者，实囊形相似尔。主明目去翳者，取鹰隼之能视；去刺决痈肿，破胎堕子者，取戈矛之四出；治关格诸癃结，小便不利，下闭血者，取四达之通瞿，通因塞用，急方之通剂也。但气味苦寒，设非火热为本因，反成箪瓢之臞耳。

贝 母

阴阳左右，各十有二，两边分解者，各得其平，丹龙精仅独粒，则左难右难矣。

气味辛平，无毒。主伤寒烦热，淋沥，邪气，疝瘕，喉痹，乳难，金疮，风痉。

核曰：贝母，一名勤母、空草、苦菜、苦花。出晋地、润州者最佳。今河中、江陵、郢、寿、随、郑、蔡、滁诸州亦有之。二月生苗，叶随苗出，如荞麦状，茎叶并青。七月开花，碧绿色，形如百合[6]，斜悬向下，上有红脉，若似人肺。八月采根，根有瓣子，黄白色，如聚贝子。一种叶如瓜蒌而细小，子在根下，如芋子，正白色，连累相着而可分解。一种叶如韭而花色白，根子亦作两瓣也。修治：先于柳木灰中炮黄，擘去口中米许大心，再拌糯米同炒，俟米黄，去米用。勿用独粒，不作两瓣者，号丹龙精，误服令人筋脉永不收，唯黄精、小蓝汁服之可立解。厚朴、白薇为之使。恶桃花。畏秦艽、莽草、矾石。反乌头。先人云：形如聚贝，独贵其母，

---

[1] 云：诗曰：四库本作“博議云”。

[2] 菀彼柔桑，盖言茂也：四库本作“菀古郁字”。

[3] 之：四库本此字后作“未免”。

[4] 分散：四库本作“结象”。

[5] 赤火刑金……亦不转阖仍开耳：冷本此段在“解从结心”之前。

[6] 百合：诸本同，《本草图经》作“鼓子花”。

若用空解，肺肝可施。

参曰，虽有多种，但苗叶别异，萼悉上昂，花悉下垂，此开机互阖，阖机互开，少阳胆之枢药也。根形如贝，色白味辛，以金为用，肝之肺药，肺之肝药也。以太阴肺主开，厥阴肝主阖，靡不取决于少阳胆主枢者。如伤寒烦热，喉痹风痉，乃开机反阖，不能转开；如淋沥，乃开机反折，不能互阖；如乳难，乃不能为开；如金疮，乃不能为阖；如疝瘕，乃不能为开为阖也。贝母功力，能使阖者开，开者阖，阖折不能互开者，能使之互开；开折不能互阖者，能使之互阖；不能阖者，能顺其阖；不能开者，能顺其开；不能为开为阖者，能顺其为开为阖也。盖开与阖，莫不取决于枢，以为开阖故尔。

萼主垂而昂，花主昂而垂，此阴阳颠倒象，金木互交机也。其使之互交，令之颠倒者，谁主之耶。

女菀

气味辛温，无毒。主风寒洗洗，霍乱，泄痢，肠鸣，上下无常处，惊痫，寒热百疾。

核曰：女菀，即白菀。与紫菀同类，紫白虽异，生成则一也。畏卤咸。

参曰：白菀与紫菀功用，似同而异，紫主寒热气结在中，致病上中及下；白主风寒寒热，气结在枢，亦病上中及下，兼见内外开阖之象，故上下无常，内外不定，菀从结枢，解即分散，则呕逆自开，泄痢自阖，惊痫自平，寒热自除矣。并偏于从枢解表，从枢利小水也。虽非金郁，设舍假泄金郁之法，亦难以从枢分解耳。

黄芩

气味苦平，无毒。主诸热黄疸，肠澼泄痢，逐水，下血闭，恶疮，疽蚀，火疡。

核曰：出川蜀，及河东、陕西，近道亦有。二月生苗，茎干粗如筋[1]子，中空外方，叶色黄赤，四四作丛而起，花色紫，实色黑，根色黄。一种独茎者，其叶细长而青，两两相对，花、实、根色则一也。曰子芩根圆；曰条芩，即小根之内实者；破者曰宿芩、曰片芩，即大根之内虚者，其腹皆烂，故有腐肠、妒妇诸名，谓妒妇心黯，芩腹心黑也。山茱萸、龙骨为之使。恶葱实，畏丹砂、牡丹、藜芦。得厚朴、黄连止腹痛；得五味子[2]、牡蛎令人有子；得黄芪、白蔹、赤小豆疗鼠瘘。

先人云：病从内实为证，诸热为因者，对待能空之芩，则内无实。内无实，则无诸热之因矣。

参曰：黄芩一曰腐肠，一曰内虚，有黄离之象。柔得乎中，体虚而用实也。荄中腐，乃腐化耳。故主腹肠诸热，实满于中，为黄疸澼痢，水停血闭失于腐化，反现腐败者，对待治之。恶疮、疽蚀、火疡，实者虚之，热者平之，若厚肠腹，并厚肌肉矣。

萆薢

气味苦平，无毒。主腰脊[3]痛强，骨节风，寒湿周痹，恶疮不瘳，热气。

---

[1] 筋：诸本同，《本草图经》作“箸”，义长。

[2] 子：诸本同，《纲目》引之才曰此字后作“牡蒙”。

[3] 脊：诸本同，《本经》作“背”。

核曰：萆薢，一名赤节，一名百枝。出真定山谷，及河、峡[1]、汴东、荆、蜀诸郡。作蔓生，苗叶俱青。叶有三叉，似山薯叶，又似绿豆叶。花有红、黄、白数种，亦有无花结白子者。根黄白多节。三指许大。大者如商陆，茎有刺者，根白实；无刺者，根虚软，软者入药最胜。一种叶似荞麦，子作三棱，根如山薯而体硬。市肆皆以土茯苓为萆薢，又以萆薢为狗脊者，误矣。薏苡为之使。畏葵根、大黄、茈胡、前胡[2]。先人云：根多枝节，故一名赤节。主关节之疾，甚相当也。顾萆薢之名，更宜于身之下矣。

参曰：萆，覆蔽也；薢，解脱也。风寒湿相合成周痹，覆蔽经脉骨节之外，致腰脊骨节强痛，及恶疮不瘳热气，力可使之解脱。与狗脊功力似同而异，狗脊主关机失利于内，致筋脉劲强于外；萆薢主经脉劲强于外，致关机失利于内。虽咸从脾生，内外之情迥别耳。

天地解而雷雨作，雷雨作而百果草木皆甲拆，萌蘖自内，解孚从外也。雷公炮炙论序，一名竹木，亦以其有节也。主治漩多，漩多，即白浊，此风痺客脬，下焦失于决渎耳，力能通而解之，宜身之下，于此可见。

猪 苓

气味甘平，无毒。主痎疟，解毒，蛊疰不祥，利水道。久服轻身耐老。

核曰：所在有之。枫树苓也，皮黑肉白，坚实者佳。修事：铜刀刮去粗黑皮，东流水浸一夜，至明取出，细切，再以升麻叶对蒸一日，去叶，晒干用。先人云：通利水道，原当先开玄府，斯上下通调，水始有用。

参曰：木之有余于气与脂者，唯松与枫焉。松则兼气与脂而咸有余；枫则余气为苓，不复余脂为香矣。余脂为香，不复余气为苓矣。顾苓与香，各禀气与脂之体与用也。苓曰猪苓，形相似耳，猪为水畜，苓即木令。自上而下者，使之自下而上；自下而上者，使之自上而下。痎疟则金郁，蛊疰则土郁，癃闭则水郁，水郁则折之，土郁则夺之，金郁则泄之，苓则兼而有之，转气化之机衡故尔。

世知行水，未知折水，并夺土泄金。

茈 胡[3]

气味苦平，无毒。主心腹肠胃中结气，饮食积聚，寒热邪气，推陈致新。久服轻身、明目益精。

核曰：出弘农川谷，及冤句，今关陕、江湖近道皆有，以银州者为胜。银州，今宁夏卫也。十一月根竹白蒻，香美可食。二月苗长，茎青紫，微有白[4]线，颇坚硬，叶似竹叶而稍紧小，亦有似邪蒿者，亦有似麦门冬叶而短者。七月开黄花，根淡紫[5]色，似前胡而强。唯丹州者，结青子，与他处不同。其根似芦，头有赤毛如鼠尾，独窠而长者佳。银州者，根长尺许，微白而软，不易得也。修治：去须，及头，银刀削去赤色薄皮少许，粗布拭净，勿令犯火，力便无效。

先人云：茈胡禀少阳之气，动于子

---

❶ 峡：诸本同，《纲目》引颂曰作“陕”。

❷ 胡：诸本同，《纲目》引之才曰此字后作“牡蛎”。

❸ 茈胡：此药诸本皆作“中品”，《本经》作“上品”。

❹ 白：诸本同，《本草图经》作“细”。

❺ 紫：诸本同，《本草图经》作“赤”。

而发于寅，故得从坚凝闭密之地，正中直达，万化为之一新。

参曰：凝极阳复之时，而香孕柔茁，体用之元始具矣。根即茈胡，一曰地熏。雷公云：银州生处，多有绿鹤、白鹤于此飞翔，谓香气直上云霄，故曰地熏。盖生值一阳元始，及气用功力，当入少阳，宣甲胆气用，自下而上，以奉春升之发陈。发陈即所以致新也。是以能升则具出，能出则具平矣。故味禀夏火之苦，气兼长夏之平。虽曰一阳，实含全体，不独自下而上，且可自内而外。如不能自下而上，则不得从内而外者宜矣。如已能自下而上，不能从内而外者，非所宜也。如寒热邪气，及饮食结积心腹肠胃中者，此陈也。若胡之囊物，而非所以成酝酿宣布转输决渎之府器也。茈谐此，此为彼对，亦即对待法也。会此枢机，种种功力，可类推矣。

胃府曰器，三焦曰名，寄临于此，受盛、腐化、决渎，三者，三焦所司之职乎。

地 榆

气味辛❶苦微寒，无毒。主妇人乳产痓❷痛，七伤，带下，五漏❸，止痛，止汗，除恶肉，疗金疮。

核曰：生平原川泽。三月宿根布地作苗，独茎直上，高三四尺，对分出青色叶，似榆叶稍狭，细而长，边有锯齿。七月开花如椹，根似柳，外黑内红。根可酿酒，道方以之烧灰煮石。得发良。恶麦门冬，伏丹砂、雄、硫。

参曰：地，坤道也，至柔而动也刚，煮石成糜，足征刚而动矣。榆从俞，俞者，空中木，若舟楫之利，以济不通，故主脉道壅塞，致营血不能分流经隧，而为带下，五漏，乳产，汗出，种种证形，若乘木之有功也。

不但作舟楫，亦可作车乘，咸乘木之有功也。

合 欢

气味甘平，无毒。主安五脏，和❹心志，令人欢乐无忧。久服轻身，明目，得所欲。

核曰：生豫州山谷，及益州、汴雒，所在山谷亦有。植之庭除，令人不忿。嵇康养生论云：合欢蠲忿，萱草忘忧。古今注云：欲蠲人忿，赠以青裳。青裳，合欢也，越人谓之乌赖树，金光明经谓之尸利洒树，俗谓之萌葛树也。干似梧桐，枝甚柔弱。叶如皂角，细而繁密，互相交结，每一风来，辄自相解，了不相牵。五月发花红白，上有丝茸。秋实作荚，子极纤薄。收采皮叶，不拘时月。修治其皮，削去粗皮，缓火焙炒。先人云：阳动而开，阴静而合，此至和，此至安也。动而能静，开而必合，此方至和，此方至安也。若动不能开，静不能合，与动不能静，开不能合，斯不和，斯不安矣。合欢昼而阳舒，夜而阴合，静时交结，动不相牵，开合动静，咸得所欲，是得阴阳之正，既安且和，人心如此，何忿不蠲。

参曰：昼开夜合，以昼夜为呼吸者也。当安心肺之阳，肾肝之阴，并安中州，滋培后天者欤。和心志欢乐无忧者，以脏安则神安，神安则志溢，志溢则无恐惧忧悲矣。俨似卫气之出入，亦可安

❶ 辛：诸本同，《本经》此字无。
❷ 痓：诸本同，《本经》作“痉”。
❸ 五漏：诸本同，《本经》此二字无。
❹ 和：诸本同，《本经》作“利”。

卫气之昼出于阳，夜入于阴。更安营气之周行经隧，镇定中州故也。息同天地，故久服轻身明目，皆得所欲。

呼出心与肺，吸入肾与肝。呼吸之间，脾受谷味，其脉在中。脾者，中州也。

惟脏安心和，故欢乐无忧。惟欢乐无忧，久之自身轻目明，而欲得矣。盖气郁闷则重滞，乐则飞扬而轻也。肝屈抑则目昏，乐则开爽而明也。心愁虑，则不能如意，乐则从心所欲，无弗得也。

秦　椒

含蓄者，自然酝藉；发露者，自然浅薄。

气味辛温，无[❶]毒。主除风邪气，温中，去寒痹，坚齿发，明目。久服轻身，好颜色，耐老，增年，通神。

核曰：秦椒花椒也。始产于秦，今处处有之，极易繁衍。其叶对生，尖而有刺。四月生细花。五月结青实，熟则红赤，大于蜀椒，其目不及蜀椒之光且黑也。恶瓜蒌、防葵，畏雄黄。

参曰：椒分秦、蜀者，不惟方域异。大小牝牡有别也。秦地者，开花结实、实大于牡；蜀地者，无花作实，实小于牝，其色馨气味，精胜实肤，与温中通痹，主司形气则一也。但无花者，性深邃，力从内骨。横遍肤表，主益气而归肺。有花者，性舒徐，力从中脏，横遍皮毛，明目窍，坚骨余，主通神而归心为别异耳。盖中脏通乎神，故久服轻身，好颜色，耐老增年，通神也。

蘗　木[❷]

气味苦寒，无毒。主五脏肠胃中积热，黄疸肠痔，止泄痢，女子漏下赤白，阴伤蚀疮。

核曰：出汉中山谷，及永昌、邵陵、山东诸处，今唯蜀中者皮厚色深为佳。树高数丈，叶似吴茱萸，又似紫椿，经冬不凋。皮外黄白，其里正黄，其根结块如松下茯苓，故根名桓檀[❸]。修治：削去粗皮，生蜜浸半日，取出晒干，再以蜜涂，文武火炙令蜜尽为度。每蘗皮五两，用蜜三两。恶干漆，伏硫黄。

先人云：黄本土色，可及五脏肠胃之科。苦寒相结，能解热结致疾之本。故本经主治热结两字为因，疸痔诸疾为证，五脏肠胃，皆部署也。

参曰：树高根结，经冬不凋，味大苦，气大寒，禀太阳高广之象，得太阳寒水之化，以待极阴中见之热，此秉土制为用，所以防水也。如是则气专力备，解五脏肠胃中缘热为因，致疸痔泄漏，阴伤蚀疮，种种证形，热解则清而愈矣。设散漫流注之火热，所当避忌，如火实类结，亦可假用火空则发之义耳。

蘗木高，蘗根结，而专精者皮，则皮具全木之体与用矣。

厚　朴

气味苦温，无毒。主中风，伤寒，头痛，寒热，惊悸，气血痹，死肌，去三虫。

核曰：出交趾、冤句，及雒阳、陕西、江淮、湖南、川蜀山谷亦有之。近以建平、宜都，及梓州、龙州者为上。木高三四丈，径一二尺，叶似槲叶，四季不凋。五六月开花红色，结实如冬青

❶ 无：诸本同，《别录》和《纲目》作“有”。

❷ 蘗木：此药诸本皆作“中品”，《本经》作“上品”。

❸ 桓檀：诸本同，《纲目》作“檀桓”。

子，生青熟红，实中有核，味颇甘美。木皮鳞皱，以肉厚色紫多液者，入药最良。修治：刮去粗皮，每斤用生姜汁八两，炙尽为度，若入丸散，用乳酥四两炙之。干姜为之使，恶泽泻、硝石、寒水石。忌豆，食之动气。

先人云：厚为坤土之德，赤有离明之象，名之曰朴，犹未离乎木也。又云：苦是心火之味，温是心火之性，紫是心火之色，使之以姜，通神明也。

参曰：朴，皮也。以皮表木者，谓专精在皮，若所爱在外，敦厚以从朴也。气味苦温，色性赤烈，备火木之体与用者，盖火自木袭，从内而外，以司夏出横遍之令。故主寒风劲敛向内，而为头痛寒热，若惊则风扬，致令气上，悸则寒抑，致令气冲，或寒风合痹气血，外现死肌，内伏三虫者，俾之使通，即从内而外，以行夏出横遍之令耳。

梅实

气味酸平[1]，无毒。主下气，除热烦满，安心，止肢体痛，偏枯不仁，死肌，去[2]黑痣、恶肉。

核曰：梅叶皆似杏，叶端有尖，先春而花，凌霜傲雪，清芬袭人。其子青赤者，其材坚；其子青白者，其材脆。品类极繁，江梅遗核野生，不经栽接者，名直脚梅，凡山谷水滨，及荒凉迥绝之处，皆此本也。花小而疏瘦有韵、香烈实小而硬。早梅冬至前开，故得早名，要非风土之正。消梅其实圆小多液，惟堪青啖。古梅枝干樛曲，苍藓鳞封，苔须缀枝，几长数寸，绿丝风扬，飘飘拂人。重叶梅，花瓣数层，如小白莲，花房独出，结实多双，尤为瑰异。又绿萼梅、朱梅、百叶缃梅、鸳鸯梅、檀香、玉蝶诸品，皆堪清玩。若大庾岭梅，南枝已落，北枝方开，寒燠异土，迟早顿殊。入药以野生，及未经就接者为贵。修事乌梅，取青梅篮盛，置于突上熏黑。若以稻灰淋汁润蒸，则肥泽不蠹。白梅，取青梅盐汁渍之，日晒夜浸、十日成矣，久乃生霜。

参曰：梅，昧也。爽旦微明，春生之象也。先春而华，吸冰雪以自濡。色青味酸，入厥阴肝，肝色青，肝味酸故也。故主吮泄肾液，以润筋膜。经云：味过于酸，肝气已津，谭说酢梅，口中酸出，吮泄之力可征矣。是以对待水液焦涸，致热烦满闷，及上气令心不安，与偏枯不仁、致肢体痛，及死肌恶肉，青黑痣者，咸可濡以润之，藉子母更相生耳。

吴茱萸

气味辛温，有小毒。主温中，下气，止痛，除湿血痹，逐风邪，开腠理，咳逆，寒热，杀三虫[3]。

核曰：所在有之，江浙、蜀汉尤多，闽中者最胜。木高丈许，皮色青绿，枝柔而肥，叶长而皱，似椿叶，阔厚色紫。三月梢头开红紫色花，七八月结实，累累成簇而无核，嫩时微黄，熟则深赤。一种粒大，一种粒小，小者入药。修事：去叶梗，每十两，用盐二两，投四斗东流水中，分作百度洗之，自然无涎，日干之，入丸散者。每十两，用醋一镒，煮三十沸，后入茱萸，熬干用。蓼实为

---

[1] 酸平：诸本同，《纲目》作“酸温平涩”。
[2] 去：诸本同，《本经》此字后作“青”。
[3] 杀三虫：诸本同，《本经》作“根杀三虫”。

之使。恶丹参、硝石、白垩，畏紫石英。

参曰：茱者，火胎于木；萸者，乙胎于甲；吴其产也。故主寒中，其进甚锐，除逐痹闭，其退甚速。开发上焦，宣五谷味，熏肤充身泽毛，若雾露之溉，阳生气分之良剂也。故气下者自上，咳逆者自平，痹闭成虫者自杀矣。设中热人所当避忌，形寒饮冷者，为效颇捷。佐以黄连，用治淡阴，两得之矣。

第六帙

钱唐后学卢之颐子繇父　核　参

神农本经中品五

海螵蛸

气味咸，微温，无毒。主女子赤白漏下，经汁血闭，阴蚀肿痛，寒热，癥瘕，无子。

核曰：近海州郡皆有。九月寒乌入水所化，越小满，则形小矣。形若革囊，口在腹下，八足聚生口旁，无鳞有须，两须如带甚长，设遇风波，即以须下碇，或粘作缆，故名缆鱼，能吸波噀墨，令水溷黑以自卫也。《南越志》云：性反嗜乌，每自浮水上，飞鸟见之，以为死而啄之，乃卷取入水而食之，因名乌贼，转为乌之贼害也。故腹中血及胆，正黑如墨，可以书字，但逾年则迹灭，惟存空纸尔。世言乌鲗怀墨而知礼，谓之海若白事小吏也。外皮亦黑，内肉则白，背上只有一骨，形如樗蒲子而稍长，两头尖，色洁白，质轻脆，重重有纹，宛如通草，纹顺者为真，纹横者沙鱼骨也。修事：以血卤作水浸之，并煮一伏时，取出，掘一土坑，烧通红色，入螵蛸在内，经宿取出，其效加倍也。恶白及、白蔹、附子，能淡盐，伏硇、缩银。

参曰：背骨奇而无枝节，名曰螵蛸，形相似耳。上表坚薄如介，里理轻脆而通，盖维持者督，阖辟者任也。其口以腹，则其息以胎矣。吸波噀墨以自卫者，此即藏精起亟，阳以阴为用，卫转营为卫耳。主女子赤白漏下经汁者，辟者阖之也。血闭阴蚀肿痛，寒热癥瘕无子者，阖者辟之也。别录诸家，用治男子惊痫、痎疟、吐衄、热中、疮脓、痘疹。《内经》用治血枯，得之少年时，有所大脱血，或醉以入房，致中气竭，肝血伤，月事衰少，不以时至者，当病胸胁支满，妨于食，病至则先闻腥臊臭，出清液，先唾血，四肢清，目眩，时时前后血，病名曰血枯。佐以芦茹，和以雀卵，饮以鲍鱼汁，所以利肠中，及益肝血也，悉属营任之变眚，故相宜耳。

月事衰少，在女子即月事不以时下，在男子即精气不以时溢泻矣。

海藻

生浅水者，叶细钟水液之气浅；生深水者，叶大钟水液之气深。

气味苦咸[1]寒，无毒。主瘿瘤结气，散颈下硬核痛，痈肿，癥瘕坚气，腹中上下雷鸣，下十二水肿。

核曰：出东海海岛。有大小二种：小者，名马尾藻，生浅水中，宛如马尾；大者，名大叶藻，生深水中，叶大如藻。海人以绳系腰，投水取之。五月后，不可取，恐大鱼伤人也。修事：用生乌豆，

[1] 咸：诸本同，《本经》此字无。

紫背天葵，同煮一伏时，日干用。反甘草。

参曰：海藻生海中，横陈于水，若藻濯然。一名薚，海中之水藻也。一名罗，水草之有文也。一名纶，生浅水而叶细。一名组，生深水而叶大。《尔雅》云：纶似纶，组似组，东海有之，正谓二藻也。盖海，晦也。主承秽浊，水黑如晦也。藻善条畅，不以晦浊碍衍漾，故主经络肉理，有失次第浅深，致气结成瘿瘤，及颈下硬核，或气坚成癥瘕痈肿，及腹中上下雷鸣，亦咸以软之，坚结自释矣。十二经水，皆止而盈，海纳百川，止而不盈，尾闾泄之是也。

淫羊藿

读此真可信，夫人死为羊，羊死为人，否则胡同业相感如此。

两手相摩，中有暖出，淫为因火为果，理固然矣。

气味辛寒，无毒。主阴痿绝阳❶，茎中痛，利小便，益气力，强志。

核曰：出上郡阳山山谷，江东、陕西、泰山、汉中、湖湘间皆有。一根数茎，茎细颇坚，高二三❷尺，一茎三桠，一桠三叶，长二三寸，如豆藿，叶如杏叶，面光背淡，边有细齿，薄而有刺。四月开花白色，亦有紫色者。碎小独头，经冬不凋，根似黄连，色紫多须，即仙灵脾也。景曰：西川北部，有兽曰淫羊，与山羊无异，日群百遍，盖食此藿所致也。羊食之而淫，故曰淫羊，若以为川北有淫羊似乎曲为之解矣。又名仙灵脾，当是取其益气力，强志而名之耳。修治：取生处不闻水声者乃良，以夹刀夹去叶之四畔花枝，每斤用羊脂四两拌炒，待脂尽为度。薯蓣、紫芝为之使。得酒良。

参曰：羊性善群，淫羊功力相似，藿则以形举也。茎高二三尺，细紧劲直，经冬不凋，可想见其作用矣。一茎三桠，一桠三叶，具巽木生成之数，助长厥阴之用，坚固淫业者也。但不可久服，以有余于用，不足于体，令人无子故也。

青蒿❸

气味苦寒，无毒。主疥瘙痂痒恶疮，杀虱，治留热在骨节间，明目。

核曰：生华阴川泽，所在有之。得春最早，望春便发。茎如指肥，叶极纤细，色并青翠，似茵陈蒿而背不白。至夏渐高五六尺许，秋深开细淡黄花，花下结子如粟米，茎柔韧，根白硬，苗叶花实，并芬芳特胜，功力亦相若也。笔谈云：青蒿一类，自有二种：一黄色，一青色。青者入药，即本经所指青蒿，亦有所别。陕西银绥间，见青蒿丛中，时有一两窠，迥然特青如松桧，翠碧可观。至秋余蒿转黄，此蒿翠碧更倍，古人取深青者为胜，恐即此蒿，独得蒿力之专精者也。不然，诸蒿何尝不青，但青而色淡。雷公云：凡使，惟中为妙，到膝即仰，到腰即俯。使子勿使叶，使根勿使茎，四件若同使，翻然成痼疾。修事：其叶，或茎实，用七岁儿七个溺，浸七日七夜，取出，晒干用。

参曰：蒿青而高，纤柔整密，望春便发，少阳胆药，发陈致新之宣剂也。其味苦，已出乎阳，其气寒，未离乎阴，阴中之阳，阳中之枢象也。盖少阳胆主骨，故对待骨节间留热，若皮肤分理间，

❶ 阳：诸本同，《本经》作"伤"。

❷ 二三：诸本同，《纲目》作"一二"。

❸ 青蒿：此药诸本皆作"中品"，《本经》作"下品"。

疥瘙痂痒恶疮，亦属留热所致，皆陈也。宣发发陈，陈发则新至矣。主明目者，以肝胆开窍于目，不唯发陈，且拂尘矣。君子蒿目，其斯之谓欤。

干 姜

母姜作种，子姜顿长，母姜便宜，取出即子母更相生长之意。

白净结实具金之色与形，乃能存金之味，尽金之用。

点火成金，金复归火，循环之理，非拟议所到。

尽金之性，所以全火之用，乃能备暖热之火体，以火缘物以显用，因用以见体故也。

游溢水谷，正疆界所司之事。

气味辛温，无毒。主胸满咳逆上气，温中，止血，出汗，逐风湿痹，肠澼下痢。生者尤良。久服主臭气，通神明。

核曰：出汉、温、池州，江西、浙江诸处。宜原隰沙地。四月种种，五月生苗，如嫩芦，而叶稍阔，两两相对，恶湿洳，而畏日，故秋热则无姜。设一茎稍黴，则根病矣。社前后，新芽顿长，如列指状，一种可生百指，皆分歧而上，即宜取出种姜，否则子母俱败。秋分采芽，柔嫩可口；霜后，则老而多筋，干之，即曰干生姜。干姜者，即所取姜种，水淹三日，去皮，置流水中，漂浸六日，更刮去皮，然后晒干，入瓷缸中，覆酿三日乃成，以白净结实者为良。故人呼为白姜，入药则宜炮用。

先人云：辛温夏长，色相微红，具火大之力。通心王之令，若降下之阴不及，酝藉之德稍逊者，所当避忌。又云：血病有二阳乘阴而血溢者，其治在阳，以寒待之。阴乘阳而血溢者，其治在阴，以温待之。

参曰：姜，疆也，界也。如营卫气血，阴阳表里，逾越疆界者，能使之各各旋归，有如捍御外侮之侵犯边疆者。味辛气温，宣发生阳之气，充益火大之源，以消阴翳冷气，寒酸木僵，设火毒炽盛，岂堪僭服。故治胸满咳逆之因肺气浮越；血衄妄行之因阴气乘阳；常自汗出之因营弱卫强；风湿成痹之因气不宣通，肠癖下痢之因脾胃虚寒，致水谷失于游溢。生者宣发，干者温中，去臭气者，生阳能辟浊阴也，生阳宣发，即通神明之验耳。

金曰从革，从革作辛。姜以辛胜，禀庚辛之味独专。新秋前后，三庚曰三伏，正所以缓火刑也。秋热，则烁金殆甚，金且难于从革，从革更难作辛矣。故秋热则无姜，姜之畏日，亦此意也。

苦 参

气味苦寒，无毒。主心腹结气，癥瘕，积聚，黄疸，溺有余沥，逐水，除痈肿，补中，明目止泪。

核曰：生汝南山谷，及田野间，近道处处有之。苗高三四尺，叶青色细碎，极似槐叶，春生冬凋。花色黄白，七月结角，如莱菔荚，内有细子二三粒，如小豆而坚。根三五料并生，长五七寸，两指许大，色黄褐，味极苦。生河北者，无花无子，苗茎根叶，皆相若也。五、六、十月，采根曝干。修事：用糯米浓泔汁浸一宿，有腥秽气，浮在水面上者，须重重淘过，即蒸之，从巳至申，晒干用。玄参为之使，恶贝母、菟丝子、漏芦，反藜芦。

参曰：苦者，言其味；参者，言其功力相参上下内外也。炎上作苦，故一名陵节，一名岑茎。苦性走下，故一名地槐，一名野槐。苦能入骨，故一名苦骨，一名虎林。复名水槐、菟槐、苦藏者，禀水曰润下之寒化尔。合从至阴，对待火热为因，积聚为证者也。更观根生三五并立，亦苦三相参，伍相伍，故得自参以上，明目止泪，自参以下，逐水余沥。自参以外，除痈肿黄疸。自参以内，破结气癥瘕，盖心腹居中，积聚火热，斯成众眚，对待火热，所以补中，方能参乘上下，以及内外，参之功用大矣。

知 母

气味苦寒，无毒。主消渴热中，除邪气，肢体浮肿，下水，补不足，益气。

核曰：出濒河怀、卫、彰德、解州、滁州、彭城诸处。二月宿根再发，四月开花，色青如韭，八月结实，根至难死，掘出随生。修治：槐砧上锉细，木臼捣烂，勿犯铁器。

参曰：知母，天一所生，水德体用具备者也。故主濡润燥涸，对待热中，除邪气，肢体浮肿，润下水道者也。设舍肺金之母气，难以游溢转输矣。何也，母气之脏真高于肺，以行营卫阴阳，乃能游溢通调，转输决渎耳。盖益气者，亦母益子气；补不足者，亦母能令子实也。原夫金为水母，知母者，如子知有母也。别名蝭母、蚳母者，依母彰名也。儿草、儿踵、昌支者，繇母命名也。水浚、水参、水须者，离母立名也。连母者，正显子连母义。货母者，即子母递迁以成变化也。知此则立名之义，或远取物，近取身，可深长思矣。

白 薇

惟其卒暴，故不觉其所从来。

气味苦咸[1]平，无毒。主暴中风，身热，支[2]满，忽忽不知人，狂惑邪气，寒热酸疼，温疟洗洗，发作有时。

核曰：出陕西，及舒、滁、润、辽诸州，近以山东沂濮、莒莱诸州者称胜。茎叶俱青，颇类柳叶。六、七月开红色花，遂结实。根似牛膝而细，长尺许。色黄微白，芳香袭人者，白薇也；色白微黄，折之易断者，白前也。修治：用糯米泔浸一宿，去髭，槐砧上锉细，蒸之，从申至巳[3]，晒干用。恶黄芪、大黄、大戟、干姜、大枣、干漆、山茱萸。

参曰；白薇，别名白幕。白者，金色，坚刚之体也。微者，隐也，隐身而行。幕者，军行之幕，以隐身也。此指能治因所治证，以诠名耳。气平，味苦咸，平则不上不下，敦土德化，御所不胜也。炎上作苦，苦性走下，苦能入骨，润下作咸，咸性走血，咸能耎坚，从巅及踵，沦肤彻髓，靡不周到者也。谓所胜因，善行数变，亦靡不周遍故也。故主因于暴风，隐身而为身热肢满，忽忽不知人，狂惑邪气，寒热酸疼，此风气留其处，故隐身而常在也。或隐身而行，而为温疟洒洒，发作有时，此风并卫居，随卫气之昼行于阳，夜行于阴，沉以内薄，故发有期，而时作时休也。此皆暴风数变之证，金以制之，制所胜也。别录主淋露遗尿，即风隐膀胱也。若水气精损，即风隐于肾，致令肾虚精涸，肾虚水泛也。若忽如死人，即风隐于血，致令血厥也。若温病多眠，即风隐于脉道，致令卫气不得昼行于阳也。若痉则风隐于筋，惊则风行致令气上也。咸以

[1] 咸：诸本同，《本经》此字无。

[2] 支：诸本同，《本经》作“肢”。

[3] 申至巳：诸本同，《炮炙论》作“巳至申”。

暴风为因，寒则非所宜矣。

紫　草

气味苦寒，无毒。主心腹邪气，五疸，补中，益气，利九窍。

核曰：出砀山山谷，及楚地，今出襄阳，多从南阳新野来。二❶月逐垄下子，苗似兰香，赤茎青节，紫花白实，其实秋月乃熟也。春社前后采根，头有白毛如茸，以石压扁，曝干，收时忌人溺，及驴马粪，并烟气，能令根黄。如未花时采取，根色鲜明；如已作花，根色黯恶，染色亦不堪用也。修事：每斤用蜡二❷两，熔水拌蒸，水尽为度，去头，并两畔髭，细锉用。

先人云：紫草色胜，盖肝主色，而肝之色，又从风化。凡病变于色者相宜，然肝疏二便，饵之大小便利为外征也。

参曰：紫，间色，水乘火色也。气寒味苦，臭芳性洁，禀水气澄湛之体，捍格之用。主心腹浊邪热气，郁作五黄，损气闭窍者，力能捍格而澄湛之。《别录》广心腹邪气，及肿胀满痛，利九窍，及通水道。若儿疮，即热浊于血；面渣，即热浊于气于色耳。蕲阳广儿疮，及斑疹豆毒，活血凉血，以利大肠。《经验方》云：痘疮三日，隐隐将出，色赤便闭者相宜。曾世荣云：脾实协热者可用，脾虚协寒者不可用。慎之，慎之。

儿医用药尚新，无暇察色问证，详确病因，致死生存亡，莫之能测。曾世荣，及经验方言简意尽，德庇后世。

葱茎白

臭腐中具大神奇，故种种功力不可思议。以能前通阳气，自然遍周四大，则心肝脾胃、爪生发长、筋转脉摇，诚合明了。

气味辛平❸，无毒。作汤，主伤寒寒热，中风，面目浮肿，能出汗。

核曰：所在有之。凡四种：山谷者，曰茖葱。陆地者，曰胡葱、冻葱、汉葱。汉葱一名木葱，茎薄味淡，春时开花，作子卒黑而三瓣；冻葱，一名冬葱，又名慈葱，或名大官葱，茎柔而香，不结子，分茎栽莳，夏衰而冬盛；胡葱，茎叶粗硬❹；茖葱，似胡葱而稍细，茖葱疗病，冻葱入药最美也。

参曰：白根层理，绿茎空中，上达横遍，阳气前通之象也。方之奇方、急方，剂之宣剂、通剂也。故主阳气闭塞，致寒风外侮，作汤荡涤之，前通阳气，扬液为汗也。先人云：葱叶离白转大，去根气味更胜，故从根柢，直彻巅顶。仲景云：少阴病面赤者，四逆汤加葱白主之。先人云：阴经面赤，谓之戴阳。葱白不离于阴，以通阴中之阳也。蕲阳云：葱管吹盐入玉茎内，治小便不通，及转胞。先人云：虽是吹入，实是透出，虽是下通，实是上达。《活人书》云：头痛如破者，连根葱白半斤，佐生姜二两，水煮温服。先人云：病头用根，欲从甲乙，直作丙丁，邪始净尽。《深师方》云：胎动下血，痛极抢心，葱白煮浓汁饮之，未死即安，已死即出。先人云：葱白虽通阴分之阳，其机轻捷，使邪遽出，无容留碍，故中气无损，妊娠为宜。宗奭云：葱主发散，多食昏神。先人云：发散心王之邪，其机数数，宁免自伤。又云：其气开出，当入太阴，其性通明，当入阳明，倘阳明阖机不及者，投之为害不浅。又云：卒中闷绝，

❶ 二：诸本同，《纲目》作“三”。
❷ 二：诸本同，《炮炙论》作“三”。
❸ 平：诸本同，《本经》作“温”，义长。
❹ 硬：诸本同，《证类》作“短”。

多属阳气闭塞，葱力内开骨节，外达毫窍，下及趺踵，上彻巅顶，可使生阳遍周四大，若出入之神机废弛，无能为矣。

泽　兰

气味苦微温，无毒。主乳妇内衄，中风余疾，大腹水气❶，四肢浮肿，骨节中水，金疮，痈肿疮脓。

核曰：所在有之，多生水中。二月生苗，茎方节赤，四叶相值，叶似兰草，但不甚香，枝叶间微有白毛为异。七月作萼，色纯紫，开时色紫白。根色青紫，与兰草亦相类也。修治：细锉，以绢囊盛之，悬于屋之南畔角上，阴干取用。

参曰：泽兰生水中，乃水气所聚，澄洁水体，宣通水用者也。故主乳妇内衄，大腹水肿四肢浮肿，骨节中水，及金疮痈肿疮脓，悉属体失澄洁，用失宣通，其辟不祥，与中风余疾，皆体用功力耳。

白鲜根皮

欲以寿终，当首戒鲜。

气味苦寒，无毒。主头风，黄疸，咳逆，淋沥，女子阴中肿痛，湿痹死肌，不可屈伸起止行步。

核曰：出河中、江宁、滁州、润州，而蜀中者为胜。苗茎都青，叶色稍白，如槐叶，亦如茱萸叶。四月开花淡紫色，似小蜀葵花。根似小蔓青，皮黄白而中实。气臭正似羊膻也，春采者坚白，夏采者虚恶。恶螵蛸、桔梗、茯苓、萆薢。先人云：膻者肝之臭，当入肝，为肝之用药，从治风气者也。亦可入脾除湿，脾以肝为用耳。

参曰：白曰金，鲜曰腥，金之色与臭也。又不以寿终者曰鲜，故唯春采者坚白，夏采者虚恶。以方生则力锐，形腐则气萎而力不专矣。味苦气寒，对待以热为病，以风为本，如风中头而标头风；郁肌层而标黄疸；入毫窍而标咳逆；客膀胱而标淋沥；侵阴中而标肿痛；更合湿曰痹，如痹肌而标死肌；痹筋而标不可屈伸；及起止行步不正也。设合寒本，气味不相投矣。

山茱萸

木胎于火，与龙从火里得，别是一法，此正五行相袭，四时之序也。

气味酸平，无毒。主心下邪气寒热，温中，逐寒湿痹，去三虫。久服轻身。

核曰：生汉中山谷，及琅琊、冤句，今海州、兖州，近道诸山中亦有。木高一二丈，叶如梅而有刺❷。二月开花如杏。四月结实如酸枣，深赤色。一种叶干花实俱相似，但核有八棱，名雀儿苏，别是一种，不堪入药。修治：以酒润去核，缓火熬干，勿误食核，令人滑精。蓼实为之使。恶桔梗、防风、防已。先人云：酸温津润，合从水脏之精液亦非自力所能致，必欲待人待时而兴者。

参曰：茱谐朱，谓木胎火，含阳于内也；萸谐臾，谓冤曲从乙，木之性也。春半开花，夏半结实，色赤味酸，入肝之体，肝之心药也。心下为寒热所薄❸则火失暖热性，茱萸温中，对待治之。痹逐虫去而身轻矣。客曰：肝主疏泄，癃闭者当用茱萸。《别录》止小便利者，何也？颐曰：此肝用太过，茱萸补体，

---

❶ 气：诸本同，《本经》作“肿，身面”。

❷ 刺：诸本同，《本经》引颂曰此字后作“毛”。

❸ 薄：诸本同，疑为“搏”之误。

使体用均平耳。

赤小豆

气味甘酸平，无毒。主下水肿❶，排痈肿脓血。

核曰：赤小豆，《广雅》称荅。苏恭单称赤豆。叶曰藿。近世咸用赤黑相间之草实为赤小豆者，谬甚矣。此豆以紧小而赤黯色者，入药最良，稍大而鲜红，及淡红色者，仅堪供食，并不疗疾。俱于夏至后下种，苗科高尺许，枝叶似豇豆叶，微圆峭而小。至秋开花，亦似豇豆花，淡银褐色而有腐气。荚长二三寸，似绿豆荚而稍大，皮色微白带红。三青二黄时，收之可食。入药用者，必须老赤也。

参曰：豆为肾水之主谷，赤小者，又为肾之心物，水之用药矣。故主水用不行，致作水肿及痈脓尔。《别录》广之治寒热，热中消渴者，以寒本之气，入通于肾，而病热标之，亦肾气不周于胸，消渴引饮也。泄痢癃闭，正水无用，腹满为枢机转阖，吐逆卒澼，为开阖两持。仲景用❷赤小豆汤，疗伤寒瘀热在里，身必发黄之义，可默悟矣。

大豆黄卷

气味甘平，无毒。

主湿痹筋挛，膝痛不可屈伸。

核曰：造黄卷法，壬癸日，以井华水浸黑大豆，候芽长五寸，干之即为黄卷。用时熬过，服食所需也。

参曰：大豆作黄卷，比之区萌而达蘖者，长十数倍矣。从艮而震，震而巽矣。自癸而甲，甲而乙矣。始生之曰黄，黄而卷，曲直之木性备矣。木为肝脏，脏真通于肝，肝脏筋膜之气也。大筋聚于膝，膝属溪谷之府也。故主湿痹筋挛，膝痛不可屈伸。屈伸为曲直，象形从治法也。

水　银❸

龙从火里得，金向水中求，不须他方寻觅矣。

气味辛寒，有毒。主疹❹瘘，痂疡白秃，杀皮肤中虱，堕胎，除热，伏❺金银铜锡毒。熔化还复为丹，久服神仙不死。

核曰：原名澒，一名汞，汞与澒同，刚❻目名灵液，药性名姹女，此丹灶家言也。古采符陵平土，今采秦州、商州、道州、邵武军者。《淮南子》言：弱土之气，御于白天生白礜，白礜生白澒。陶弘景言：是出朱砂腹中者佳，亦有别出沙地，色青白者，为之生澒，或朱砂粗末，或山石折裂，采其砂石，烧煅成者，色小白而浊，皆不及生澒之能应化无方也。陈霆墨谈云：拂林国，当日没处，有澒海，周匝七八❼十里，国人取之，近海十数里，掘坑堑数十方，乃使健夫骏马，遍体粘贴金箔，行近海隅，日光晃耀，澒则滚沸如潮，涌逐而至，若琥珀之遇芥，磁石之见铁，盖澒以金为食也，遂回马疾驰，俟涌逐之势渐缓，遇坑堑则溜积于中，否则人马亦为之裹没矣。取得此品，合香草煎制，便成白

---

❶ 肿：诸本同，《本经》此字无。

❷ 用：四库本作“先生”。

❸ 水银：此药诸本皆作“别录中品”，《纲目》作“本经中品”。

❹ 疹：诸本同，《本经》作“疥”，下药“水银”同。

❺ 伏：诸本同，《本经》作“杀”。

❻ 刚：诸本同，疑为“纲”之误。

❼ 七八：诸本同，《纲目》作“四五”。

金，为丹家至宝。世用熟澒烧炼，经数十百世，曾未成丹者，以熟澒气去形存，名曰阴符，又曰死尸，徒消年岁，终不可得也。一种草澒，法用细叶马齿苋，先以槐木槌熟，向日东作架，曝二三日，经久更善，乃烧灰存性，置瓦瓮中，封固瓮口，埋土内四十九日，则澒成矣。每苋百斤，可得澒三两❶，或十两。胡演丹药秘诀云：取朱砂澒法，用瓷瓶盛朱砂，不拘多寡，以纸封瓶口，香草汤煮一伏时，先于地上，掘一土坑，置一铁盘于坑内，次以瓷瓶倒覆盘内，遂用盐泥，封固近盘瓶口，更筑实以土，露瓶下节之半于土上，围以栗炭，煅二炷香，火息气冷，澒自流溢盘中矣。每朱砂末一斤，可得澒十两。旧坑明透好砂，可得澒十五两。邕州溪洞，烧取极易，以百两为一铫，铫之制似猪脬，外糊厚纸数重，贮之即不走漏，若散失在地，以川椒末，或茶末收之，或真金，及鍮石引之即止❷。嘉谟云：去澒之砂魄❸，名曰天琉，丹灶家用之。修事：勿用草澒，并❹朱漆中烧出者，或经别药制过者，或死尸中流者，误服为毒甚深，不可不辨。必取生澒，但不易得，唯砂末烧取者，乃可用之，用紫背天葵、夜交藤汁，同煮一伏时，以去其毒。修事十两，二汁合❺用七镒。宗奭云：澒得铅则凝，得硫黄则结，铜得之则明，灌尸中则后腐，以五金❻置其上则浮，得紫背天葵、紫河车则伏，得川椒则收。可以勾金，可以涌泉，匮盖藉死，澒气也。并枣肉研乳则散，别法制之，则成腻粉、粉霜。吐唾研之，可死虫虱也。土宿真君云：荷叶、松叶、松脂、谷精草、萱草、金星草、瓦松、夏枯草、忍冬、莨菪子、雁来红、马蹄香、独枝❼莲、水慈菇、万年青、苍耳草、陆六藤、白花充蔚，皆能制汞。

参曰：水银，似水如银也。原名澒，澒从水项声，音为水银澒，俗作水银汞者谬矣。澒者，天地鸿洞，未分之象也。故澒含水而流，含风而动，含火而熔，含地而坚，显诸木而色华青，显诸火而还丹赤，显诸土而峭粉黄，显诸金而凝霜白，显诸水而结砂玄。随合仍分，随分仍合，遍周四大，攒簇五行，神仙不死药也。顾注留九窍，死且不朽，况饵服者乎。故对待生欲速朽者，为疹❽瘘，为痂疡白秃，杀皮肤中虱，其功特著。有言气寒为阴金之属者，恐失体用相荡之为性矣。

石硫黄

气味酸温，无毒。主妇人阴蚀，疽痔恶血，坚筋骨，除头秃，能化金银铜铁奇物。

核曰：出东海牧羊山谷，及太行❾、河西山，今南海诸番，岭外州郡亦有，不及昆仑、雅州、舶上来者。此火石之精，矾石之液也。所在之处，必有温泉，作石硫黄气。以颗块莹净，光腻色黄，嚼之无声者弥佳。夹土及石者，不堪入药。一种赤色者，曰石亭脂；青色者，曰冬结石；鹅黄色者，曰昆仑黄；半白

❶ 每苋百斤，可得澒三两：诸本同，《本草图经》作“用细叶马齿苋干之，十斤得水银八两”。

❷ 止：诸本同，《纲目》作“上”。

❸ 魄：诸本同，《纲目》作“壳”。

❹ 并：诸本同，《炮炙论》此字后作“旧”。

❺ 合：诸本同，《炮炙论》作“各”。

❻ 五金：诸本同，《纲目》引宗奭曰作“金银铜铁”。

❼ 枝：诸本同，《纲目》引土宿真君曰作“脚”。

❽ 疹：诸本同，《本经》作“疥”。

❾ 行：诸本同，《纲目》作“山”。

半黑者，曰神惊石，并不堪用。又有一种水流黄，出广南。及资[1]州，从溪涧水中流出，以茅收取熬出者曰真珠黄，气极腥臭，堪入疮药。一种土硫黄，出闽漳，对海有山，名鸡笼头，刮取山边砂土，日中曝干，和牛脂煎研，去砂土，漉出清汁，干之，即土硫黄也，入药亦佳。修事：先以莱菔剜空，置硫黄于莱菔空内，合定，用稻糠火煨熟，去其臭气，再以紫背浮萍，同煮一日，消其火毒；更以皂荚煎汤淘之，去其黑浆。曾青为之使，畏细辛、飞廉、朴硝、铁、错[2]。

参曰：石硫黄，偏得山石慓悍之性，阳燧为体，动流为用者也。气禀火温，味兼木酸，盖木从火得，风自火出故尔。合入厥阴，从乎中治，故主阴蚀疽痔，及恶血为眚，无以奉发美毛，正骨柔筋者，悉属阴凝至坚，对待治之，阳生阴长，阳杀阴藏矣。化金银铜铁奇物，此火之精，矾之液耳。

厥阴之上，风气主之，中见少阳，少阳相火也。

白马阴茎

气味甘[3]咸平，无毒。主伤中绝脉[4]，阴痿[5]不起，强志，益气，长肌肉，肥健，生子。

核曰：马生云中，白者入药最良。云中，今大同府。东南者弱劣不堪用耳。孕十有二月而生，应阴以纪阳也。盖阴合于八，八合阳九，八九七十二，二主地，地主月，月精为马，月数十二，故十有二月而生。月度疾，故善走也。一岁曰馯音还，二岁曰驹，三岁曰騑，八岁曰馴，八岁一变，故从八也。欲知其岁，以齿别耳。种类虽多，咸以色取。如尔雅云：小领盗骊，绝有力駥，膝上皆白惟馵音志，四骹交膝下也[6]皆白驓，四蹢皆白首，前足皆白騱，后足皆白騱，前右足白启，左白踦，后右足白骧，左白馵[7]，騵亚鬣色黑[8]马白腹騵，骊马白跨跨髀关[9]驈，白州驠窍也[10]，尾本白騴，尾白駺，馰颡白颠，白达达鼻茎也[11]素县，面颡皆白惟駹音庞[12]，回毛在膺宜乘，在肘后减阳，在干干胁也[13]茀方，在背阕黄，逆毛居馻，騋牝，骊牡，玄驹，褭骖。牡曰骘音质，牝曰騇，騵白驳，黄白騜。騵马黄脊騝，骊马黄脊騽。青骊駽，青骊驎驒，青骊繁鬣騥。骊白杂毛駂音褒，黄白杂毛駓，阴阴浅色[14]白杂毛骃，苍白杂毛骓，彤白杂毛騢。白马黑鬣骆，白马黑唇駩。黑喙騧，一目白瞯，二目白鱼。如宗庙齐毫，戎事齐力，田猎齐足，此言所尚，如騊駼，野马，駮如，倨牙，食虎豹，騉蹄趼善升甗，騉駼枝蹄趼善升甗，此属异品。凡相马者，先除三羸五驽，乃相其余，肝欲得小，耳小则肝小；肺欲得大，鼻大则肺大；脾欲得小，膁小则脾小；心欲得大，目大则心大。又云：眼欲得有紫艳，口欲得有红光，上唇欲得缓，下唇欲得急，上齿欲钩，钩则寿，下齿欲锯，锯则怒，

[1] 资：诸本同，《证类》作“荣”。
[2] 错：诸本同，《纲目》作“醋”，义长。
[3] 甘：诸本同，《本经》此字无。
[4] 绝脉：诸本同，《本经》作“脉绝”。
[5] 痿：诸本同，《本经》此字无。
[6] 交膝下也：四库本此四字无。
[7] 馵：四库本作馯。
[8] 亚鬣色黑：四库本此四字无。
[9] 跨髀关：四库本此三字无。
[10] 窍也：四库本此二字无。
[11] 达鼻茎也：四库本此四字无。
[12] 音庞：四库本此二字无。
[13] 干胁也：四库本此三字无。
[14] 阴浅色：四库本此三字无。

脊欲大而抗，额欲方而平，喉欲曲而深，胸欲直而出，兔间欲启，虎口欲开，升肉欲大而明，辅肉欲大而朗，耳欲如劈竹，睛欲如悬铃，头欲高如剥兔，项欲起如飞龙。又云：人眼鸟目，鹿背麟腹，虎胸龟尾，擎头如鹰，垂尾如彗。又云：望之大，就之小，筋马也。望之小，就之大，肉马也。前视见目，旁视见腹，后视见足，骏马也。毛束皮，皮束筋，筋束肉，肉束骨，五者兼备，天下之马也。又云：口中红白间色者寿，鼻中红色如朱点书者寿，眼中赤色如字形者寿，动则逸，静则殃。起先前足，卧先后足，常卧则病，常立则安。有肝无胆者，畜生于午，禀火气而生者马，火不能生木，故有肝无胆，胆者木之精，木脏不足，故食其肝者死。修事：取银色无病白马，春月游牝时，力势正强者，生取阴干百日，用时以铜刀破作七片，将生羊血拌蒸半日，晒干，粗布拭去皮，及干血，锉碎用。

参曰：本经取马以白为良，故五畜以马为金也。盖十二辰午为马，谓阴始生于午，六阳之化，太阴之属也。是主手太阴肺，足太阴脾，脏真濡于脾，脾藏肌肉之气也。故主长肌肉而肥健，脏真高于肺，以行营卫阴阳也。故主伤中绝脉而益气，若强志有子，为水脏事，水以金为母，土为制，制则化生耳。若主阴痿不起，正阴始生于午，自强而不息，应阴以阳纪也。

牡狗阴茎

气味咸平，无毒。主伤中，阴痿不起，令强热大，生子❶，女子带下十二疾。

核曰：狗有三，守狗、猎狗、豢狗也。在禽为娄❷，卦为艮，五行为木，十二子为戌，斗精所生也。七九六十三，阳气生，故狗三月而生也。三子曰猣音宗，二子曰狮，一子曰玂音祈，未成曰毫。《尔雅》云：狣音沼，尨音庞狗也；尨，犬多毛也。猈音猷，犬吠不止也。獒，犬知人心所使也。狾音兴，健犬也。狄，赤犬也。秏，白犬也。狡，小犬也。獹，黑色，韩良犬。猉音鹊，黑白，宋良犬也。豣音弁，逐虎犬也。穷奇，驱妖神狗也。长喙曰猃音敛，短喙曰猲音歇。去势曰猗。高四尺曰獒。狂犬曰猘音折。善守者喙长，善猎者喙短，供馔者体肥，入药者守狗也。猎者搏食，守者苟食，性险而出，警吠止御，故艮为狗，艮阳在上故也。豺见之跪，虎食之醉，食木鳖则死。辽东有鹰❸，产必三卵❹，一鹰，一雕，一犬，以禽乳兽，类化生也。又老木之精，状如狗，色黑无尾，烹之可食，无情之感❺，精灵之变也。《荆楚记》云：鸡寒狗热。畏杏仁，反商陆。合蒜食损人，同菱食生癫。犬不炙食，令人消渴；妊妇食之，其子无声。热病后食之，卒杀人也。病犬、狂犬、自死犬，有大毒。悬蹄之犬❻；赤股而躁者，其气臊；犬目赤者有尸毒，不则欲狂而尾垂矣。

参曰：犬象形。孔子曰：视犬字如画❼。韩子❽云：蝇营狗苟。狗苟，故从苟也。埤雅云：犬猎狗狩，狩以守之，

---

❶ 子：诸本同，《本经》此字后作“除”。

❷ 为娄：诸本同，《纲目》作“应娄星”。

❸ 鹰：诸本同，《纲目》作“鹰背狗”。

❹ 产必三卵：诸本同，《纲目》作“乃鹰产三卵”。

❺ 之感：诸本同，《纲目》作“化有情”。

❻ 之犬：诸本同，《纲目》此字后作“伤人”。

❼ 画：诸本同，《纲目》此字后作“狗”

❽ 子：诸本同，《纲目》作“非”。

猎以逐之。孔子曰：狗，叩也。叩气吠以守也，其群以时，言能守也。对待不知持满，以欲竭精，致伤中阴痿不起者。功能警御严守，令强热大，必持其精气满溢而写则生子矣。女子带下十二疾，可默会矣。

神农本经下品一

代赭石

帅气卫外，左右二十有四，而营队居中，设无血帅，谁主司命乎。

气味苦寒，无毒。主鬼疰❶贼风蛊毒，杀精物恶鬼，腹中毒邪气，女子赤沃漏下。

核曰：出代郡，及姑幕。《北山经》云：少阳之山，中多美赭。《西山经》云：石脆之山，灌水出焉，中有流赭。《管子》云：其山有赭，其下有铁。处处山中亦有之，西北者为良也。生山峡中者，赤红青色而有泽，上纹如浮沤，俗呼丁头赭。修事：细研，以腊水重重飞过，水上有赤色如薄云者去之。澄净去水，再以茗汁煮一伏时，取出，研万余匝用。铁铛烧赤，下白蜡一两，待化，投新汲水冲之，再煮一二十沸，取出，晒干用。先人云：去浮赤，夺其先声；烹白蜡，培其根本；肝与血，大获保任矣。

参曰：《灵枢》称卫气为帅气。隐居称大赭为血师，则大赭当为营气之司命矣。经云：命曰营气，以奉生身，莫贵乎此。先人云：鬼疰三证，大为生气之害，然必伏匿阴血中，乃肆毒恶。赭色丹青，承宣君相火，为血帅保任，仍令就规矩，会尺寸，以合五十营，奉身生气如常，营血安堵如故矣。

戎盐

气味咸寒，无毒。主明目，目痛，益气，坚筋❷骨，去毒蛊。

核曰：戎盐，即青盐，亦赤盐也。史书言虏中盐有九种：曰白盐、食盐、黑盐、胡盐、柔盐、赤盐、驳盐、臭盐、马齿盐，而戎盐即胡盐。日华一名羌盐，唐本一名秃登盐，大明一名阴土盐，生沙❸崖山坂之阴土石间也，大小不常，形作块片，间有方棱，或如鸡卵，或如菱米，坚结似石，色玄紫白，味不甚咸，臭若毈鸡之气，烧之不鸣烢者是也。《京❹州异物志》云：姜赖之墟，今称龙城。刚卤千里，蒺藜之形。其下有盐，累棋而生。又云：盐山二岳，二色为质，赤者如丹，黑者如漆。小大从意，镂之为物。作兽辟恶，佩之为吉。咸❺称戎盐，可以疗疾。张果云：赤戎盐，生西戎，禀自然水土之气，结而成质。其地水土之气黄赤，故盐亦随土气而生。味淡于石盐，力伏阳精。火中烧之，汁仍红赤，凝定时，色益赤者为真。再烧之最久，赤转为青矣。故一名绛盐。《西凉记》云：有青盐池，出青盐，正方寸半，其形如石，味甚甘美。《真腊记》云：山间有石，味胜于盐，可琢为器。《梁杰公传》云：交河之间，掘碛下数尺有紫盐，如红如紫，色鲜而甘。其下丈许，必有璺珀。《北户录》云：张掖池中生桃花盐，色如桃花，随月盈缩。今宁夏

---

❶ 疰：诸本同，《本经》作“注”，下同。
❷ 筋：诸本同，《本经》作“肌”。
❸ 沙：诸本同，《纲目》引恭曰作“河”。
❹ 京：诸本同，《纲目》作“凉”，义长。
❺ 咸：诸本同，《纲目》作“或”。

近凉州地，盐井所出青盐，四方皎洁如石。山丹卫，即张掖地，有池产盐红色。此二盐者，即戎盐之青、赤二盐也。今方书但用青盐，不用赤盐，并目赤盐为异物矣。《本草》云：北海产青盐，南海产赤盐，总从西戎来。所谓南北者，指西海之南北耳。岭南一种红盐，用色染成，非真赤盐也，烧之出白汁，凝定仍转白色矣。《丹房鉴源》云：蛮盐可伏雌雄，唯赤盐为上。独孤滔云：戎盐累卵，干汞，制土[1]砂。

参曰：煮海为盐，若戎盐者，钟海水自然之精气，不假人力为也。生海北者黑如漆，海南者赤如丹，赤则水劣火势，黑则火势劣水烧之最久，黑者赤，赤者黑矣。以缘水火为性，不越水火为色，递以水火为胜劣，亦递以水火为功用也。故主精明眼识为缘，生于眼识，盖识精缘水为根，缘明为尘，尘为火用，根为火体故尔。若益气坚筋骨，去毒蛊，此宝明澄湛之休征耳。

宝明即火，澄湛即水。经云：宝明生润，水从火出矣。

贯　众

气味苦，微寒，有毒。主腹中邪热气，诸毒，杀三虫。

核曰：出玄山山谷，及冤句少室山，今陕西、河东州郡，及荆、襄间多有之。生山阴近水处。冬夏不死，数根丛生，每根必有多茎贯之，茎作三棱如蕨状，有黑色汁，颇涎滑也。其叶两两对生，如鸡翎，及凤尾，又似狗脊叶而无锯齿，色青黄，面深背淡。四月花白，七月实黑，相聚连卷，而旁生其根，曲而有尖嘴，黑须丛族，亦似狗脊根状，及伏鸱，皮黑肉赤，直而多枝，若百头也。蘘菌、赤小豆为之使，伏石钟乳。

先人云：百头而以一贯，故名贯众。连卷有夏脉如钩之象，是心物无疑矣。腹中邪热，是夏气在脏之病，从血脉流入心腹之部者，当须此品。

参曰：根具百头，独茎叶两两相对，若偶贯群阴也，因名贯众。多生山阴近水处，故禀苦寒气味，对待阳不贯阴而成邪热，理不贯经而成诸毒。生阳不贯四大而成三虫，亦地以阳杀阴脏之象欤。

既连卷有夏脉如钩之象，则百头一贯，有心主百脉宗主之象矣。假以治百合病者颇象形百合病者，百脉一宗悉致其病故也。

白　及

气味苦平，无毒。主痈肿恶疮败疽，伤阴，死肌，胃中邪气，贼风，鬼击，痱缓不收。

核曰：出北山山谷，及冤句、越山，江淮、河、陕、汉、黔诸州。春生苗，长尺许。叶如初生棕苗，及藜芦，两指许大，色青翠。三、四月叶中出条，开紫花，宛如草兰，即箬兰也。结黄黑实，根色白，似菱，有三角，角头生芽，节间有毛，质极黏腻，可作糊也。紫石英为之使，恶理石，畏李核仁、杏核仁，反乌头。

参曰：白，金；及，至也。金至斯坚，故主痈肿疮疽，死肌痱缓，不但坚形，亦可坚脏。填肺生叶，填脉生血，坚固归金，金归地大故也。

杭郡狱中，有犯大辟者，生肺痈，脓成欲死，得单方服白及末，遂获生全，越十年临刑，其肺已损三叶，所损处，皆白及末填补，其间形色，犹未变也。

---

[1] 土：诸本同，《纲目》引独孤滔曰作“丹”。

连　翘

气味苦平，无毒。主寒热，鼠瘘瘰疬，痈肿恶疮，瘿瘤结热，蛊毒。

核曰：出太山山谷，今汴京，及河中、江宁、润、淄、泽、兖、鼎、岳、利诸州，皆有之，独蜀中者为胜。有大翘、小翘两种。大翘生下湿地，或山冈上，叶青翠如榆叶水苏辈，茎高三四尺而色稍赤，独茎梢开花，黄色可爱，三秋着子，似莲实之房，亦若椿实之未开者，翘出众草，壳小坚外完，无跗萼，剖之中解，气甚芳馥，实才干，振之即落，若不着茎，根如青蒿之白硬也。小翘，生冈原之上，茎叶花实，皆似大翘，但细小耳。古者茎叶花实并用，今惟用实，未见茎叶也。南方一种，茎短叶小，惟实黄黑，子如粟粒，乃旱莲。又一种如菡萏，壳柔软，外有附萼，抱之且无解脉，亦不芳香，干之不落，久着茎上，功用殊别也。

参曰：内经常以车盖喻脉状，曰蔼蔼如车盖者，阳结也，亦阳盛也。《本经》乃以连翘名药，《左传》云：翘翘车乘，连连翘翘如车乘尔，此形相似，亦病相类也。其主热结，俨若阳结阳盛乎。一名连轺，轺亦小车也；盖车者，引重致远，以济不通。《周礼》云：车有天地之象，是合阴阳内外而言，诚开阖之枢键也。故主热结在中，为寒热鼠瘘瘰疬，其本在脏，其末在颈腋间也。若蛊毒，此但沉于脏；瘿瘤痈肿，此但浮于脉，咸属寒热为病因，热结为形证者也。其功力与夏枯相等，但夏枯偏于从本，秉寒水化令，故上彻巅顶，下及趺踵；连翘偏于从末，秉容平气味，故外弥肤腠，内偏五中，至于解从结心，理则一矣。先人云：连翘治鼠瘘痈肿疮瘤，咸从结气所生，取其象形易落，而能自散也。《纲目》谓状似人心，故入心，以痛痒疮疡，皆属心火也。东垣谓十二经疮药中，不可无此，何必似人心状乎？顾独茎赤色，及结实在上，原具心象。又云：散血结气聚，此以结治结，当用上声之散，不当用去声之散，散则自散而省力，散则分散而有为，此先人备言所治之证，颐但略言能治之因，合能所生成，则命名之义了然矣。

白　蔹

气味苦平，无毒。主痈肿疽疡，散结气，止痛，除热，目中赤，小儿惊痫温疟，女子阴中肿痛，带下赤白。

核曰：生衡山山谷，及江淮、荆、襄、怀、孟、商、齐诸州。二月生苗，多在林中，作蔓赤节[1]，叶小如桑。五月开花，七月结实。根如鸡鸭卵而稍长，三五同窠，皮黑肉白。一种赤蔹，花实功用少别[2]，表里都赤也。代赭为之使，反乌头。

参曰：敛从欠，音酣，平声；与敛从攴，音廉，上声者迥别。有以敛训聚敛之敛谬矣。盖敛，欲也，遂也，金也，洁也，坚洁遂欲，以功用证名也。故与白及相参，古方多并用之。但白及因风致动，而金至斯坚；白蔹因热致结，而金遂斯解，良繇金坏为形证，此更坚形坚脏，平定阴阳内外上下，以及血气之倾移者也。

四大地大曰金，与五行金行，少有异同。五行之金，在脏归肺，在形归皮毛；四大之金，

---

[1] 节：诸本同，《本草图经》作“茎”。

[2] 少别：诸本同，《本草图经》作“皆同”。

凡属坚固有形，统归地大，合五行中土金而言也。

乌　头

乌头功力，能生死人。非以生气通之者，孰能与此。

气味辛温，有大毒。主中风，恶风洗洗，汗出❶，除寒湿痹，咳逆上气，破积聚寒热。其汁煎之名射罔，杀禽兽。

参曰：乌头与附子同种，盖初化之形物也。近取野生者，别无酿造之法。唯多历年月，则气力勇悍，其毒转甚。处处有之，苗叶花实，并类川乌，根外黑内白，皱而枯燥。《酉阳杂俎》云：雀芋，状如雀头，置干地，地反湿，湿地地反干，飞鸟触之堕，走兽遇之僵。一曰乌草，即乌头之野生者。修事：用文武火中炮令皱折，劈破用。莽草为之使，反半夏、瓜蒌、贝母、白蔹、白及。恶藜芦。

核曰：乌，日魄也。兼天雄附侧之阳而首出之，命曰乌头。经云：阳气者，若天与日，是故阳因而上卫外者也。故主中风恶风，汗出洗洗，致卫气散解者，力堪卫外而为固者也。寒湿合痹，致咳逆上气；积聚寒热，致内闭不通，外壅肌肉者，力主俾通而起亟之。先人云：人病有四，曰痹、风、痿、厥，乌力唯宣痹、风。阳行有四，曰升、降、出、入，乌力唯从升、出。但阳喜独行，而专操杀业，在刚愎人所当禁忌。又云：有家莳，有野生。野生无人气，无理法，与生人反，鸟兽不可与同群，一味草乌而已。

附　子

气味辛温，有大毒。主风寒咳逆邪气❷，寒湿踒躄拘挛，膝痛不能行步，破癥坚积聚血瘕，金疮。

核曰：出犍为山谷，及少室。近以蜀道绵州、龙州者良，他处虽有，力薄不堪用也。绵州即故广汉，领县凡八。唯彰明出附子，彰明领乡凡二十，唯赤水、廉水、昌明、会昌出附子，而赤水为多。每岁以上田熟耕作垄。取种于龙安、龙州、齐归、木门、青堆、小坪诸处。十一月播种，春月生苗。茎类野艾而泽，叶类地麻而厚。花则瓣紫㽔黄，苞长而圆。实类桑椹子，细且黑。七月采根，谓之早水，拳缩而小，盖未长成耳。九月采者佳。其品凡七，本同而末异也。初种之化❸者为乌头；少有旁尖，身长而乌，附乌头而旁生，虽相须，实不相连者曰附子；左右附而偶生者曰鬲子；种而独生无附，长三四寸者曰天雄；附而尖者曰天锥；附而上出者曰侧子；附而散生者曰漏蓝❹子；皆脉络连实，如子附母，而附子以贵，故专附名也。凡种一而子六七以上则皆小；种一而子二三则稍大；种一而子特生则特大。而附子之形，以蹲坐正节、角少者为上，有节多鼠乳者次之，形不正，而伤缺风皱者为下矣。又附子之色，花白者为上，铁色者次之，青绿者为下。天雄、乌头、天锥，皆以丰实盈握者为胜。漏篮、侧子，如园人乞役，卑卑不数也。漏篮，即雷公所谓木鳖子，大明所谓虎掌。鬲子即乌喙；天锥即天雄类，方书并无此名，功用当相同尔。然而易植难成，功疏质变，或种美而苗不茂，或苗秀而根不充，或已酿而腐，或已曝而挛，原属

❶ 汗出：诸本同，《本经》作“出汗”。
❷ 气：诸本同，《本经》此字后作“温中”。
❸ 化：诸本同，《纲目》作“小”，义长。
❹ 漏蓝：诸本同，《纲目》作“漏篮”，下同。

气化，又复化气成消，若有神物阴为之者，故园人常祷于神，目为药妖者以此。修事：入柳木灰火中，炮令皱折，竹刀刮去孕子，并底，劈破，于屋下平地，掘一土坑安之，至明取出，焙干。若阴制者，生去皮尖，及底，薄切作片，用东流水，及黑豆浸五日夜，取出，日中晒干。地胆为之使。恶蜈蚣。畏防风、黑豆、甘草、人参、黄芪。

参曰：附子、天雄、侧子，即乌头种子，奇生无偶者曰天雄，偶生旁立者曰附子，旁生支出者曰侧子。侧子青阳，附子显明，天雄巨阳耳。故附子司显明，主润宗筋，束骨而利机关也。显明阳虚，则宗筋纵，致痿躄拘挛，膝痛不能行步矣。并司宗气不会呼吸，为咳逆，及血失气呴，为癥坚积聚者，莫不繇风寒寒湿为痹因，不能则为病热之[1]为形证者也。设肺热叶焦，发为痿躄者，所当避忌。先人云：咳逆邪深，寒湿气死，机关已弛，坚凝固结者，匪此真火点化，未易开通耳。

青阳，少阳也；显明，阳明也；巨阳，太阳也。显明阳虚之痿躄，太阴阴虚之痿躄，差之毫厘，谬则千里。

天 雄

气味辛温，有大毒。主大风寒，湿痹，历节痛，拘挛缓急，破积聚邪气，金疮，强筋骨，轻身，健行。

核曰：不生附侧，经年独长而大者，天雄也。生成已具附子条内。修事如附子法。远志为之使。恶腐婢。忌豉汁。

先人云：合名与形，当属阳中之阳，只能助长，不能化育，命门之用药也。

参曰：天以体言，雄以用言，不杂于阴柔，不惑于邪乱者也。一名白幕，幕者，军旅行舍，喻天行健，自强不息之象也。主轻身健行，望见其雄武矣。若大风、寒湿痹证，及积聚邪气金疮，嫌于无阳者，乃得行险而不失其正。

半 夏

气味辛平，有毒。主伤寒寒热，心下坚，胸胀，咳逆，头眩，咽喉肿痛，肠鸣，下气，止汗。

核曰：出槐里川谷，槐里属扶风。今青州、齐州、吴中、浙中亦有之，生丘泽田野间。二月发苗，一茎，或三茎，高八九寸，茎端叶三，浅绿色。夏至半夏生，连缀茎下也。形似羊眼，圆白者为胜。江南一种大径寸，南人特重之，乃繇跋，误作半夏也。又一种绝似半夏，但咬着微酸者，名白傍艽子，并不入药用。修事：每半夏四两，用白芥子末三两，以酽醋先调芥子末，次将半夏投入洗之，涎尽为度，否则令人气逆怒满也。射干为之使。恶皂荚。畏雄黄、生姜、干姜、秦皮、龟甲[2]、乌头。

参曰：月令半夏生，盖当夏之半也。天地相遇，品物咸章之时矣。以纯乾决尽，至姤而一阴见，故主阴阳开阖之半，关键之枢，如半欲开，半欲阖，半欲开阖者，莫不从令，训释主治，先人详悉题药矣。

从半欲开处居多，如伤寒寒热头眩，少阳之枢半欲开也；咽喉肿痛，少阴之枢半欲开也；心下坚胸满咳逆，身形之半欲开也，肠鸣亦身形之半欲开半欲阖也；下气及汗出，此则身形之中欲阖，外欲阖也。

---

[1] 热之：四库本作“为热”。

[2] 甲：诸本同，《纲目》引之才曰此字后作“反”。

虎 掌

气味苦温，有大毒。主心腹[1]寒热结气，积聚伏梁，伤筋痿拘挛[2]，利水道。

核曰：出汉中山谷，及宛句、安东、河北州郡，近道亦有之。四月生苗，高尺余。独茎上有叶如爪，一窠生八九[3]茎，时出一茎作穗，直上如鼠尾。中生一叶如匙，裹茎作房，旁开一口，上下尖。中有花，青褐色。结实如麻子，熟便白色，自落布地，一子只一窠。九月叶残取根。但初孕之根，仅如豆大，渐长者似半夏而扁，年久者始圆及寸，大如鸡卵。周匝生芽，三四枝，或五六枝，圆如指顶，宛若虎掌。冀州一种，呼天南星，二月生苗，高一二尺，茎似荷梗，叶似蒟蒻，两枝相抱。五月开花黄色，似蛇首。七月结实作穗，似石榴子。二、八月采根，似芋而扁，与蒟蒻相类，人多误采，了不可辨。但蒟蒻茎斑花紫，南星根小肌腻，炮之易裂[4]为别。然南星即虎掌，同类而异种。其根大者，周匝亦有圆芽，但不若虎掌茎叶似爪，五出分列也。江州一种，草虎掌，叶大如掌，面青背紫，三四叶为一本，经冬不凋，不结花实，根之四畔，亦有圆芽，名象虽同治疗迥别。修事：取重一两者，气专力倍。用治风痰，生用须温汤洗净，再以白矾作汤，或皂角煎汁，浸二三日，每日一换，浸足曝干。熟用，择黄土地上，掘一小坑，深五六寸，先以炭火烧红，次用好酒沃之，乃安虎掌于坑内，上以瓦盆覆定，灰泥固济，过夜取用。设急用，用湿纸包裹，埋糠[5]灰火中，周匝绽裂，便可用矣。一法：以酒浸一宿，用桑柴火蒸之，常令洒酒入甑内，令气猛。一伏时取出，竹刀剖开，味不麻舌为度。一法以生姜杵碎，和黄泥包虎掌煨熟，去泥焙用。若造曲用，生姜汁，及矾作汤，和虎掌末作小饼子，安篮内，楮叶包盖，俟上有黄衣生，取晒收之。造胆星法：将虎掌[6]研末，腊月取黄牯牛胆汁和匀，纳胆囊内，悬系有风处，干之，年久弥佳。蜀漆为之使。恶莽草。

先人云：名色性气，合属燥金；味苦气温又得火化，为肺金之用药也。与易称熯万物令燥者合其德，当治风，第可平诸疾生风，不可平风生诸疾，以非真实燥故。其治诸暴强直，支痛里急，筋缩緛戾，平以虎掌，风从燥已矣。

参曰：命名虎掌，不独茎叶根荄形相似也，虎力在掌，故主寒热气结，积聚伏梁，以及心腹，若探囊耳。盖掌用在筋，且风生从虎，故主厥阴风木，变生筋主为病，以致筋痿挛拘也。风行水涣，故并利水道。

厥阴变眚，则风木之化不行焉。虎啸风生，从其类也。风感水受，水道乃行，故利水道。

常 山

气味苦寒，有毒。主伤寒寒热，发热[7]温疟，鬼毒，胸中痰结吐逆。

蜀 漆

气味辛平，有毒。主疟，及咳逆寒热，腹中癥坚[8]，积聚邪气，蛊毒，鬼疰。

---

[1] 腹：诸本同，《本经》作“痛”。
[2] 挛：诸本同，《本经》作“缓”。
[3] 八九：诸本同，《本草图经》作“七八”。
[4] 裂：四库本作“制”。
[5] 糠：诸本同，《纲目》作“煻”。
[6] 虎掌：诸本同，《纲目》作“南星生”。
[7] 发热：诸本同，《本经》作“热发”。
[8] 坚：诸本同，《本经》此字后作“瘕结”。

核曰：出益州川谷，及汉中，今宜都、建平、海州、汴西、淮、浙、湖南并有之。生山谷间，茎圆有节，高三四尺。叶似茗，两两相当，二[1]月作白花，青萼。五月结实青圆，三子为房。根似荆根，色黄而皱，苗即蜀漆也，采时须连根苗收用，气力始备，性颇恶湿，采即暴燥，青白堪用，否则黑烂郁坏矣。宜都、建平者，根形细实，宛如鸡骨，取用最胜。海州者，叶似楸叶，八月开花红白，似山楝而小。又天台一种土常山，苗叶并甘而凉，颇适口，非同类也。修事：如用蜀漆，临时去根，同甘草相拌，水润蒸之。去甘草，细锉，再以甘草汁拌蒸，晒干取用。如用常山，临时去苗，用酒浸一宿，取出，晒干熬捣用。常山，畏玉札。蜀漆，恶贯众。瓜蒌为之使。

参曰：经久不迁之谓常，宣气散生之谓山。盖以止行行止为体用，故一名互草。从治伤寒、温疟之体似止，显寒热往来之用似行，及鬼毒与胸中结痰吐逆之似止而行，似行而止者。苗曰蜀漆，山独之谓蜀，水泻欲留之谓漆，故功用相同，略分内外上下之异耳。

合石膏参看，便知彼此功力差别：石膏之止，止有凝义，行有散义；常山之止，止有停义，行有流义。

芫花

虚中者，转能善开茅塞；茅塞者，当号毒鱼。

气味辛温，有小毒。主咳逆上气，喉鸣喘，咽肿，短气，蛊毒，鬼疟，疝瘕，痈肿，杀虫鱼。

核曰：出邯郸，及绛州，所在亦有。茎干不全类木，亦非草本，草中木，木中草也。本高二三尺，正二月旧枝抽苗作花，有紫、赤、黄、白四种。紫赤者多，白色者时有，黄色者，绛州所产也。三月花落尽，叶乃生，叶似白前，及柳叶而青，渐加厚，则转黑矣。根似桑，三月采花，五月采叶，八、九月采根。有争斗者，以叶挼擦皮肤，辄作赤肿，和盐擦卵，则染外若赭色也。修事：取陈久者佳，用米醋煮十余沸，去醋，水浸一宿。晒干，则毒减。决明为之使。反甘草。

参曰：芫谐元，元，首也。山海经云：首山多芫，亦苗首出，萼即随之，花落尽，叶乃苗也。形色气味，具火大虚中之体，从内而外，以张横遍之用者也。是主蛊毒、鬼疟、疝瘕，为阴凝之属，满实在中，致令气短，用失横遍，遂上逆而咳气喉鸣喘，及咽肿者，对待治之。若痈肿，亦中气不达，不能横遍肉理故也。若杀虫鱼，以功能彻水，则鱼失所夫矣。故一名去水，一名毒鱼，行水之功，于此可见。

大黄

气味苦寒，无毒。主下瘀血，血闭，寒热，破癥瘕积聚，留饮宿食，荡涤肠胃，推陈致新，通利水谷，调中化食，安和五脏。

核曰：出河西山谷，及陇西者为胜。益州北部汶山、西山者次之。二月卷生黄赤，放叶时，四四相当，宛似羊蹄叶，粗长而厚。茎高三尺许，味酸而脆，颇堪啖也。三月花黄，五月实黑，八月采根。根形亦似羊蹄根，大者如碗，长二尺许。切片阴干，理文如锦，质色深紫。

---

[1] 二：诸本同，《本草图经》作“三”。

修事：切作薄片，以文如縠纹，紧厚者佳。锉细蒸之从巳至未，取出晒干，又以腊水润透，蒸之从未至亥，凡七遍。晒干，更以淡蜜水拌蒸一伏时，色如乌膏为度，乃晒干收用。黄芩为之使。

先人云：大黄称将军，将军者，所以行君令，戡祸乱，拓土地者也。味大苦，气大寒，似得寒水正化，而炎上作苦，苦性走下，不与炎上者反乎。参同云：五行相克，更为父母，《素问》云：承乃制，制则生化，是故五行之体以克为用，其润下者正炎上之用乎。则凡心用有所不行，变生疢[1]难者，舍同类之苦巽以入之，不能彰其用矣。盖心主夏，主热火，主神，主血脉，主病在五脏，主心腹部位，若肠胃之间，心腹之分，夏气热火之郁，神情血脉之结，瘀闭宿留，致成癥瘕积聚，变生寒热胀满者，皆心用不行。大黄能荡涤之，是谓推陈；推陈者，正所以行君之令，辟土地，安人民，阜生物，是谓致新。致新者，即所以调中化食，安和五脏者也。客曰：开土地，涤肠胃，利水谷，皆脾所司。何为行火用也？曰：火有用而灵，正当生土；火无用而息，正当泻土。顾其名，自得之矣。

参曰：大黄称将军，转危为安，亡为存故也。具地体用，大其用，黄其体，故其动也辟，应地无疆，含弘光大也。其为方也，为大方，为急方；其为剂也，为通剂，为泻剂。积着留碍者，极物之情，通乎理而已。

蚤　休

气味苦微寒，有毒。主惊痫，摇头弄舌，热气在腹中[2]。

核曰：出山阳川谷，及冤句。今河中、河阳、华、凤、文州，及江淮间亦有之。生深山阴湿地，即紫河车、重楼金线、七叶一枝花也。一茎独上，茎当叶心。似王孙、鬼臼、芍药、蓖麻辈叶。凡一茎三层，独王屋山产者，至五七层，每层七叶，叶色碧绿。夏月茎头作花，一花七瓣，上有金丝下垂，蕊长三四寸，秋结红子，根如鬼臼，及紫参、苍术、菖蒲等状，外紫中白，理细质脆，有粳糯两种。修治：洗切焙用。丹家采制三黄、砂、汞。

参曰：蚤休，阳草也。以生成功用诠名。《礼记》云：发扬蹈厉之已蚤，使之休止休息尔。一茎独上，茎当叶心，叶必七，花瓣亦七，重台或一或三，或五或七，正阳数之生，火数之成也。味苦气寒，生深山阴湿处，是阳以阴为用矣。对待阴以阳用，致热在中，若风自火出，而弄舌摇头，及阳蹈阴中而痫，阴越阳中而惊，此皆阴阳舛错，越动静之常故尔。所谓发扬蹈厉之已蚤，使之休止休息也。

头为诸阳之首，舌乃心火之苗，盖动摇名风，若风之自火出也。

鬼　臼

气味辛温，有毒。主杀蛊毒，鬼疰精物，辟恶气不祥，逐邪，解百毒。

核曰：出九真山谷，及冤句、荆州、峡州、襄州，近以钱唐、余杭径山者为上。生深山岩石之阴，即独脚莲、唐婆镜、马目毒公、羞天花、八角盘也。二三月挺生一茎，中空独上，茎当叶心，叶居茎上，如初生荷叶，边出八角，面

---

[1] 疢：四库本作“灾”。

[2] 中：诸本同，《本经》此字后作“癫疾痈创，阴蚀，下三虫，去蛇毒”。

青背紫，丛生细毛，揉之作瓜李香。旦则东向，暮则西倾，犹葵之卫足也。花开叶下，连缀茎间，未尝见日，故曰羞天。风来不动，风去自摇，能不为风力所转矣。其叶，或二三层叠，总一茎当心直上，或旁生歧出，必另贯叶心，不与本茎相连络也。年生一茎，茎枯根作一臼，新臼次年另生，则旧臼中腐，此陈新相易，九年乃作九臼，九臼者有神，根形如苍术，及黄精之歧曲，以连生臼窍为别也。辟谷，伏汞，畏垣衣。

参曰：独茎八角，独根九臼，阳以阴为体，阴以阳为用也。茎生叶心，花蔽叶下，阴阳互为根蒂也。花如铃铎，风来不动，风去自摇，见阴阳之体能立用能行也。旦则东向，暮则西倾，与阴阳浮沉于升降也。伏汞成丹，辟谷不饥，操阴阳造化之权衡也。此尽阴阳造化之变，鬼物唯阴，宁不敛掬。许氏云：望之敛掬曰臼，臼音匊，与掬同。两手曰掬，与下画相连之去声者不同。

巴　豆

毒药攻病，不得不下毒手，亦不得轻下毒手。

气味辛温，有毒。主伤寒，温疟寒热，破癥瘕结聚坚积，留饮痰澼，大腹❶，荡练五脏六腑，开通闭塞，利水谷道，去恶肉，除鬼毒蛊疰邪物，杀虫鱼。

核曰：出巴郡川谷。今嘉州、眉州、戎州皆有之。木高一二丈。叶如樱桃而厚大，初生青色，久渐黄赤，季冬渐凋，仲春渐发，仲夏旧叶落尽，新叶齐生，即开花成穗，其色微黄。五六月结实作房，七八月成熟，渐渐自落。一房二❷瓣，一瓣一子，或❸三子。子仍有壳，独戎州出者，壳上有纵文，隐起如线，或一道，或两道三道。土人呼为金线巴豆，最为上品，他处鲜有。修治：去壳敲碎，每两用麻油，并酒各七合，煮干，研膏用。芫花为之使。畏大黄、黄连、芦笋、菰笋、藜芦、酱、豉、冷水，得火良，恶蘘草，与牵牛相反。中其毒者，冷水、黄连、大豆汁解之。

参曰：巴，蛇名。许氏云：巴蛇吞象，捷取巧嗜，糜溃有形，性之至毒者也。谓巴豆之荡练脏腑，开通闭塞，毒烈之性相类尔。故可对待阴凝至坚，结聚留癖。先人博议云：荡则齟龇不存，练则瑕疵尽净，苟非阳气消沮，形如死灰者，未免流毒不辜，慎之。

大　戟

气味苦寒，有小毒。主蛊毒十二水，腹满急痛积聚，中风，皮肤疼痛，吐逆。

核曰：出常山。近道亦有，多生平泽。二三月抽芽红色，渐长丛高，茎直中空，折之有白浆。叶狭长似柳，梢头叶攒密而上。三四月开黄紫色花，如杏及芫荑。根如苦参而细。出淮甸者，苗似百合而叶黄。江南者，叶似芍药而苗短。杭州一种，色紫而柔为上品；江南一种土大戟为下品。北方一种緜❹大戟，皮韧如绵而色白，气味峻利，弱人误服吐血。修事：勿用附生者，误服令人气泄不禁，即煎荠苧汤解之，采得即于槐砧上细锉，与海芋叶拌蒸，从巳至申，去芋药，晒干用。反甘草，菖蒲能解之。

---

❶ 腹：诸本同，《本经》此字后作“水胀”。

❷ 二：诸本同，《纲目》引颂曰作“三”。

❸ 或：诸本同，《纲目》引颂曰作“共”。

❹ 緜：诸本同，《纲目》作“绵”，义长，下句同。

先人云：双枝为戟，所用为门，我军彼敌，咽喉之地，疆界之域也。出入生死，莫不繇之，其为用大矣。盖蛊毒唯入，十二水唯不出，风中欲入，吐逆欲出，四者之门能无枢要乎。然人身枢要主心，犹三军之命在将，大戟花苗色味，悉属心象，诚急方之宣剂、通剂，上下表里，谁能不繇其门，以为出入者。今人唯知逐水，尚可扩充治痘澄饮，以其咸从水类也。客曰：人身以九窍为门，越人别立七冲为衢，大戟惟堪下泄，何有疆界门户？答曰：九窍者，身形之门户，七冲者，六腑之衢路，如五脏十二经，及骨空腠理，亦莫不有疆界衢路门户者。经云：八万四千毛孔，孔孔作大壑流，非寓言也。大戟苦寒，行心之用，于时为夏，设人身有一毛孔于时不大，便非灵活之身。唯其莫不夏大，乃成至大之用。大戟张大夏令，为门为衢，则邪去有路，自外自中而汗而下矣。且心之表气为阳，而苦寒又得太阳寒水之化，故为心之用，宣发太阳之开药也。以太阳经主开，开处为衢为门，可无惑矣。

参曰：大以用言，戟者支兵也。周礼掌舍棘门，注云，以戟为门，主持开阖，且御侮也。如治吐逆，此但从开；如治蛊毒十二水，以及腹满急痛积聚，与中风皮肤疼痛，此但从阖。阖者持以开，开者持以阖，亦若拔[1]戟以逐之，以灭不格也。

---

[1] 拔：四库本作“拨”。

第七帙

钱唐后学卢之颐子繇父　核　参

神农本经下品二

商　陆

气味辛❶平，有毒。主水肿疝瘕痹，熨除痈肿，杀鬼精物。

核曰：出咸阳山谷。所在亦有。春生苗，高三四尺，茎青赤，极柔脆。枝枝相值，叶叶相当，叶如牛舌而长。夏秋白花作朵，亦有赤花者❷。赤者根赤，白者根白。白者入药，赤者见鬼神，甚有毒也。根如莱菔，似人形者有神，《尔雅》谓之蓫募❸，《广雅》谓之马尾，《周易》谓之苋陆。修事：取白花之根，铜刀刮去皮，薄切作片，东流水浸两宿，取出，以黑❹豆叶重重间隔，入甑蒸之，从午至亥，俟冷去豆叶，曝干锉用。无豆叶，以黑豆代之。

参曰：金音曰商，从外知内，以内知外也。高平曰陆，四时日月所行之路也。盖天有四陆，人有四街，营卫血气所行之道也。故主水停为肿，气痹为疝，为瘕，失其常陆之唯内无外；更假火力，熨除痈肿之唯外无内也。若杀鬼精物，以金气遒劲，雕落非其类尔。

甘　遂

气味苦寒，有毒。主大腹疝瘕腹满，面目浮肿，留饮宿食，破癥坚积聚，利水谷道。

核曰：出中山山谷，唯太山、江东者良。比来用京口者为胜，江东者称次矣。苗似泽漆，茎短小，而叶有汁，根皮色赤，肉色白，作连珠状，实重者，方堪入药。修治：去茎，槐砧上锉细用，生甘草汤，及荠苨自然汁，搅浸三日，水如黑❺汁，乃漉出，用东流水淘六七次，水清为度。取出晒干，纳土器中，熬脆用。瓜蒂为之使，恶远志，反甘草。

参曰：味大苦，而名甘遂者，左氏所谓请受而甘心快意焉。以甘于遂其力用也。其为方也，为大为急；其为剂也，为通为泄。甘属中土，惟其能遂土欲也。故为癥坚积聚疝瘕，及留饮宿食，致无能利水谷道，外溢而成大腹满胀，及面目浮肿者，皆通之泄之，所以从其欲也。但气味苦寒，偏于以热为因，寒则非所宜矣。

狼　毒

设所卜非其向，恐狼鸣肠断矣。以毒药攻

---

❶ 辛：诸本同，《证类》此字后作“酸”。

❷ 白花作朵，亦有赤花者：诸本同，《纲目》作“开红紫花，作朵”。

❸ 募：诸本同，《纲目》引《尔雅》作“薚”。

❹ 黑：诸本同，《炮炙论》此字无。

❺ 黑：诸本同，《炮炙论》和《证类》作“墨”。

病者，顾言珍重。

不存诸有，即有故而陨；不害诸无，即亦无陨也。

气味辛平，有大毒。主咳逆上气，破积聚，饮食寒热，水气，恶疮鼠瘘疽蚀，鬼精蛊毒，杀飞鸟走兽。

核曰：出秦亭山谷，及奉高、宕昌、建平诸处。今陕西州郡，及辽、石州亦有之。茎叶并似商陆，及大黄，茎叶之上，都有白毛，根皮色黄，肉色白，形似防葵，沉重者为贵，但蝮蛇喜食其根，最为难得。今人多以草蔄茹伪之，不可不辨。大豆为之使。宜醋[1]。恶麦句姜。畏占斯、密陀僧。

参曰：取狼为名者，谓狼善逐也。《尔雅翼》云：狼之将远逐食，必先倒地以卜所向，故猎师遇狼辄喜，盖狼之所向，即兽之所在也。故主杀飞鸟走兽，并主水谷积聚，而为咳逆上气，以及寒热蛊毒，与水谷无以转输皮毛，致生恶疮鼠瘘疽蚀者。狼毒逐而输之，此但似狼性之贪饕，非若狼肠之直而辄出也。先人云：非我族类，鲜不灭除，不存诸有，不害诸无。

葶苈

亭亭能历历，便非止于亭者。

气味辛寒，无毒。主癥瘕积聚结气，饮食寒热，破坚，逐邪，通利水道。

核曰：出藁城平泽田野间，汴东、陕西、河北州郡亦有之。近以彭城、曹州者为胜，他处者不堪用也。春生苗叶，高六七寸，似荠根而色白，枝茎俱青。三月开花，微黄色，遂结角，列子亭亭，扁小如黍粒，微长而黄，味苦入顶，微甘者狗荠也。月令孟夏靡草死。注云：狗荠，葶苈之属是也。一种单茎向上，叶端出角，其实肥大而短；一种叶近根下，作奇[2]生，如芥叶，其角细长者，此皆异种，不可不辨。修事[3]：以糯米合置熯上微焙，俟米熟，去米，捣碎用。榆皮为之使，得酒良，恶白僵蚕、石龙芮[4]。

参曰：水止曰亭，行止曰历。《史记》云：决河亭水而注之海，盖以功用为名。故决渎水道，诚急方之泄剂也。若气结为癥瘕，为积聚，为饮食寒热，皆止固不迁，决而泄之。《十剂》云：泄可去闭，葶苈之属是矣。

桔梗

气味辛，微温，有小毒。主胸胁痛如刀刺，腹满，肠鸣幽幽，惊恐悸气。

核曰：出嵩山山谷，及冤句，今在处有之。二三月生苗，茎如笔管，高尺余，紫赤色，叶如杏，及人参、荠苨辈，但杏叶圆，桔梗叶长，人参叶两两相对，桔梗叶三四相对，亦有不对者。荠苨叶下光明，滑泽无毛；桔梗叶下暗涩，有毛为异。夏开小花，紫碧色，颇似牵牛花。秋后结实，根外白中黄，有心味苦。若无心味甜者，荠苨也。关中一种，茎细色青，叶小似菊，根黄似蜀葵根者，亦可入药。又一种木桔梗，根形真相似，只是咬之腥涩不堪啖，不为药用。修事：去头上硬尖二三分，并两畔附枝。槐砧上细锉，用生百合捣膏，投水中浸一伏时，取出，缓火熬干。每桔梗四两，用

---

❶ 醋：诸本同，《纲目》此字后作“炒”。

❷ 奇：诸本同，《纲目》作“歧”。

❸ 事：四库本作“治”，下同。

❹ 芮：原作“苪”，诸本同，据《证类》和《纲目》改。

百合二两五钱。节皮为之使。畏白及[1]、龙胆草，忌猪肉。得牡蛎、远志，疗恚怒。得硝石、石膏，解伤寒。其莶味[2]，白粥解之。但节皮不知为何物也。

参曰：桔梗，如桔槔之梗，倾则仆，满则立，载上载下，其冯以枢，合入少阳少阴枢药也。雷公制以百合，此筑梗基；玉涵佐以甘草，此炼梗已，基筑已炼，上下乃察也。胸胁为少阳部署，故主胸胁痛如刀刺，若腹满肠鸣幽幽悸气，此上下不察，惊则载上不下，恐则载下不上，皆枢象也。千金用治喉痹咽痛，此则少阴部署，亦少阴枢象耳。

夏枯草

气味[3]辛寒，无毒。主寒热瘰疬鼠瘘，头疮，破癥，散瘿结气，脚肿湿痹，轻身。

核曰：出蜀郡川谷，所在亦有，生平泽原野间。冬至后生苗，渐高至一二尺许，茎微方。叶对节生，似旋覆叶而长大，边有细齿而背白。三、四月茎端作穗，长一二寸，穗中开淡紫碎花，似丹参花，结子亦作穗，一穗四子。五月便枯，宜四月收采。土瓜为之使。伏汞砂。

参曰：冬至生，夏至枯，具三阳之正体，寒水之正化，故从内达外，自下彻上，以去寒热气结，及合湿成痹也。瘰疬曰寒热病。经云：瘰疬者，皆鼠瘘寒热毒气，留于脉而不去也。其本在于脏，其末出于颈腋之间，浮于脉中而未内，与着于肌肉，而外为脓血者易去也。治之奈何？请从其本，引其末，可使衰去，而绝其寒热，审按其道以予之，徐往徐来以去之。决其死生，反其目视之，中有赤脉上下贯瞳子者，见一脉，一岁死；见一脉半，岁半死；见二脉，二岁死；见二脉半，二岁半死；见三脉，三岁而死；见赤脉不下贯瞳子者，可治也。若瘿则但浮于脉，癥则但着于脏，脚肿唯下，头疮唯上，虽非本末，统名寒热病也。楼全善用治目珠疼，《简要济众方》用治目睛痛，此得《灵枢》意旨。有赤脉贯瞳子者相宜，否则涉寒，非对待法也。

具寒水之正化，可从在内之脏本；具三阳之正体，可从在外脉中之支末。瘰疬曰寒热病者，以本于脏，其末出于颈腋之间，内外相从，故名寒热，言针法也。

浮脉着脏，唯上唯下，尽寒热之变。

旋覆花

气味咸温，有小毒。主结气，胁下满，惊悸，除水，去五脏间寒热，补中，下气。

核曰：所在有之，生平泽川谷，及下湿地。二月生苗，长一二尺，茎柔细，似红兰而无刺。叶如大菊，及水苏、蒿艾辈。花亦如菊，六月开黄金色，香亦胜菊，故别名夏菊、盗庚、滴滴金、金钱花也。根细而白，极易繁衍。修事：去蕊并壳皮，及蒂子，蒸之，从巳至午，熬[4]干用。

参曰：旋者周旋，旌旗之指麾；覆者伏兵，奉旌旗之指麾者也。故主气无师帅，则搏结不行，致形层之胁，满闭从阖矣。若惊惶悸动，即君主位次，有失奠安，并可定神脏往来之寒热，与主决渎水

[1] 及：诸本同，《证类》和《纲目》此字后作“龙眼”。

[2] 味：诸本同，《证类》和《纲目》作“毒”。

[3] 味：诸本同，《本经》、《证类》和《纲目》此字后作“苦”。

[4] 熬：诸本同，《炮炙论》作“晒”。

液之向道，设非补中气司命，安能使诸气下伏从令乎？顾气味咸温，亦可为营血之师帅，咸能走血，温行经隧故也。

青 葙

气味苦，微寒，无毒。主邪气，皮肤中热，风瘙身痒，杀三虫。

核曰：出江淮州郡，近道亦有之。生平谷道旁，及田野下湿处。二月抽青色苗，渐长至三四尺。茎色青红若蒿状，叶阔似柳而软。六、七月生花，上红下白。作实有角，子黑而扁，大于苋实而光。根似莨菪❶根而白，直下独茎生根，襄人呼为昆仑草。近时指鸡冠子为青葙者，误矣。修事：先烧铁杵臼❷，乃捣用之。

参曰：青，东方色也。从生、从丹，木生火象也。葙，从相，相亦木相火行也。味苦气寒，逆从以风为因，以热为证，不能升出，赖宣扬横遍之令者相宜。顾皮肤部署，正木火升出授受之境耳，故主皮肤中，标见邪热热气为因证，而作风瘙身痒，及伏匿身中，而作三虫与痔蚀䘌䘌痛者，皆木不授火，反乘脾土，致外见唇口青色者，亦相宜也。然则青葙功力，形气咸调，参合诸家附列形证，自得之矣。

不曰皮肤间，而曰皮肤中，即此可见木火授受之地。

木生火象，木相火行。内经所谓神转不回乃得其机。言四时之序，顺行之道也。如木不授火，反乘脾土，即所谓回则不转。乃失其机，言四时之序，逆行之次也。而授受之机，真莫之为而为，莫之致而至。

瓜 蒂

气味苦寒，有毒。主大水，身面四肢浮肿，下水，杀蛊毒，咳逆上气，及食诸果病在胸腹中，皆吐下之。

核曰：所在有之，生嵩高平泽间。即甜瓜之蒂也。三❸月下种，延蔓而生，叶大数寸，五六月开花黄色，六七月瓜熟，有圆❹，有长，有尖，有扁。大或径尺，小或一捻。或有棱，或无棱，其色或青，或绿，或黄而斑，或糁而斑，或白路，或黄路。其瓤或白，或红，其子或黄，或赤，或白，或黑。《农书》云：瓜品甚多，不可枚举。以状得名者，有龙肝、虎掌、兔头、狸首、羊髓、蜜筒之称；以色得名者，有乌瓜、白团、黄䕵、白䕵、小青、大斑之别。然其味，不出乎浓淡甘香而已。《广志》云：惟以辽东、燉煌、庐江之瓜为胜。然瓜州之大瓜，扬州❺之御瓜，西蜀之温瓜，永嘉之寒瓜，未可以优劣论也。甘肃甜瓜，皮、瓤皆甘，甘胜糖蜜，即瓜皮曝干，犹甘美可口。浙中一种阴瓜，种植阴处，熟则色黄如金，肤皮稍厚，藏至来春，食之如新。此皆种艺之巧，不必拘以土地也。修事：勿用白瓜蒂，取青绿色瓜，气足时，其蒂自落在蔓上者。采得，系屋东角有风处，吹干用。

参曰：瓜象形，象实在须蔓间也，当曰蒂，蒂瓜之缀蔓处也。性偏延蔓，末繁于本，故少延辄腐。《尔雅》云：其绍瓞。《疏》云：继本曰绍，形小曰瓞，故近本之瓜常小，近末之瓜转大也。凡实之吮抽水液，唯瓜称最，而吮抽之枢，抵当唯蒂而已。是以蒂具彻下炎上之用，故蒂味苦而瓜本甘，以见中枢之

❶ 莨菪：诸本同，《本草图经》和《纲目》作“蒿”。

❷ 杵臼：诸本同，《炮炙论》作“臼杵”。

❸ 三：诸本同，《纲目》作“二三”。

❹ 圆：诸本同，《纲目》作“团”。

❺ 扬州：诸本同，《纲目》作“阳城”。

别于上下内外，诚涌泄之宣剂通剂也。故主大水在胸腹中，外溢而为身面四肢浮肿，或蛊毒，或咳逆上气，或食诸果病在胸腹中者，皆可涌而吐之，泄而下之。涌者近中以上，泄者近中以下，谓其从枢，故涌泄咸宜。经云：酸苦涌泄为阴，故其气寒，其味苦。

世知瓜蒂作吐剂，不知瓜蒂作下剂。以吐剂中有瓜蒂散，下剂中方书少有用瓜蒂者。遂致减却泄下功力，亦并将泄字训作上泄之涌，转展传讹，而诸书引用泄字者，亦无暇分别矣。

羊蹄

气味苦寒，无毒。主秃疮[❶]疥瘙。除热。女子阴蚀。

核曰：出陈留川泽，所在亦有。秋深始生，凌冬不死。春生苗，高三四尺。茎节紫赤，叶长尺许，状如牛舌，及莴苣叶而青碧。入夏起台，花青白，成穗结实，有三棱，夏至而枯。根长近尺，赤黄色，似大黄，及牛蒡、胡萝卜辈。

参曰：秋分始生，夏至乃枯，以降入为升出，升出为降入者也。具兑金丽泽之用，故名羊，即以形似表功力也。广八卦云：兑为羊，为毁折，为附决，所谓商兑未宁，介疾有喜者也。味苦气寒，故主火热刑金，为疥瘙秃疮，女子阴蚀。经云：痛痒疮疡，皆属心火，浸淫肺金形脏故尔。

藜芦

单属上焦，亦是一法。

气味辛寒，有毒。主蛊毒咳逆，泄利肠澼，头疡疥瘙恶疮，杀诸蛊毒，去死肌。

核曰：出太山山谷，高山者乃佳。今陕西、辽州、均州、解州亦有之。四[❷]月生苗，高五六寸，茎似葱白，色青紫多毛，外[❸]有黑皮裹茎，宛似棕榈，故初生之叶，亦若棕心。经久渐放，与郁金、秦艽、蘘荷等叶相类也。六七月开花，肉红色，立冬便凋。根似龙胆，及马肠，根长四五寸。一本二三十科，若百余科者，水藜芦也。水藜芦生近水溪涧石上，茎叶都相同，独不为药用。修事：去头，用糯米泔汁煮之，从巳至未，晒干用。黄连为之使。反细辛、芍药、人参、沙参、紫参、苦参。恶大黄。

先人云：辛生在夏，犹金生在巳也。故入肺及大肠，而治咳逆肠澼。盖肠澼虽属下焦，其因有干上焦与肺，受火郁者，用此辛散，可使上焦开发，宣五谷味，则心肺之阳自舒，肠澼之痰自愈矣。

参曰：藜茨属，亦利器也，芦，苇属，亦食器也。然其形两相似矣。合入太阴肺，阳明大肠，以互相循属盘络而为雌雄腑脏者也。故主肺为是动，则病咳逆之脏气，与肺为所生，则病头疡疥瘙恶疮死肌之脏形。若泄利肠澼，蛊毒虫毒，此病大肠腑气之与形也。气味辛寒，施之风热，颇相宜耳。

手太阴肺脏之经脉，下络大肠，上膈，属肺；手阳明大肠腑之经脉，络肺，下膈，属大肠；彼此互相盘络，以为腑脏雌雄。内外表里，则手与手为腑脏之雌雄，足与足为腑脏之雌雄，非其腑脏雌雄，则彼此不相盘络。人多习而不察，竟不知手足腑脏雌雄之故。

射干

气味苦平，无[❹]毒。主咳逆上气，喉

---

❶ 秃疮：诸本同，《本经》作“头秃”。
❷ 四：诸本同，《本草图经》作“三”。
❸ 外：诸本同，《本草图经》作“上”。
❹ 无：逐步天天，《证类》和《纲目》作“有”。

痹咽痛，不得消息，散结气，腹中邪逆，食饮大热。

核曰：出南阳山谷，及田野间。今在处皆有，园圃庭台多种之。冬至后宿根生芽，至二三月始抽苗，高二三尺，近根之茎，有节若竹。离根三四寸，横铺翠叶，狭长疏整，宛如翅羽，故名乌翣，又名凤翼。六七月叶中抽茎似萱而强硬，出淡红萼，开红赭花，亦有蜜色者，瓣有细文，间黄紫黑斑点。次蚤互相交纽如结，结落作房，中子黑褐。另有一种，名鸢尾者，叶阔而短，根密而稠。花小者，即蝴蝶草；花大色紫者，即紫罗襕❶。俱春末作花，与射干迥别也。修事：以米泔水浸一宿，取出，再同篁竹叶煮之，从午至亥，日干用。

参曰：冬至射干生，为阳气始生，律名射出也。药对云：立春射干、木兰先生。为柴茈胡、半夏使，合入足少阴、少阳，枢机之气分药也。故主咳逆上气，喉痹咽痛，及不得消息，此少阴不能转阖与开也。主结气腹中邪逆，及食饮大热，此少阳不能转开与阖也。但气味苦平，君相二火为化者，莫不相宜，以苦待化，以平从枢故也。

立春射干先生，为柴胡、半夏使，谓柴胡生当冬半，半夏生当夏半，咸从枢象，以从其类，但射干为始生之首，易于兴起而为介绍。

少阴枢化曰君火，少阳枢化曰相火，平固从枢，苦则待化。

萹蓄

气味苦平，无毒。主浸淫疥瘙疽痔，杀三虫。

核曰：出东莱山谷，所在有之。春仲蔓延布地，好生道旁，苗似瞿麦，弱茎❷促节，节紫❸赤似钗股，叶细绿似篁竹，节间出花甚细，微青黄，或淡红色，似蓼蓝花状，遂结细实，根似蒿，《尔雅》所谓王刍也。

参曰：《景福殿赋》云：爰有禁扁。徐云：门户封署也，以所治形证诠名耳。盖八万四千毛孔，孔孔应开阖为门户，如浸淫疥瘙诸形证，此毛孔唯封，萹蓄引蔓促节，节节开花，若封而辟，辟而封，虽象形从治法，亦象形对待法也。

火热刑金，成浸淫疥瘙者相宜，若痘疹痤疿，隐显欲出者，与毛孔闭实，欲扬液为汗者亦宜。但气味苦平，施之严寒为本气者，功力少逊；若病反其本，得标之阳，或已成则为病热，表邪尚未入里，仍欲从枢解散者，为效颇速。

雷丸

气味苦寒，有小毒。主杀三虫，逐毒气、胃中热，利丈夫，不利女子。

核曰：出石城山谷，及汉中、建平、宜都、房州、金州诸处。生竹林土中，乃竹之余气，零落所成也。无苗蔓，不相连，状如栗，又如猪苓而圆，皮黑肉白，甚坚实。修事：用甘草水浸一宿，取出❹，蒸之，从巳至未，日干。酒拌润，再蒸之，日干用。荔实、厚朴、蒿根❺、芫花为之使，恶❻葛根。

参曰：雷丸，竹苓也。具节候之灵气，零落复震，故名雷丸。盖雷之发声，物无不同时而应，故与三虫毒气向晦者

---

❶ 罗襕：诸本同，《纲目》作“蝴蝶”。

❷ 茎：诸本同，《纲目》此字后作“引蔓”。

❸ 紫：诸本同，《图经本草》此字无。

❹ 取出：诸本同，《炮炙论》作“铜刀刮去黑皮，破作四五片。以甘草水再浸一宿”。

❺ 蒿根：诸本同，《证类》此二字无，《纲目》引之才曰“蓄根”。

❻ 恶：诸本同，《证类》引《药性论》此字后作“蓄根”。

反。其味苦，其气寒，对待胃热为因，诸热若伏若匿者，亦相宜矣。利丈夫，不利女子者，震为雷，长男也。所谓方以类聚，物以群分，刚柔断而吉凶生矣。

凡物有质成，有气结，如茯苓之本乎松，雷丸之因乎竹是也。木之耐岁寒，实而坚多节者，唯松性善隐伏，故遗苓名之；草之能冬生，虚而簪筤色者唯竹，象切震雷，故转丸名之，其气类所感，一静一动，一秉大夫贞洁之操，一展君子奋杨之力，其功用各有致也。

郁李仁

气味酸平，无毒。主大腹水肿，头面❶、四肢浮肿，利小便水道。

核曰：郁李，即棠棣❷。诗云：唐棣、棠棣❸。山海经作栯。所在有之，树高六七❹尺，花叶枝干并似李，惟子小若樱桃，味甘酸，臭香而少涩。一种赤郁李，叶如刺榆，其子正赤而小，五月始熟，关西、天水、陇西多有之。汴雒一种，枝茎作长条，花极繁密而多叶，亦谓之郁李，不堪入药也。修事：汤浸去皮尖，用生蜜浸一宿，取出阴干，研如膏用。

参曰：郁李花极繁，文之盛者似之。其香颇浓，故芬芳之气，通称馥郁也。凡木之花，既开不阖，此独不然。诗云：唐棣之花，偏其反而，反而从阖也；又常棣之花，鄂不韡韡，鄂萼，不附也，萼附相承，最相亲尔，故又曰彼尔维何。维常之花，其义见矣。《诗疏》云：唐棣，薁李也，一名雀梅，一名夫移，又云车下李，其叶或赤或白，六月中熟，大如李子。《花品序》云：雒阳人不甚惜，谓之果子花，大略俗情以少贵，不足较也。

郁李味酸气平，其花反而后阖，此阖用仍开，呈开仍阖之象也。当入厥阴肝，盖肝主疏泄前后阴，如失疏泄，则阖用之开机废，以致水肿大腹，及面目四肢浮肿。郁李功利水道小便，使阖用呈开，则疏泄仍如令矣。

楝实

气味苦寒，有小毒。主温病❺，伤寒大热烦狂，杀三虫疥疡，利小便水道。

核曰：出荆山山谷，及蜀中所在有之，蜀中❻者胜。木高数丈❼，向长甚速，叶密如槐而长。三四月开花红紫色，芬芳满境❽。实如金❾丸，生青熟黄。叶可浣衣，蛟龙畏之，獬豸食之。修治：熬❿干，酒拌令透，蒸之，俟实皮软，去皮取肉。凡使核不使肉，使肉不使核。如使核，捶碎，浆水煮一伏时，晒干用。

参曰：楝可浣衣，具清肃之金用。气寒味苦，具澄湛之水体。獬豸食之，火兽也，喜其洁。蛟龙畏之，木虫也，激其怒。怒则飞云弄雨，以消溽暑，此其功力。如三虫疝瘕，从蛰伏中，激之杀之，反其性耳。

蜀椒

气味辛温，有毒。主邪气咳逆，温

---

❶ 头面：诸本同，《本经》作“面目”。

❷ 棠棣：诸本同，《证类》引《尔雅疏》作“常棣”。

❸ 棣：诸本同，《证类》作“棣”，义长，下同。

❹ 六七：诸本同，《图经本草》作“五六”。

❺ 病：诸本同，《本经》作“疾”。

❻ 蜀中：诸本同，《本草图经》作“蜀川”，《纲目》作“川中”。

❼ 数丈：诸本同，《本草图经》作“丈余”。

❽ 境：诸本同，《本草图经》作“庭”。

❾ 金：诸本同，《本草图经》作“弹”。

❿ 熬：诸本同，《炮炙论》作“晒”。

中，逐骨节皮肤死肌，寒热[1]痹痛，下气。久服头不白，轻身增年。

核曰：出武都山谷，及巴郡。近以全州西域[2]者称最，江阳及晋康建平者次之。木高五六[3]尺似茱萸而小，有针刺。叶坚滑，无花结实，但生于枝叶间，颗如小豆而圆，实子光黑，宛如人瞳，谓之椒目。八月采实，肉肥皮皱，气味浓厚芳烈也。修事：去目及闭口者，好酒拌润，蒸之，从巳至午，以盆覆盖，俟冷无气，乃可取出，即入瓷器中封固无伤风也。杏仁为之使，得盐味佳，畏款冬花、防风、附子、雄黄。可收水银。有中椒毒者，凉水、麻仁浆水解之。

参曰：色香气味，精胜在肤，独无花而实，所含蓄力，幽且深矣。故主温中，自下而上，从内而外，宣达横遍者也。对待寒中，致令形气受病也。气则咳逆上气之因邪薄，形则骨节肌肤之因痹闭。久服形气咸调，故头不白，轻身增年耳。

皂 荚

气味辛咸温，有小毒。主风痹死肌邪气，风头泪出，利九窍，杀精物。

核曰：出雍州山谷，及鲁邹县，近以怀、孟[4]者为胜，所在有之。树极高大，叶似槐，瘦长而尖。枝间多刺。夏作细花黄色。结实有三种：一种短小，形似猪牙；一种长大肥厚多脂而粘手；一种细长瘦薄，枯燥而不粘手。入药肥厚多脂者佳。但树多丛刺，难于采取，用竹篾箍树本，其荚过夜尽落，亦一异也。有不结实者，将树本凿一大孔，入生铁三五斤，遂用泥封孔口，次年即结实，且倍往昔。有人以铁砧捶皂荚，砧即自损；或以铁碾之，碾即[5]成孔；或以铁锅爨之，锅即暴片自落。岂皂荚与铁，有感召之情耶？修事：取赤色脂厚不蛀者，新汲水浸一宿，铜刀刮去粗皮，用乳酥反复炙透，捶去子、弦。每荚一两，用酥五钱。柏实为之使。恶麦门冬，畏空青、人参、苦参。

参曰：皂水色，咸水味，当为五木之水矣。灌铁木中，皂荚始茂，不为金所刑，转以铁为生者，即母令子实，递成生化，木藉金为用也。独辛金味胜，故主风痹死肌，风头泪出；以辛泻之，泻之者泻外身之外风也；亦以辛补之，补之者，补内身之风大也。若窍闭即风大不及。精物即外风太过，咸可补之泻之。顾补泻在病主之苦欲，随病主之苦欲，因名药物之补泻耳。

夜明砂

气味咸平[6]，无毒。主目瞑痒痛，明目，夜视有精光。久服令人喜乐媚好无忧[7]。

核曰：夜明砂，伏翼粪也。伏翼形似鼠，灰黑色，胁间[8]肉翅，连合四足及尾，伏则倒悬，食则蚊蚋，多处深山崖穴中，及僻暗处。乃[9]鼍虱与鼠所化。而

---

❶ 热：诸本同，《本经》作“湿”，义长。

❷ 全州西域：诸本同，《证类》作“金州西城”，《纲目》引恭作“金州西域”。

❸ 五六：诸本同，《本草图经》作“四五”。

❹ 孟：诸本同，《本草图经》此字后作“州”。

❺ 碾即：诸本同，《纲目》作“久则”，义长。

❻ 咸平：诸本同，《本经》作“辛寒”，义长。

❼ 目瞑痒痛……久服令人喜乐媚好无忧：诸本同，《本经》作“面痈肿，皮肤洗洗时痛，腹中血气，破寒热积聚，除惊悸”。

❽ 胁间：诸本同，《纲目》作“有薄”。

❾ 乃：诸本同，《纲目》作“或云”。

复转化魁蛤❶。冬蛰夏出，日伏夜翼，避❷庚申日，一种食钟乳者寿❸千岁，纯白如雪，首有冠，大如鸠鹊，此品所遗之粪，功力殊胜。修事：先以大眼筛筛过数次，次用水澄去沙土，入苎布囊内，溪水中提濯，约减十之七，易细苎囊再濯，每斗可两许，光芒焕耀，质圆成粒者乃佳。扁薄者蚊蚋肤也。若得食钟乳者，亦如前法，取光明如宝珠者最佳。用缓火隔纸焙燥，研极细入药。苋实、云实为之使❹。

参曰：玄晖不夜，因名夜明；以蚊蚋为食，蚊蚋伏翼；夏出冬蛰，顺时序为浮沉；夜翼昼伏，互昼夜为吸呼；伏则倒悬，具阴阳颠倒之象耳。食石钟乳者，朱冠雪体，即肉芝类，故功用与钟乳六芝等。芝以夏现，乳以夏溢，化相感，性相近也。

唯能顺时序为浮沉者，乃得互呼吸之出入入出，与会阴阳之阳阴阴阳，方成颠倒倒颠。

猪悬蹄甲

气味咸平，无毒。主五痔，伏热在腹中❺，肠痈内蚀。

核曰：前后四足，各有悬蹄。悬蹄之甲，尖而小；践蹄之甲，大而圆。修事：酒浸半日，柳木火炙松脆用。

参曰：观豕蹢之黑白，见豕性之躁甚，黑固躁，白尤躁之甚者，则知豕力在蹢，精专在甲矣。悬蹄甲者，豕蹄似鹿而爪四，二践地，二上悬，上悬之甲，悬蹄甲也。有以左蹄后蹄为悬蹄甲者谬矣。盖豕行不举足而曳踵，象水性之趋下为水畜也。四足皆垂，未见左后悬者。《玉藻》云：圈豚行不举足，齐如流，端行颐溜如矢，弁行剡剡起屦，执圭玉，举前曳踵，蹜蹜如也。《埤雅》云：畜养之闲曰圈，豕子曰豚，端读端弁之端，弁读弁冕之弁，则行不举足，齐如流，冕行之容也。颐溜如矢，端行之容也。剡剡起屦，弁行之容也。礼之以物以服，记其行容者，互相挟也。是故水畜性偏趋下，对待伏热之在腹中，为肠痈，为内蚀，为五痔。

经云：热气所聚，则为痈脓，必择精专之所在，乃得内外敌应尔。

豚卵

气味甘❻温，无毒。主惊痫癫疾，鬼疰蛊毒，除寒热，奔豚，五癃，邪气，挛缩。

核曰：豚卵，牡猪之卵子也。小猪多犗去卵，故曰豚卵。阴干藏之，勿令败。

参曰：豚，豕子。豕，总名。易系坎为豕，性趋下，故俯首喜卑秽，天将雨，则进涉水波为水畜也。诗云：有豕白蹢，烝涉波矣。月离于毕，俾滂沱矣。《尔雅翼》云：白蹢者豥。豥，豕之躁者。豕进而涉水波，白蹢尤其躁进者，故先进焉。然则纯黑者，豕之少驯者矣。《说文》云：十二子亥为豕，故亥象豕形，以一阴生于午，至亥而六阴备，谓其嫌于无阳也。是以豥之在物以从豕，在气以从亥，其应水也为能充其类焉。牝曰豝，曰彘。诗云：一发五豝，牡曰豵，曰豭。诗云一发五豵豭，礼云衅之

---

❶ 蛤：诸本同，《纲目》此字后作“恐不尽然”。

❷ 避：诸本同，《纲目》作“伏”。

❸ 寿：诸本同，《本草图经》作“皆”。

❹ 苋实、云实为之使：诸本同，《纲目》引之才曰作“恶白蔹、白薇”。

❺ 腹中：诸本同，《本经》作“肠”。

❻ 甘：诸本同，《本经》作“苦”。

以豭豚，然则豚卵，即豭豚卵囊之卵，豭豚去卵，斯外肉内好，否则颠乱耽群。一名豚颠者以此，世弃勿用，指豕子之豚儿，膀胱之脬胞，两肾之腰子，外肾之阴茎，为豚卵者谬矣。卵者阴器，厥阴经脉之所聚，抵小腹，系舌本，正肾水之宫位耳。设肾躁，则从流而上，协厥阴厥逆而冲心，病名曰奔豚。奔豚者，肾之积，肝之逆也。甚则重阴者癫，番阴者痫，阴阳厥者寒热，或肾不司阴窍，肝不泄前阴者五癃，或失主润宗筋而挛，失主利关机而缩，咸属肾肝先为是动而后所生，犹未离其类者以辅之，其唯豚卵乎。

神农食经

茗

气味苦甘，微寒，无毒。主悦志有力，令人少睡，止渴，利小便，去痰热，治瘘疮。

华佗食论

苦茗

久食益意思。

陆羽茶传

茶

之为用，味至寒，为饮，最宜精行俭德之人。若热渴凝闷，脑痛目涩，四肢烦，百节不舒，聊四五啜，与醍醐甘露抗衡也。

核曰：茗为世所称尚，颐虽未能知味，然亦未能忘情。每读治茗诸书，不啻数十种，俱各载稿集，卒难汇考，不揣条录核左，以备博采。云神农氏前有食经，遵之为首。陆羽茶经，例应为传。后代诸书，递相为疏为注矣。传本不妄去取，余则采其隽永者，人各为政，不相沿袭。彼创一义，而此释之；甲送一难，而乙驳之，奇奇正正，靡所不有，政如春秋为经，而案之左氏，公谷为传，而断之是非，末则间有所评，小子不敏，奚敢多让矣。然书以笔札简当为工，词华丽则为尚，而器用之精良，赏鉴之贵重，我则未之或暇也。盖有含英吐华，收奇觅秘者，在编凡十有六，而茶事尽矣。

一、溯 源

茶者，南方之嘉木。其树如瓜芦，叶如栀子，花如白蔷薇，实如栟榈，蕊如丁香，根如胡桃。其名一曰茶，二曰槚，三曰蔎，四曰茗，五曰荈。山南以陕州上，襄州、荆州次，衡州下，全州、梁州又下；淮南以光州上，义阳郡舒州次，寿州下，蕲州、黄州又下；浙西以湖州上，常州次，宣州❶、睦州❷、歙州下，润州苏州又下；剑南以彭州上，绵州、蜀州、邛州次，雅州、泸州下，眉州、汉州又下；浙东以越州上，明州、婺州次，台州下。黔中生恩州、播州、费州、夷州；江南生鄂州、袁州、吉州；岭南生建州、福州、韶州、象州，其恩、播、费、夷、鄂、袁、吉、建、福、韶、象，十一州未详。往往得之，其味极佳。《茶传陆羽》，字鸿渐，一名疾，字季疵，号桑苎翁著。

按唐时产茶地，仅仅如季疵所称。而今之虎丘、罗岕、天池、顾渚、松萝、龙井、雁宕、武夷、灵山、大盘、日铸、朱溪诸名茶，无一与焉。乃知灵草在在有之，但培植不嘉，或疏采制耳。《茶

❶ 州：四库本此字后作“又次”。
❷ 睦州：四库本此二字无。

解》，罗廪，字高君著。

吴楚山谷间，气清地灵，草木颖挺，多孕茶荈。大率右于武夷者为白乳；甲于吴兴者为紫笋。产禹穴者以天章显；茂钱唐者以径山稀。至于续卢之岩，云衡之麓，雅山著于无歙，蒙顶传于岷蜀，角立差胜，毛举实繁。《煮茶泉品》，叶清臣著。

唐人首称阳羡，宋人最重建州。于今贡茶，两地独多，阳羡仅有其名，建州亦非上品，唯武夷雨前最胜。近日所尚者，为长兴之罗岕，疑即古顾渚紫笋。然岕有数处，今唯洞山最重。姚伯道云：明月之峡，厥有佳茗，韵致清远，滋味甘香，足称仙品。其在顾渚，亦有佳者，今但以水口茶名之，全与岕别矣。若歙之松萝，吴之虎丘，杭之龙井，并可与岕颉颃。郭次甫极称黄山，黄山亦在歙，去松萝远甚。往时士人皆重天池，然饮之略多，令人胀满。浙之产曰雁宕、大盘、金华、日铸，皆与武夷相伯仲。钱唐诸山，产茶甚多，南山尽佳，北山稍劣。武夷之外，有泉州之清源，倘以好手制之，亦是武夷亚匹，惜多焦枯，令人意尽。楚之产曰宝庆，滇之产曰五华，皆表表有名，在雁茶之上。其他名山所产，当不止此，或余未知，或名未著，故不及论。《茶疏》，许次杼，字然明著。

评曰：昔人以陆羽饮茶，比于后稷树谷然哉，及观韩翃谢赐茶启云：吴主礼贤，方闻置茗，晋人爱客，才有分茶，则知开创之功，虽不始于桑苎，而制茶自出至季疵而始备矣。嗣后名山之产，灵草渐繁，人工之巧，佳茗日著，皆以季疵为墨守，即谓开山之祖可也。其蔡君谟而下为传灯之士。又曰：茶系生人后天，随身衣报，盖地灵钟秀[1]，或古之所产，今无取焉者，谓世帝频迁[2]，山川失怙[3]，灵从何来，秀从何起，生人依报，宁复居恒，人苦不思本耳。以上溯其源也。

二、得　地

上者生烂石，中者生砾壤，下者生黄土。野者上，园者次。阴山坡谷者，不堪采啜。《茶传》。

产茶处，山之夕阳，胜于朝阳；庙后山西向，故称佳，总不如洞山南向，受阳气特专，称仙品。岕山茶记，熊明道著。

茶地南向为佳，向阴者遂劣。故一山之中，美恶相悬。《茶解》。

茶产平地，受土气多，故其质浊；岕茶产于高山，浑是风露清虚之气，故可尚。《岕山茶记》。

茶固不宜杂以恶木，唯桂、梅、辛夷、玉兰、玫瑰、苍松、翠竹，与之间植，足以蔽覆霜雪，掩映秋阳；其下可植芳兰幽菊清芳之物，最忌菜畦相逼，不免渗漉，滓厥清真。《茶解》。

评曰：疆理天下，物其土宜；广谷大川异制，人居其间异形；瘠土民癯，沃土民厚；坚土民刚，垆土民丑；城市民嚣而漓，山乡民朴而陋；齿居晋而黄，项处齐而瘿。皆象其气，悉效其形，知其利害，达其志欲，定其山川，分其圻界，条其物产，辨其贡赋，斯为得地。人犹如此，奚惟茗乎。

三、乘　时

采茶在二月、三月、四月之间。茶之笋者，生烂石沃土，长四五寸，若薇蕨始抽，凌露采焉。茶之芽者，发于丛薄之上，有三枝、四枝、五枝者，选其

---

[1] 秀：四库本作“香”。
[2] 世帝频迁：冷本作“冰土频移”。
[3] 失怙：冷本作“性易”。

中枝颖拔者采焉。《茶传》。

清明太早，去夏太迟，谷雨前后，其时适中。若再迟一二日，待其气力完足，香烈犹倍，易于收藏。《茶疏》。

茶以初出雨前者佳。唯罗岕立夏开园，吴中所贵，梗觕叶厚，便有萧箬之气，还是夏前六七日，如雀舌者佳，岕片亦好。《岕茶记》。

岕非夏前不摘，初试摘者，谓之开园；采自正夏，谓之春茶。其地稍寒，故须得此，又不当以太迟病之。往时无秋日摘者，近乃有之，七八月重摘一番，谓之早春，其品甚佳。不嫌少薄，他山射利，多摘梅茶。梅茶苦涩，且伤秋摘，佳产戒之。《茶疏》。

双径两天目茶，立夏后，小满前，仅摘一次，断不复采。唯餐雨露，绝禁肥壤，故收藏岁久。色香味转胜，凌露无云。采候之上，霁日融和；采候之次，积雨重阴，不知其可。《茶说》，邢士襄，字三若著。

评曰：时不可违，候不可失，桑苎翁时中之圣者欤。千载而下，采制之期，无能逾其时日，罗高君少有更变者，更体山川之寒暄，察草木之含吐，待时而兴，应时而起，不妄作劳，不伤物力。

四、揆　制

其日有雨不采，晴有云不采。晴采之，蒸之，捣之，拍之，焙之，穿之，封之，茶之干矣。《茶传》。

断茶以甲，不以指，以甲则速断不柔，以指则多湿易损。《东坡❶试茶录》，宋子安著。

其茶初摘，香气未透，必借火力以发其香。然茶性不耐劳，炒不宜久，多取入铛，则手力不匀，久于铛中过热，而香散矣。炒茶之铛，最嫌新铁，须预取一铛，毋得别作他用。炒茶之薪，仅可树枝，不用干叶。干则火力猛❷炽，叶则易焰易灭。铛必磨洗莹洁，旋摘旋炒。一铛之内，仅用四两，先用文火炒，次加武火催之。手加木指，急急抄转，以半熟为度，微俟香发，是其候也。《茶疏》。

茶初摘时，须拣去枝梗老叶，惟取嫩叶，又须去尖与柄与筋，恐其易焦，此松萝法也。炒时须一人从旁扇之，以祛热气，否则黄色，香味俱减。余所亲试，扇者色翠，不扇色黄。炒起出铛时，置大磁盘中，仍须急扇，令热气消退，以手重揉之，再散入铛，文火炒干，入焙，盖揉则其津上浮，点时香味易出。田子䓖以生晒不炒不揉者为佳。偶试之，但作热汤，并日腥草气，殊无佳韵也。《茶笺》，闻龙，字隐鳞，初字仲达著。

火烈香清，铛寒神倦；火烈生焦，柴疏失翠；久延则过熟，速起却还生；熟则犯黄，生则著黑；带白点者无妨，绝焦点者最胜。《茶录》，张源，字伯渊著。

经云焙，凿池深二尺，阔一尺五寸，长一丈。上作短墙，高二尺，泥之以木，构于焙上。编木两层，高一尺以焙茶。茶之半干，升下棚，全干升上棚。愚谓今人不必全用此法，予尝构小焙室，高不逾寻，方不及丈，纵广正等，四围及顶，绵纸密糊，无小罅隙。置三四火缸于中，安新竹筛于缸内，预先洗新麻布一片以衬之，散所炒茶于筛上，阖户而焙，上向不可覆盖盖茶。叶尚润，一覆则气闷罨黄，须焙二三时，俟润气尽，然❸覆以竹箕，焙极干，出缸待冷，入器收藏。后再焙，亦用此法。色香与味，

---

❶ 坡：诸本同，疑为“溪”之误。

❷ 熖：四库本作“猛”。

❸ 然“四库本作“方”。

不致太减。《茶笺》。

茶之妙，在乎始造之精，藏之得法，点之得宜。优劣定乎始铛，清浊系乎末火。《茶录》。

诸名茶，法多用炒。唯罗岕专于蒸焙，味真蕴藉，世竞珍之。即顾渚阳羡，密迩洞山，不复仿此。想此法偏宜于岕，未可概施他茗。而经已云蒸之焙之，则所从来远矣。《茶笺》。

必得色全，唯须用扇，必全香味，当时焙炒，此制茶之准绳，传茶之衣钵。《茗芨》。

评曰：溯源、得地、乘时，尽物之性矣。揆制失节，仍同草芥。能尽人之性，则能尽物之性。

五、藏　茗

育以木制之，以竹编之，以纸糊之，中有槅，上有覆，下有床，傍有门，掩一扇，一器贮煻煨火，令煴煴然，江南梅雨，焚之以火。《茶传》。

藏茶宜箬叶而畏香，茶喜温燥而忌冷湿。收藏时先用青箬，以竹丝编之，置罂四周，焙茶俟冷，贮器中，以生炭火煅过，烈日中曝之令灭，乱插茶中，封固罂口，覆以新砖，置高爽近人处，霉天雨候，切忌发覆。取用须于晴明时，取少许，别贮小瓶，空缺处，即以箬填满，封置如故，方为可久。或夏至后一焙，或秋分后一焙。《岕山茶记》。

切勿临风近火，临风易冷，近火先黄。《茶录》。

凡贮茶之器，始终贮茶，不得移为他用。《茶解》。

吴人绝重岕茶，往往杂以黄黑箬，大是缺事。余每藏茶，必令樵青，入山采竹箭箬，拭净烘干，护罂四周，半用剪碎，拌入茶中，经年发覆，青翠如新。《茶笺》。

置顿之所，须在时时坐卧之处，逼近人气，则常温不寒。必在板房，不宜土室；板房煴燥，上室易蒸；又要透风，勿置幽隐之处，尤易蒸湿。《茶录》。

罗生言茶酒二事，至今日可称精绝，前无古人，止可与深知者道耳。夫茶酒超前代希有之精品，罗生创前人未发之玄谈，吾尤诧夫卮谈名酒者十九，清谈佳茗者十一。《茗芨》。

评曰：治茗如创业，藏茗如守业。创业易，守业难。守之难，又不如用之者更难。如保赤子，几微是防。

六、品　泉

山水上，江水中，井水下。山水择乳泉、石池、漫流者上，其瀑涌湍漱勿食，久食令人有颈疾。又多别流于山谷者，澄浸不泄，自火天至霜郊以前，或潜龙蓄毒于其间，饮者可决之以流其恶，使新泉涓涓然酌之。其江水，取去人远者。《茶传》。

山宣气以养万物，气宣则脉长，故曰山水上；泉不难于清，而难于寒，其濑峻流驶而清，岩奥积阴而寒者，亦非佳品。《煮泉小品》，田崇衡字子蓺著。

江，公也。众水共入其中也。水共则味杂，故曰江水次之；其水取去人远者，盖去人远，则澄深而无荡漾之漓耳。《小品》。

余少得温氏所著茶说，常试其水泉之目，有二十焉。会西走巴峡，经虾蟆窟，北憩芜城，汲蜀冈井，东游故都，绝杨子江，留丹阳，酌观音泉，过无锡，斢惠山泉水，粉枪末旗，苏兰薪桂，且鼎且缶，以饮以啜，莫不瀹气涤虑，蠲病析酲，祛鄙吝之生心，招神明而还观，信乎物类之得宜，臭味之所感，幽人之嘉尚，前贤之精鉴不可及矣。《煮茶泉品》。

山顶泉清而轻，山下泉清而重。石中泉清而甘，砂中泉清而冽。土中泉清而白，流于黄石、紫石为佳。泻出青石、黑石无用。流动愈于安静，负阴胜于向阳。《茶录》。

山厚者泉厚，山奇者泉奇；山清者泉清，山幽者泉幽，皆佳品也。不厚则薄，不奇则蠢；不清则浊，不幽则喧，必无用矣。《小品》。

泉不甘，则损茶味。前代之论水品者以此。《茶谱》，蔡襄，字君谟著。

吾乡四陲皆山，泉水在在有之。然皆淡而不甘，独所谓他泉者。其源出自四明潺湲洞，历大兰小皎诸名岫，迴溪百折，幽涧千支，沿洄漫衍，不舍昼夜。唐鄞令王公元伟，筑埭他山，以分注江河，自洞抵埭，不下三数里。水色蔚蓝，素砂白石，粼粼见底。清寒甘滑，甲于郡中。余愧不能为浮家泛宅，送老于斯。每一临泛，浃旬忘返，携茗就烹，珍鲜特甚。洵源泉之最胜，瓯牺之上味矣。以僻在海陬，《图经》是漏，故又新之记罔闻。季疵之杓莫及，遂不得与谷帘诸泉齿，譬犹飞遁吉人，灭影贞士，直将逃名世外，亦且永托知稀矣。《茶笺》。

山泉稍远，接竹引之，承之以奇石，贮之以净缸❶，其声琮琮可爱，移水取石子，虽养其味，亦可澄水。《小品》。

甘泉旋汲，用之斯良。丙舍在城，夫岂易得。故宜多汲，贮以大瓮，但忌新器，为其火气未退易于败水，亦易生虫，久用则善。最嫌他用，水性忌木，松杉为甚，木桶贮水，其害滋甚，挈瓶为佳耳。《茶疏》。

烹茶须甘泉，次梅水。梅雨如膏，万物赖以滋养，其味独甘，梅后便不堪饮。大瓮满贮，投伏龙肝一块，即灶中心赤土也，乘热收之。《茶解》。

烹茶水之功居六，无泉则用天水，秋雨为上，梅雨次之。秋雨冽而白，梅雨醇而白；雪水五谷之精也，但色不能白；养水须置石子于瓮，不唯益水，而白石清泉，会心亦不在远。

壬寅腊八，过南屏，僧碧婆煮茶，不拘老嫩，皆可人口。又不在茶具，虽饭镬中，亦称其旨，时与之游，遂成茶癖。每令长须远汲虎跑泉，葛仙翁井，或索友人携来惠山泉水，以茶之妙在水发也。每值梅雨，托布承接，或荷叶，或磁盘，或以锡作板，溜积瓮中，试烹都有雾气，远不及泉水之清且洁也。一日偶取所蓄梅雨，见孑孓乌虫数十百，跳跃碗内，遂弃之，拟倾未果，月余后，好水吃尽，奴子误取前水就烹，色味俱全，气香特盛，乃知天水都好，但未可就用，须置器日久，俟其色变虫去，色香味始妙，不似山泉但可留数日，久即味变也。此后不烦远役奴子，亦不颛取梅雨，唯待久雨时，向急溜中，大缸承贮。月余后，另移瓮内，百日始佳，半年更妙。四时皆用此法。春雨味更鲜厚，雪色尤为洁白，居卤斥之地，阛阓之东，日日天泉作供，不但自受用，亦不但供宾客，并及其妻孥，真无量快活也。《芷园日记》。

天气上为云，地气下为雨；雨出天气，云出地气，色变虫生，正所以攘地浊，以现天清也。诸泉日久作变，变则化，化则去泥纯水，本色本味，和盘托出，毋自倾弃，以失性真。《月枢笔记》。

贮水瓮，须置阴庭，覆以纱帛，使承星露，则英华不散，灵气常存。假令压以木石，封以纸箬，曝以日中，则外耗其神，内闭其气，水神敝矣。《茶解》。

---

❶ 缸：四库本作“釭”。

茶记言养水，置石子于瓮，不惟益水，而白石清泉，会心不远。然石子须取深溪水中，表里莹彻者佳。要白如截肪，赤如鸡冠，青如螺黛，黄如蒸粟，黑如重漆，锦纹五彩，辉映瓮中，徙倚其侧，应接不暇，非但益水，亦且娱神。《茗笈》。

仁智者性，山水乐深，载𣂏清泚，以涤烦襟。《茗笈》。

评曰：得泉寻茗，得茗寻泉，如选俦觅偶，事主相夫，两家仔细，万一失所，此身已矣。

七、候　火

其火用炭，曾经燔炙为腻脂所及，及膏木败器不用，古人识劳新之味，信哉。《茶传》。

火必以坚木炭为上，然本性未尽，尚有余烟，烟气入汤，汤必无用。故先烧令红，去其烟焰，兼取性力猛炽，水乃易沸，既红之后，方授水器，乃急扇之，愈速愈妙，毋令手停，停过之汤，宁叶而再烹也。《茶疏》。

炉火通红，茶铫始上。扇起要轻疾，待汤有声，稍稍疾重，斯则文武火候也。若过乎文，则水性柔，柔则水为茶降，若过于武，则水性烈，烈则茶为水制，皆不足于中和，非茶家之要旨。《茶录》。

苏廙仙芽传，载汤十六；云调茶在汤之淑慝。而汤最忌烟，燃柴一枝，浓烟满室，安有汤耶？又安有茶耶？可谓确论。田子蓺以松实、松枝为雅者，乃一时兴到之语，不知大谬茶政。《茗笈》。

评曰：好茶好水，固不容易，火候一着，更是烦难，如媒妁一般，谋合二姓，济则皆同其利，败则咸受其害。李陵传云：媒糵其短。孟康曰：媒酒酵也。糵，酒曲也。谓酿成其罪也。师古曰：齐人名曲饼，亦曰媒妁，君子司火，有要有伦，得心应手，存乎其人。

八、定　汤

其沸如鱼目，微有声，为一沸。缘边如涌泉连珠，为二沸。腾波鼓浪，为三沸。已上水老，不可食也。凡酌置诸碗，令沫饽。沫饽，汤之华也。华之薄者为沫，厚者为饽；细轻者为华，如枣花漂漂然于环池之上；又如回潭曲渚，青萍之始生；又如晴天爽朗，有浮云鳞然。其沫者，若绿钱浮于渭水；又如菊英堕于尊俎之中。饽者，以滓煮之及沸，则重华累沫，皓皓然若积雪耳。《茶传》。

水入铫，便须急煮，候有松声，即去盖，以消息其老嫩，蟹眼之后，水有微涛，是为当时。大涛鼎沸，旋至无声，是为过时。过时老汤，决不堪用。《茶疏》。

沸速则鲜嫩，风逸沸迟，即老熟昏钝。《茶疏》。

汤有三大辨：一曰形辨，二曰声辨，三曰捷辨。形为内辨，声为外辨，气为捷辨。如虾眼蟹眼，鱼目连珠，皆为萌汤。直至涌沸，如腾波鼓浪，水气全消，方是纯熟。如初声、转声、振声、骇声，皆为萌汤。直至无声，方为纯熟。如气浮一缕、二缕、三缕及缕乱不分，氤氲乱绕，皆为萌汤。直至气直冲贯，方是纯熟。蔡君谟因古人制茶，碾磨作饼，则见沸而茶神便发，此用嫩而不用老也。今时制茶，不暇罗碾，仍俱全体，汤须纯熟，元神始发也。《茶录》。

余友李南金云：茶经以鱼目涌泉连珠，为煮水之节。然近世瀹茶，鲜以鼎鍑，用瓶煮水，难以候视，则当以声辩一沸、二沸、三沸之节。又陆氏之法，以未就茶鍑，故以第二沸为合量而下，未若以令汤就茶瓯瀹之，则当用背二涉三之际为合量，乃为声辨之。诗云：砌虫唧唧万蝉催，忽有千车捆载来，听得松风并涧水，急呼缥色绿磁杯，其论固已精矣。然瀹茶之法，汤欲嫩而不欲老，盖汤嫩则茶味甘，老则过苦矣。若声如松风涧水而遽瀹之，岂不过于老而苦哉。惟移瓶去火，少待其沸止而瀹之，然后汤适中而茶味甘，此南金之所以未讲者也。因补一诗云：松风桂雨到来初，急引铜瓶离竹炉，待得声闻俱寂后，一瓶春雪胜醍醐。《鹤林玉露》，罗硕，字大经著。

李南金谓当用背二涉三之际为合量，此真赏鉴家言。而罗鹤林惧汤老，欲于松风涧水后，移瓶去火，少待沸止而瀹之，此语亦未中窾。殊不知汤既老矣，去火何救哉。《茶解》。

评曰：茶经定汤三沸；茶录酌沸三辨。通人尚嫩，伯渊贵老，鹤林别出手眼，高君因以驳之，各有同异。各取当机，三沸而往，三辨随之，老去嫩来，无有终时。

又评：定汤谈说似易，措制便难。急即鼎沸，怠则瓦解。须具燮阴阳，调鼎鼐，山中宰相[1]始得。三至七教，待汤建勋，谁其秉衡，跂石眠云。

九、点　瀹

未曾汲水，先备茶具。必洁必燥，瀹时壶盖必仰，置磁盂，勿覆案上，漆气食气，皆能败茶。《茶疏》。

茶注宜小不宜大，小则香气氤氲，大则易于散漫。若自斟酌，愈小愈佳，容水半升者，量投茶五分，其余以是增减。《茶疏》。

投茶有序，无失其宜。先茶后汤曰下投；汤半下茶，复以汤满曰中投；先汤后茶曰上投。春秋中投，夏上投，冬下投。《茶录》。

握茶手中，俟汤入壶，随手投茶，定其浮沉。然后泻以供客，则乳嫩清滑，馥郁鼻端，病可令起，疲可令爽。《茶疏》。

酾不宜早，饮不宜迟。酾早则茶神未发，饮迟则妙馥先消。《茶录》。

一壶之茶，只堪再巡。初巡鲜美，再巡甘醇，三巡意欲尽矣。余尝与客戏论，初巡为婷婷袅袅十三余；再巡为碧玉破瓜年；三巡以来，绿叶成阴矣。所以茶注宜小，小则再巡已终。宁使余芬剩馥，尚留叶中，犹堪饭后供啜嗽之用。《茶疏[2]》。

终南僧亮公，从天池来，饷余佳茗，授余烹点法甚细。余尝受法于阳羡士人，大率先火候，次汤候，所谓蟹眼鱼目，参沸沫浮沉法皆同。而僧所烹点，绝味清乳，是具入清净味中三昧者。要之此一味，非眠云跂石人，未易领略。余方避俗，雅意栖禅、安知不因是悟入赵州耶。《茶寮记》，陆树声，字与吉著。

凡事俱可委人，第责成效而已。惟瀹茗须躬自执劳，瀹茗而不躬执，欲汤之良，无有是处。《茗笈》。

评曰：法四气三投，度众寡器宇，此点瀹之常则。因人以节缓急，随时而制适宜，此又点瀹之变通。还得具有独闻之聪，独见之断，乃可以尽人之性，尽茗之性，尽水火之性，正不在守已陈之迹，而胶不变之柱。

十、辩　器

鍑以生铁为之，洪州以磁，莱州以石。瓷与石皆雅器也，性非坚实，难可持久。用银为之至洁，但涉于侈丽，雅则雅矣，洁亦洁矣，若用之恒，而卒归于银也。《茶传》。

---

[1] 山中宰相：冷本作“山心水味”。
[2] 茶疏：四库本作“茶录”。

山林逸士，水铫用银，尚不易得，何况鍑乎。若用之恒，而卒归于铁也。《茶笺》。

贵则金银，贱恶铜铁，则磁瓶有足取焉。幽人逸士，品色尤宜。然慎勿与夸珍炫豪者道。《仙牙传》，苏廙。

金乃水母，锡备刚柔，味不咸涩，作铫最良。制必穿心，令火易透。《茶录》。

茶壶往时尚龚春，近日时大彬所制，大为时人所重，盖是粗砂，正取砂无土气耳。《茶疏》。

茶注茶铫茶瓯，最宜荡涤燥洁。修事甫毕，余沥残叶，必尽去之。如或少存，夺香败味，每日晨兴，必以沸汤涤过，用极热麻布，向内拭干，以竹编架，覆而庋之燥处，烹时取用。《茶疏》。

茶具涤毕，覆于竹架，俟其自干为佳。其拭巾只宜拭外，切忌拭内，盖布帨虽洁，一经人手，极易作气，纵器不干，亦无大害。《茶录》。

茶瓯以白磁为上，蓝者次之。《茶录》。

人各手执一瓯，毋劳传送，再巡之后，清水涤之。《茶疏》。

茶盒以贮茶，用锡为之，从大坛中分出，若用尽时再取。《茶录》。

茶炉或瓦或竹，大小与汤铫称。《茶解》。

鍑宜铁，炉宜铜，瓦竹易坏，汤铫宜锡与砂，瓯则但取圆洁白磁而已。然宜小，必用柴汝宣成，贫士何所取办哉。《茶笈》。

评曰：付授当器，区别得宜，各称其用，各适其性而已。亦不必强以务饰，亦不必矫以异俗。

十一、申　忌

采茶制茶，最忌手污膻气，口臭涕唾，及妇女月信，痴蠢酒徒。盖酒与茶，性不相入，故制茶时，少有沾染，便无用矣。《茶解》。

茶之性淫，易于染着，无论腥秽，及有气息之物不宜近，即名花异香，亦不宜近。

茶性畏纸，纸于水中成受水气多，纸裹一夕，随纸作气尽矣。虽再焙之，少顷即润。雁宕诸山，首坐此病，纸帖贻远，安得复佳。《茶疏》。

吴兴姚叔度言茶叶多焙一次，则香味随减一次，余验之良然。但于始焙极燥，多用炭箬，如法封固，即梅雨连旬，燥固自若，唯开坛频取，所以生润，不得不再焙耳。自四五月，至八月，极宜致谨。九月以后，天气渐肃，便可解严矣。虽然，能不弛懈，尤妙，尤妙。《茶笺》。

不宜用恶木敝器，铜匙铜铫，木桶柴薪麸炭，粗童恶婢，不洁巾帨，及各色果实香药。《茶录》。

不宜近阴室、厨房、市喧、小子啼、野性人、童奴相哄、酷热斋头。《茶疏》。

评曰：茗犹人也。超然物外者，不为习所染，否则习于善则善，习于恶则恶矣。圣人致严于习染者，有以也。墨子悲丝，在所染之。

十二、防　滥

茶性俭，不宜广，则其味黯淡，且如一满碗，啜半而味寡，况其广乎？夫珍鲜馥烈者，其碗数三；次之者，碗数五；若坐客数至五行三碗，至七行五碗；若六人以下，不约碗数，但阙一人而已，其隽永补所阙人。《茶传》。

按经云：第二沸，留热以贮之，以备育华救沸之用者，名曰隽永。五人则行三碗，七人则行五碗，若遇六人，但阙其一，正得五人，即行三碗，以隽永补所阙人，故不必别约碗数也。《茶笺》。

饮茶以客少为贵，客众则喧，喧则雅趣乏矣。独啜曰幽，二客曰胜，三四曰趣，五六曰泛，七八曰施。《茶录》。

煎茶烧香，总是清事。不妨躬自执劳，对客谈谐，岂能亲莅，宜两童司之，器必晨涤，手令时盥，爪须净剔，火宜常宿。《茶疏》。

三人以上，止爇一炉；如五六人，便当两鼎；炉用一童，汤方调适，若令兼作，恐有参差。《茶疏》。

煮茶而饮非其人，犹汲乳泉，以灌蒿莸。饮者一吸而尽，不暇辩味，俗莫甚焉。《小品》。

若巨器屡巡，满中泻饮，待停少温，或求浓苦，何异农匠作劳，但资口腹，何论品赏，何知风味乎？《茶疏》。

评曰：客有霞气，人如玉姿，不泛不施，我辈是宜。其或客乍倾盖，朋偶消烦，宾待解酲，则玄赏之外，别有攸施。此皆排当于阃政，请勿弁髦乎茶榜。

十三、戒　淆

茶有九难：一曰造，二曰别，三曰器，四曰火，五曰水，六曰炙，七曰末，八曰煮，九曰饮。阴采夜焙，非造也；嚼味嗅香，非别也；膻鼎腥瓯，非器也；膏薪庖炭，非火也；飞湍壅潦，非水也；外熟内生，非炙也；碧粉漂尘，非末也；操艰扰遽，非煮也；夏兴冬废，非饮也。《茶传》。

茶用葱姜枣橘皮，茱萸薄荷等，煮之百沸，或扬令滑，或煮去沫，斯沟渎间弃水耳。《茶传》。

茶有真香，而入贡者，微以龙脑和膏，欲助其香；建安民间试茶，皆不入香，恐夺其真。若烹点之际，又杂珍果香草，其夺益甚，正当不用，更杂蔗霜椒桂，弊爨酥酪，真不啻一鼓而牛饮矣。《茶谱》。

茶中着料，碗中着果，譬如玉貌加脂，蛾眉着黛，翻累本色。《茶说》。

花之拌茶也，果之投茗也，为累已久。唯其相沿，似须斟酌，有难概施矣。今署约曰：不解点茶之俦，而缺花果之供者。厥咎慳，久参玄赏之科，而瞆老嫩之沸者。厥咎怠，慳与怠，于汝乎有谴。《茗笈》。

评曰：茗犹目也，一些子尘砂着不得，即掌中珍果，眼底名花，终非族伴，亟宜屏置，敢告司存。

十四、相　宜

煎茶非漫浪，要须人品与茶相得，故其法往往传于高流隐逸，有烟霞泉石，磊块胸次者。《煎茶七类》，陆树声著。

茶候凉台净室，曲几名窗，僧寮道院，松风竹月，晏坐行吟，清谈把卷。《七类》。

山堂夜坐，汲泉煮茗，至水火相战，如听松涛，倾泻入杯，云光滟潋，此时幽趣，故难与俗人言矣。《茶解》。

凡士人登临山水，必命壶觞。若茗碗薰炉，置而不问，是徒豪举耳。余特置游装，精茗名香，同行异室，茶罂铫銋，瓯洗盆巾，附以香奁小炉，香囊匙箸。《茶疏》。

茶熟香清，有客到门可喜。鸟啼花落，无人亦自悠然。可想其致。《茗笈》。

宜寒宜暑，既游既处，伴我独醒，为君数举。《茗笈》。

评曰：人繇意合，物以类从，同异之门绝，偏倚之形化矣。大凡攻守依乎区域，向背视其盛衰，若无畛可分，谁附坚瑕之敌；无膻可逐，谁开去就之场。任曲直于飘瓦虚舟，藩篱何妨孔道；等爱憎于浮烟飞沫，渣滓不碍太虚；转从前执滞之枢，于人何所不容；留尺寸安闲之地，于力何所不有。吾宁降心以循物，物或适理以从类矣。

十五、衡　鉴

茶有千万状，如胡人靴者蹙缩然。帮牛臆者兼襜然，浮云出山者轮菌然，轻飚出水者涵澹然。有如陶家之子，罗膏土以水澄泚之。又如新治地者，遇暴雨流潦之所经。此皆茶之精腴。有如竹箨者，枝干坚实，艰于蒸捣，故其形筛筛然；有如霜荷者，茎叶凋阻，易其状貌，故厥状萎萃然，此皆茶之瘠老者也。阳崖阴林，紫者上，绿者次；笋者上，芽者次；叶卷者上，叶舒者次。《茶传》。

茶通仙灵，然有妙理。《茶解》。

其旨归于色香味，其道归于精燥洁。《茶录》。

茶之色重、香重、味重者，俱非上品。松萝香重，六安味苦，而香与松萝同。天池亦有草莱气，龙井如之，至云雾则色重而味浓矣。常啜虎丘茶，色白而香，似婴儿肉，真精绝。《岕茶记》。

茶色白，味甘鲜，香气扑鼻，乃为精品。茶之精者，淡亦白，浓亦白，久贮亦白，味甘色白，其香自溢，三者得，则俱得矣。近来好事者，或虑其色重，一注之水，投茶数片，味固不足，香亦窅然。终不免水厄之诮，虽然，尤贵择水。香似兰花上，蚕豆花次。《茶解》。

茶色贵白，然白亦不难。泉清瓶洁，叶少水洗，旋烹旋啜，其色自白。然真味抑郁，徒为目食耳。若取青绿，则天池松萝，及岕之最下者。虽冬月，色亦如苔衣。何足为妙，莫若余所收洞山茶，自谷雨后五日者，以汤薄浣，贮壶良久，其色如玉，至冬则嫩绿，味甘色淡，韵清气醇，亦作婴儿肉香，而芝芬浮荡，则虎丘所无也。《岕山记》。

熊君品茶，旨在言外。如释氏所谓水中盐味，非无非有，非深于茶者不能道。当今非但能言人不可得，正索解人亦不可得。《茗笈》。

肉食者鄙，藿食者躁。色味香品，衡鉴三妙。

评曰：蹙缩者靴，牛臆者帮，昔之精腴，今之瘠老矣。宁复能礼明月当空，睹芝芬浮荡者哉。

十六、玄　赏

其色缃也；其馨𪍑也；其味甘，槚也；啜苦咽甘，茶也。《茶传》。

试茶歌云：木兰坠露香微似，瑶草临波色不如。又云：欲知花乳清冷味，须是眠云跂石人。谢禹锡。

饮茶觉爽，啜茗忘喧，谓非膏粱纨绔可语，爰著煮泉小品，与枕石漱流者商焉。《小品》。

茶似翰卿墨客，缁衣羽士，逸老散人，或轩冕中超轶世味者。《七类》。

茶如佳人，此论甚妙。但恐不宜山林间耳。苏子瞻诗云：从来佳茗是佳人是也。若欲称之山林，当如毛女麻姑，自然仙丰道骨，不浼烟霞；若夫桃脸柳腰，亟宜屏诸销金帐中，毋令污我泉石。《小品》。

竟陵大师积公嗜茶，非羽供事不乡[1]口，羽出游江湖四五载，师绝于茶味，代宗闻之，召入内供奉，命宫人善茶者，烹以饷师。师一啜而罢，帝疑其诈，私访羽召入，翼日赐师斋，密令羽供茶。师捧瓯，喜动颜色，且赏且啜曰：此茶有若渐儿所为者，帝由是叹师知茶，出羽相见。《董逌跋陆羽点茶图》。

建安能仁院，有茶生石缝间。僧采造得八饼，号石岩白，以四饼遗蔡君谟，以四饼遣人走京师，遗王禹玉。岁余蔡

---

[1] 乡：诸本同，疑为“飨”之误。

被召还阙，访禹玉，禹玉命子弟于茶笥中，选精品饷蔡。蔡持杯未尝，辄曰：此绝似能仁石岩白，公何以得之？禹玉未信，索贴验之始服。《类林》。

东坡云：蔡君谟嗜茶，老病不能饮，日烹而玩之，可发来者之一笑也。孰知千载之下，有同病焉。余尝有诗云：年老耽弥甚，脾寒量不胜，去烹而玩之几希矣。因忆老友周文甫，自少至老，茗碗薰炉，无时暂废，饮茶日有定期，旦明、晏食、禺中、餔时、下春、黄昏，凡六举，而客至烹点不与焉。寿八十五，无疾而卒。非宿植清福者，乌能毕世安享视好，而不能饮者，所得不既多乎。常畜一龚春壶，摩挲宝爱，不啻掌珠，用之既久，外类紫玉，内如碧云，真奇物也。《茶笺》。

人知茶叶之香，未识茶花之香。余往岁过友大雷山中，正值花开，童子摘以为供，幽香馥郁，绝自可人。惜非瓶中物耳，乃余著瓶史月表，插茗花为斋头清供，而高廉瓶史，亦载茗花，足以助吾玄赏。《茗笈》。

茗花点茶，绝有风致。人未之试耳。《茗笈》。

评曰：人莫不饮食，鲜能知味矣。诗云：人生几见月当头，不在愁中即病中。明月非无，佳茗时有，但少闲情，领此真味。公案云：吃茶去，唯味道者，乃能味茗。

参曰：茗谐名。名，自命也。从夕从口。夕者，冥也。冥行无见，从口自名，失自明矣。茗晰而癯，与热脑肥膻反，故常食令人瘦，去人脂，倍人力，悦人志，益人意思，开人聋瞽，畅人四肢，舒人百节，消人烦闷，使人能诵无忘，不寐而惺寂也。聊四五啜，真堪与醍醐抗衡矣。神农氏主瘘疮，瘘疮本在脏，末在胡[1]腋间，膏粱味，肥膻变也。亟返其本，逐其末，涤其肥膻，消其疣赘。顾諟其名义，克明其茗德，明行有见，从口自名，皆自明也。

茗谱题辞

仆少而习茗，亦止谓涤烦止渴，醒睡明目，非此君不能策勋耳。至天台所记，乃云服之可生羽翰，则又未敢轻信也。今读子繇核参评语，而以六义之比体求之，则台记所云，与陶弘景轻身换骨之说，大相符合。盖人方在大梦中，令旁一人，沃以佳茗，果能清其神魂否。故知子繇之意，正欲先使人涤净烦恼，蠲除心渴，扫却黑暗，远离颠倒。然后如法点瀹，领略瓯牺，两腋生风，岂非羽翰，实以形骸中既空一切，原是轻身换骨之人，茗碗策勋，理实可信。读子繇茶谱者，当作如是观。

丁亥夏五李玄晖漫笔

[1] 胡：冷本作“颈”。

第八帙

钱唐后学卢之颐子繇父　核　参

别录上品

黄　精

黄精一名戊己芝，当与黄芝交相匹配。充九土之精，以御八风之侮。

气味甘平，无毒。主补中益气，除风湿，安五脏。久服轻身，延年不饥。

核曰：隋羊公云：黄精，芝草之精也。《五符经》云：黄精获天地之纯❶精，故一名戊己芝。南北皆有，以嵩山、茅山者佳。三月生苗，高一二尺。一根只一茎，茎梗柔脆，本黄末赤。叶如竹，不尖而短，或两叶三叶，四五六叶，俱两两相对，若偏生不对者，偏精也。四月开花青白❷，状如小豆花。结子白色如黍粒，即名垂珠，言象形也。根如嫩姜而色黄，亦如鬼臼黄连辈。一年一节，节大不平，大者如拳，小者如拇指。一种茎叶根形俱相似，但茎不紫赤，叶尖有毛钩二枚者，钩吻也，误服杀人。《博物志》云：黄帝问于天老曰，天地所生，有食之令人不死者乎？对曰：太阳之草名黄精，食之可以长生；太阴之之❸精❹名钩吻，不可食，令人立死。今人但信钩吻杀人，不信黄精益寿，不亦惑乎？修治：以溪水洗净，蒸之，从巳至子，薄切曝干，可入药用。服食宜生，初时只可食一寸半，多则刺人咽喉，渐渐增之，十日不食，服止三尺五寸。三百日后，尽见鬼神，久则轻身飞行矣。忌梅实。

参曰：无缘自生，独得土大之体用，故名黄精。一名戊己芝也。土位乎中，故补中而益中气。为风所侵而土体失，濡湿泥泞而土用废者，黄精补土之体，充土之用，即居中腑脏，亦藉以咸安矣。形骸躯壳，悉土所摄，轻身延年不饥，总属土事耳。

升　麻

上行即将来之生之升；真气即成功之藏之入。

气味苦平❺，微寒，无毒。主解百毒，杀百精老物殃鬼，辟瘟疫瘴气，邪气蛊毒，入口皆吐出，中恶腹痛，时气毒疠，头痛寒热，风肿诸毒，喉痛口痛。久服不夭，轻身长年。

核曰：出蜀汉、陕西、淮南州郡，蜀川者佳。春生苗，高三尺❻。叶似麻，

---

❶ 纯：《本草图经》和《纲目》作“醇”。

❷ 花青白：《本草图经》和《纲目》作“细青白花”。

❸ 之：诸本同，疑衍。

❹ 精：诸本同，《纲目》作“草”，义长。

❺ 苦平：诸本同，《本经》作“甘辛”，《证类》和《纲目》作“甘苦平”。

❻ 尺：诸本同，《本草图经》此字后作“以来”。

并青色。四月[1]着花似粟，穗白色。六月[2]结实黑色。根如蒿，多须，紫黑色。细小极坚，削去皮，青绿色者，谓之鸡骨升麻，功力殊胜也。虚大黄白色者不堪用。一种外黑里白，质虽紧实，谓之鬼脸升麻。嵩高一种纯青色，质亦坚，功力俱不如蜀川青绿色者为重也。一种落新妇根，形似色非，今人呼为小升麻，亦能解毒，取其叶，挼作小儿浴汤，主惊忤。其他用力则殊，大小亦别，不可不辨也。修事：刮去粗皮，黄精自然汁浸一宿，曝干锉蒸，再曝用。

先人云：人身气机，升出降入，谓之一周。能升则气机无不周矣。又云：生阳之气发扬，邪僻之阴自死。入口皆吐出，此其外征。又云：长升即是长生，下者举之，此为要药。从混浊散漫之中，拔其精微之妙，的是枢机之剂。但上行须有真气在，否则是煮没米粥矣。又云：雷公炮制，用黄精自然汁浸一宿，即炼已筑基，大裨体用，上行者有根可据矣。

参曰：升即四气之先机，时令之首兆也。经云：春三月，此谓发陈者是矣。设无成功之藏之人，亦无将来之生之升矣。所谓柔以时升，积小以高大，实非决骤之比。故十龠曰升，登合之量也；大镦曰麻，群阴之长也。是以允升，天地俱生，万物以荣。生勿杀，予勿夺，赏勿罚，此春气之应，养生之道也。主治百疾，以及变迁，皆向晦入宴息而冥升。功能用晦而明，仍利于不息之贞。

世以顿为升，此以升为渐，顿渐殊途，各宜体认。升麻禀天地清阳之气以生，故能升阳气于至阴之下，显明灭暗，致新推陈，升麻两得之矣。

豆蔻

气味辛温涩[3]，无毒。主温中，心腹痛，呕吐，去口臭气。

核曰：豆蔻生南海，及交址，今岭南、八闽亦有，生成已详参内。南人采花作果，尤贵嫩者。并穗入盐淹治，叠叠作朵不散。更以木槿花合浸之，欲其色红耳。广中人，入梅盐汁浸令红，曝干荐酒，名红盐草果。初结小者名鹦哥舌。元朝饮膳，皆以草果为上供；南人用火杨梅，伪充豆蔻，形圆而粗，气辛而猛，山姜也，入药不可不辨。修事：须去蒂，取向里子及皮，用茱萸，同于鏊上缓炒，待茱萸色微黄黑，即去茱萸，取豆蔻皮，及子[4]用之。

参曰：草实之中，名豆蔻者凡三，形色功能，各有同异。入足太阴、阳明腑脏，手少阳三焦则一也。形似芭蕉，叶似杜若，高八九尺，冬夏不凋，开花浅黄色，缀实作朵似葡萄。初生微青，熟则转白，孚圆似白牵牛，仁粒似缩砂蔤。气味辛大温，充肾间生阳，鼓肺气呼吸，宣五谷味，主纳主出者，白豆蔻也。初春抽苗，入夏作茎，开花结实似豆蔻，实圆微长，表有皱纹，里肉斑缬似槟榔，无仁有肉，气味辛温，秉刚燥之用，温中化食，宣五谷五畜味，为养为充者，肉豆蔻也。苗似荻芦，叶似杜若，根似高良姜，二月开花作穗，房缀茎下，嫩叶卷之，初出似芙蓉，微红色，穗头色深，其叶渐开，花渐出，色渐淡矣。亦有黄白二色者，实似龙眼而锐，皮色黄白，表无鳞甲，壳薄有棱峭，仁粒似缩砂蔤而稍壮，气味辛涩温，宣摄

---

[1] 月：诸本同，《本草图经》此字后作“五月”。

[2] 月：诸本同，《本草图经》此字后作“以后”。

[3] 涩：诸本同，《别录》和《证类》此字无。

[4] 子：诸本同，《炮炙论》此字后作“杵”。

中气，温中，益上焦，受纳水谷，治心腹痛，呕吐，去臭气，宣五谷五果五菜味，为养为助为益者，豆蔻也。开宝名草豆蔻，草物志名漏蔻，金光明经名苏乞迷罗细，郑樵通志名草果。虽非果类，用充茶食，故有草果之称。

豆蔻，辅中益上，以宣为体，以摄为用。缀实在茎下，亦具有密义，虽与缩砂蔤同归于退藏，至体用则迥别矣。缩砂蔤，以摄为体，以宣为用，顺时序之升沉，故用舍自繇。豆蔻，效降肃之聚敛，终属勉强，设久服尽剂，恐反亟夺其生阳，有余于用，不足于体。故尔，唯白豆蔻三缘合和，体用平均，堪为匹配。但缩砂蔤专司于下，遍及上中；白豆蔻专司于中，遍及上下。用之者，果能各加料简，不唯四种功力判然，即五谷蘖，及饴曲楂糵之属，亦可比量条分，不致溷乱妄投矣。

忍冬

气味甘温，无毒。主寒热身肿。久服轻身，长年益寿。

核曰：在处有之。藤蔓左缠，绕覆草木上，或篱落间。茎色微紫，对节生叶。叶似薜荔而青，有涩毛。三四月开花长寸许，垂须倍之，一蒂二花两瓣，大小不齐，若半朵❶状。初开蕊瓣俱白；经❷三日，渐变金黄。新旧交参，黄白掩映，幽香袭人，燥湿不变。花名金银花、金钗股、老翁须；藤名鸳鸯、鹭鸶、左缠、蜜桶；统名忍冬、通灵草。功相并，形相肖，色相同也。夏采花，秋采叶，冬采藤。

参曰；藤蔓左旋，两花一蒂，两瓣一花，效一阳始于二阴下，震象也。唯能忍冬，乃得震虩，故主飞尸、遁尸、风尸、沉尸、尸疰。坏我形脏者，振肃而启。若寒热身肿，以及风湿痹气，鬼击痈疡，失承左道者，使之仍须乎天施。所谓神转不回，回则不转，乃得其机。此盖益其寿命而强者也。

芥茎叶

气味辛温，无毒。主归鼻，除肾经邪气，利九窍，明耳目，安中。久食温中。

芥子，气味辛温，无毒。主归鼻，去一切邪恶、疰气、喉痹。

白芥子，气味辛温，无毒。主发汗，胸膈痰冷，上气，面目黄赤。醋研，傅射工毒。

核曰：南地多芥。相传岭南无芜菁，土人移种种之，尽变为芥，地土❸使然耳。今北地亦多芥，南地亦有芜菁矣。八月布种，冬茂者曰冬芥，春茂者曰春芥，夏尤可食者曰夏芥，春末抽苔❹，谓之芥蓝，瀹食脆美。顷则作花。正黄四出，荚长一二寸，子粒如苏子，色紫褐，味极辛，研调作浆，以侑蔬品❺，香辣爽人。白芥子稍肥大，色黄白，入药充啖，臭味转胜也。种类亦多，有青芥，似菘而毛，色青绿，一名刺芥，味极辛；有大芥，叶大而皱，色深绿，味更辣，俱为药用。有马芥，叶如青芥而无毛；有花芥，叶多缺刻而如菘❻；有紫芥，茎叶俱紫而如苏；有石芥，茎繁细碎而低小；有旋芥，叶纹旋绕如大芥；有南芥，高五六尺，子大如鸡卵。刘恂《异物志》

---

❶ 朵：诸本同，《纲目》作“边”。

❷ 经：诸本同，《纲目》此字后作“二”。

❸ 土：诸本同，《本草图经》作“气暖”，《纲目》作“气”。

❹ 春末抽苔：诸本同，《纲目》作“芥心嫩苔”。

❺ 蔬品：诸本同，《纲目》作“肉食”。

❻ 菘：诸本同，《纲目》作“萝卜英”。

云：出岭南，多此芥，此又芥之持❶异者。白芥，一名胡芥，原从大❷原河东来，今近道亦有。但种❸莳者少。六八❹月布种，冬月❺可食。春末起苔，高三四尺，叶花有叉❻如花芥，色青白。茎中虚，质极脆，疾风大雪，须谨护❼之，否则易于损折。三月黄花，香郁可爱，角子亦如芥，但少肥壮，色黄白耳。又有一种，茎大而中实，子粒更大，虽属芥类，形色迥别，入药则胜于诸芥也。孙思邈曰：同兔食，发恶疾；同鲫鱼食，发水肿。大叶者良，细叶有毛者，食之有损无益耳。

参曰：《农书》云：气味辛烈，菜中之介然者。食之令人刚介，故字从介。《说文》云：芥者，界也。发汗散气，畍❽我者也。《左传》曰：介人之宠。《楚辞》云：悲江介之遗风。盖人身一皮，二肤，三肌，四胁，五胸，六腹，七胃，各有定界，邪气入经，漫然难以分裂者，芥义可以界矣。顾食芥堕泪，望梅生津，此五液之自外至也。愧而汗发，慕而涎垂，此五液之自内至也。是以芥气归鼻，涕泪交注。经言清阳走上窍，浊阴归下窍。芥则两得之矣。主治证形，正诸阳之不走上窍，致浊阴之不归下窍耳。所谓阳无界然，我不立而畛畦失矣。

激朗清厉，随光之介也。牢刺拂戾，诸贲之气也。为此春酒，以介眉寿，神之听之，介尔景福，轴轳千里，名卒亿计。运兹威以赫怒，清海隅之蒂❾芥。

饴　糖

气味甘大❿温，无毒。主补虚乏，止渴，去血。

核曰：饴，软糖也。稻、粳、秫、粟、蜀秫、大麻子、枳椇子、黄精、白术，并堪熬造。惟以稻作者入药，秫粟者次之，余供食物耳。稻即糯，杭即粳，秫即粟之糯而黄者。近世用麦蘖、谷芽，及诸米煎熬而成，医方亦有采用者。

先人云：蘖米造饴，宛似水谷入胃，酝酿作汁，出入未定之时也，可以澄饮，可以成血。然甘能缓中，投之不当，反致濡滞。

参曰：稻、粳、粟、麦、秫，皆可萌蘖造饴。《释名》云：糖之濡弱者饴，其形怡怡然。饵之怡怡和悦也。盖物之成终而成始者艮；帝之所出，物即乘气以出者震；由微而著，鲜洁均齐者巽；向明而治，形色并昭者离。受前此之火，生后此之金，致役者坤，理气充足，欢然交适者兑也。然则稻、粳、粟、麦、秫之为艮，其始乎震，及悦乎兑，而怡怡然，不唯具土之体，复具土之用矣。诚土爰稼穑，藉离丽之火而稼穑甘，成坤之至，兑之悦矣。缘土以能生为用，稼穑即所生之形物耳。是以谷入于胃，赖土用以宣五行五气之与味，乃得奉火归赤，独行经隧，溉灌形脏，以成化育。若物战乎乾，慰劳乎坎，为形气宁定归宿之所也。复若至此自有而无，从前生意，此成其终，亦自无而有，嗣后生意。此成其始，此则帝气之成言乎艮者。自

❶ 持：四库本作“特”，义长。

❷ 大：诸本同，《纲目》引藏器作“太”。

❸ 种：诸本同，《纲目》作“知”。

❹ 六八：诸本同，《纲目》作“八九”。

❺ 月：诸本同，《纲目》作“生”。

❻ 叉：原作“乂”，四库本作“义”，据冷本改，下同。

❼ 护：原作“获”，据四库本改。

❽ 畍：原作“昑”，据四库本改。

❾ 蒂：四库本作“叶”。

❿ 大：诸本同，《证类》作“微”。

震而递相化育者也。设土大顽颓，则体用废。致物不能乘帝气以出，而递相化育者，不致役乎坤故尔。《别录》主补虚乏，即补土大体用之虚乏也。致失于溉灌而消渴，失行经隧而血溢，谷府上窍不纳而咽痛，下窍不决而肠鸣，与游溢转输，无以上注于肺，而为嗽为涸者，饴糖辅土之体，宣土之用。且也自震而兑，谷味因之以化育。何患其不战乎乾，劳乎坎，成言乎艮，其所以致役者坤，亦即土体之与用欤。

麦蘖功力，不能成始者，始而终之；饴糖功力，不能成终者，终而始之。始终终始，大须体认。

沉　香

气味辛，微温，无毒。主风水毒肿，去恶气。

核曰：出天竺，及海南诸国，今岭南州郡悉有，傍海处尤多。奇干连枝，岗岭相接。材理虚柔，凌冬不凋。皮膜作纸，沾水易烂。小者拱抱，大者数围。体如白杨，叶如橘柚，花如豨穗，实如小槟。未经斧斤者，虽百岁之本，亦不孕香。若半老之木，其斜枝曲干，斫凿成坎，雨露浸渍，斯膏脉凝聚，渐积成香。凡三等：其一，即斫凿之坎，气聚色变，木端棕透，切而取之，入水轻浮者为黄熟。其二，津沫营注，木理坚实，剥而取之，入水或浮，或半浮者为栈香，栈香，速香也。其三，脂液所钟，酝结成魄，或自脱，或解取，入水沉底者为沉香；品亦凡四：曰熟结，曰生结，曰脱落，曰虫漏；虫漏者，因蠹啼❶而结也；脱落者，因水朽而结也；生结者，因斫❷凿而结也；熟结者，因自腐而结也，故熟结一名死结。死结，则全体膏脉，凝聚成香，此等之至上，品之至贵者也。顾四结总属一木，奇状甚多，凡四十有二。如角沉、革沉、黄沉、乌沉、水碗、承露、青桂、黄蜡、茧栗、菌芝、金络、叶子、麻叶、竹篾、机梭、附子、马蹄、牛头、燕口、猬刺、龙鳞、乌刺、虎胫、鸡骨、蓬莱、虎班、弄水、鹧鸪斑、仙人杖，及为杵，为臼，为肘，为拳，为山石，为槎桥，为凤雀龟蛇，云气人物，种种肖象，既所禀不侔，亦复优劣有异。各俟其形全气足而后采取，功力始备。今岭南人不耐其成，每多趋利伐贼之害，唯璚管黎人，非时不妄剪凿，故屡获异香。虽纤薄如纸，入水亦沉，万安黎母山东峒者，更冠绝天下，一片常值万钱，以东峒日钟朝阳之气，其香更幽酝于他产耳。若舶上来者，臭多腥烈，尾烟必焦，交歧海北者更甚。故南人不甚重之，此皆沉香等品奇状也。而奇南一香，原属同类，因树分牝牡，则阴阳形质，臭味情性，各各差别。其成沉之本，为牝，为阴，故味苦厚，性通利，臭含藏，燃之臭转胜，阴体而阳用，藏精而起亟也。成南之本，为牡，为阳，故味辛辣，臭显发，性禁止，系之闭二便，阳体而阴用，卫外而为固也。至若等份黄栈，品成四结，状肖四十有二则一矣。第牝多牡少，独奇南世称至贵。即黄栈二等，亦得因之以论高下，沉本黄熟，固坎端棕透，浅而材白，臭亦易散；奇本黄熟，不唯棕透，而黄质邃理，犹如熟色，远胜生香，爇炙经旬，尚袭袭难过也。栈即奇南，液重者，曰金丝。其熟结、生结、虫漏、脱落四品，虽统称奇南结，而四品之中，又各分别

---

❶ 啼：四库本作“啼”，疑为“隙”之误。
❷ 斫：四库本作“所”。

油结、糖结、蜜结、绿结、金丝结，为熟、为生、为漏、为落，井然成秩耳。大都沉香所重在质，故通体作香，入水便沉，奇南虽结同四品，不唯味极辛辣，着舌便木。顾四结之中，每必抱木，曰油、曰糖、曰蜜、曰绿、曰金丝，色相生成，亦迥别也。凡使沉香，须要不枯，如觜角硬重，沉没水下者为上。用纸裹怀中，候暖，乳研易于成粉。

参曰：沉，质，香，臭也，盖土爰稼穑，稼穑作甘，黍甘而香，故香从甘黍，宜入脾。脾味甘，脾臭香，脾谷黍故也。设土失黄中体，通理用者，咸可夺之，诚脾土之阳分药，方剂之对待法也。上列证名，不待诠释，当判然矣。主清入喉，益人心，即子令母实，若上实下虚，下寒上热，又当顾名思义。如骨节不任，便淋肠闭，亦属具体亡用，第加一转语耳。其奇南一品，《本草》失载，后人仅施房术，及佩围系握之供。取其气臭。尚尔希奇，用其形味，想更特异。沉以力行行止为用，奇以力行止行为体。体中设用，用中具体，牝牡阴阳，互呈先后，可默会矣。

鸡舌香

气味辛❶温，无毒。主风水毒肿，霍乱，心痛，去恶热❷。

丁　香（宋开宝）

气味辛温，无毒。主温脾胃，止霍乱拥胀，风毒诸肿，齿疳䘌。能发诸香。

核曰：出东海，及昆仑国，交、广、南番亦有。其树并高丈余，凌冬不凋，似栗似桂，叶似栎。花似梅，实似山茱萸者鸡舌也，一名母丁。其实出枝，实盖如丁，长三四分者丁香也，一名子丁。并紫色，既实称母子，当遵别录、开宝为正，安可妄别雌雄。不知另有雄树，开花不实，花酿成粉，香馥之臭，经久不散，出昆仑交爱以南。修事唯母丁力大，入药最胜。用子丁，须去实盖乳子，否则发人痈背。忌火，畏郁金。

先人云：鸡舌虽象形，然舌乃心苗，内藏丁火，暗相合也。又云：辛温即心火气味，主臭亦心所摄持。香即脾之臭也，有火土相袭之机，丁干就戊之道。

参曰：鸡羽禽，征之音，丙干也。丁位丙次，舌者心苗，心亦火脏也。故丁香曰丁，鸡舌曰母。盖丙为辛之刚，丁为壬之柔，是知丙合辛而水润下，丁合壬而木曲直也。设木忘水源者，应病风水毒肿，为悖逆阴阳而霍乱作。自反而缩而心卒痛，皆恶热所酿，非朝夕之故，繇之不早辨也。要知辛当归丙，壬当归丁，丙丁植而火炎上，火炎上而稼穑甘，阴凝至而至坚冰者，泮然释矣。开宝主温脾胃，正所谓虚则补其母而土体充，宣五谷味而土用足也。

熏陆香

气味苦辛❸，微温，无毒。主风水毒肿，去恶气伏尸，瘾疹痒毒。乳香同功。

核曰：熏陆香，西出天竺，南出波斯等国。生沙碛中，树类古松，叶类棠梨。盛夏脂溢皮表，并皮鳞甲剥之为熏陆；溢脂之处垂滴乳头为乳香；斫凿其树，脂流成块为拣香；用瓶接贮为瓶香；淋沥根底，杂砂石为乳塌；色黑为黑塌；水浸色败气变为水湿塌；斫削杂屑为杂末；播扬成尘为缠末。熏陆一种，近不易得，得原采垂滴乳头，圆明润泽者为

---

❶ 辛：诸本同，《别录》此字后作“微”。
❷ 热：诸本同，《别录》和《证类》作“气”。
❸ 苦辛：诸本同，《别录》此二字无。

贵。故内典谓之天泽香，言其温润丽泽也。天竺国者色黄白，波斯国者色紫赤。日久者溢脂重叠，累累然，不成乳头者，即拣香也。修事：置缯囊内，挂窗隙良久，取研则不黏易碾；或同酒研如泥，水飞晒干；或糯米数粒，或灯心草数茎，或人指爪甲二三片，并研之亦易细。

参曰：火烟上出日熏；四时日月经行之地曰陆。合生成功用，命名熏陆。顾盛夏脂溢皮表，效机衡之夏日在肤，泛泛乎若万物之有余，所爱在外也。故主逆机衡之自下而上，从内而外，致交通不表，恶气不发，风雨不节，菀槁不荣者。仍使与万物顺浮沉于生长之门，功用颇捷。

龙脑香[1]

气味[2]苦，微寒，无毒。主妇人产难，研末少许，新汲水服立下[3]。

核曰：龙脑香，取俗称冰片、梅花脑。出婆律、抹罗短叱[4]诸国，南海深山穷谷亦有之。树名波律，又名固不婆律。高七八丈，大六七围，如积年杉木状，但旁挺劲枝，叶正圆，面青背白，作花结实，外皮甲错，仁粒如缩砂蔤者其木肥。肥者生脂为婆律膏，断其树，脂流根下，截其上，脂溢木端，其枝干未经损动则有，否则气泄无之矣。无花实者其木瘦，瘦者生香为龙脑香。多历年岁者，风清月朗，或喷香若霏雪，缤纷木上，先其时，布帛树底，惊之令堕，形如蜂蝶，此属无上乘。顷则仍吸香入木理，不易得也。断其树，湿时无香，干之循理而析，状类云母，莹若冰霜，或解木作板，香溢缝间。劈而取之，大者成片如花瓣，小者成粒，为米脑，为速脑，为瑞脑，为金脚脑，为苍龙脑。因其形色以名，总不及成片者气全力备也。湿者为脑油，清者为脑浆。南唐保大中，贡龙脑浆，贮之缣囊，悬琉璃瓶内，少顷滴沥成水，香气馥烈，大有益也。近时多用火煏成片，更以樟脑、升打乱之，不可不辨。收贮，烧杉木炭合养之，或糯米炭、相思子，并贮之则不耗。修事：入旧瓷钵，轻展徐研，务令尘细。展急则捶钵生热，便随香窜耗，欲藉透肌走窍，用平底小铛，以青布剪如底式，一面喷润净水，拈贴铛底，置龙脑于布上，覆以碗，碗沿外余布数分，水搅麦面，固济碗布周沿，毋使气泄，隔铛底寸许，燃烧文火，候麦面色熟，略觉焦黄，即便住火，候冷开视。火法合宜，龙脑尽升碗上，轻盈洁白，香馥百倍于昔。

先人云：宋史熙宁九年，英州雷震，一山梓木尽枯，中皆化为龙脑，树王震绝，尚有遗馨。

参曰：时乘御天曰龙，首出庶物曰脑。故资胚胎之首出，迅速立下，唐本诸家，陈列证形，亦属失于飞潜惕跃之宜，安望黄中通理，应地无疆者哉。多服立殂者，盈不可久也。知进而不知退，知存而不知亡，知得而不知丧矣。

枇杷叶[5]

气味甘[6]苦平，无毒。主卒啘不止，

[1] 龙脑香：此药诸本皆作“上品”，《别录》作“中品”。

[2] 味：诸本同，《别录》此字后作“辛”。

[3] 新汲水服立下：诸本同，《别录》和《证类》作“以新汲水调服，立瘥”。

[4] 抹罗短叱：诸本同，《纲目》引《西域记》作“秣罗矩吒”。

[5] 枇杷叶：此药诸本皆作“中品”，《别录》作“下品”。

[6] 甘：诸本同，《别录》此字无。

下气，煮汁服。

核曰：襄、汉、吴、蜀、闽、浙江右，南北皆产❶。木高丈许，四时不凋，肥枝长叶，阴密青整，叶底白❷毛如茸，盛冬作花白色，仲夏缀实如弹。杨万里诗云：大叶耸长耳，一枝堪满盘；荔枝分与核，金橘却无酸。颇尽其状。修治：每叶湿时重一两者堪用，粗布拭去白毛，务令极净，否则射人肺，令人欬。以甘草汤洗一遍，用绵再拭。俟干，每一两，用酥二钱半，涂上炙过用。治胃以姜汁涂炙，治肺以蜜水涂炙亦良。

先人云：枇杷核下地即生，亦易长，近十年开花结果。性喜高疏，最便山土，秋英冬花，春实夏熟，核多于肉，叶盛于枝，花繁成蓓。一丛约三五十枚，春半删除十之七，则果大肉肥。否则无肉且小矣。青时有毛而酸，发白转黄，甘滑可口，望夏布叶，末倍于本，虽并列园林，同登樽荐，而生荣成美，迥异时芳。处天地闭藏，独露英花，值万物蕃茂，阴森肥遁。世知叶充药物，未知核仁两瓣，即将成两叶，木之胞阆也。然核与叶较，尤多酝畜，枝茎皮肉，各有所施，统体专精，他果所不及也。

参曰：收麦之器曰枇杷；仓廪之官曰胃府。象其能入能出也。麦冬茂夏实，枇杷亦冬花夏果，与玑衡冬入夏出反，谓其能阖能辟也。故入胃府，主卒啘呕哕不止。兼走肺，疗欬唾气窒者，此即啘呕哕浊之饮，从肺脉上至于肺，则肺膹肺胀，上下合邪，相击成咳，而为唾为窒矣。固受盛属胃，其腐化敷布，必藉肺气之吸呼，互为关键终始故也。力主脚气，即饮浊下流；疮疡，即饮浊外溢。种种因证，咸从胃生。至若肃肺金，滋肾水，益脾土，清心、镇肝，此即转出为入。解暑暍，消热烦，止消渴，除温、辟疫，此即转入为出。总不出者使之出，不入者使之入，不开阖者使之开阖，形气咸调之良品也。经云：阴之五宫，生在五味，阴之五宫，伤在五味。然则枇杷不独入胃与肺，并入心肝脾肾五腑矣。以胃为五脏六腑经气之始，复为五脏六腑经气之终故尔。❸

琥珀

气味甘平，无毒。主安五脏，定魂魄，杀精魅邪鬼，消瘀血，通五淋。

核曰：出永昌、舶上、西戎、高丽、倭国者良。即松树荣盛时，流脂入土，千岁后，沦结所成也。一种象物珀，内有物形；一种血珀，殷红如血色；一种赤松脂，形如琥珀，浊大而脆，文理皆横；一种水珀，浅黄色，多皱文；一种石珀、深黄色，重如砂石；一种花珀，文如马尾松，而黄白相间者次之；别有一种蜜蜡珀，臭之作蜜蜡香，色黄白，即蜂蜜所化；一种枫脂珀，烧之不作松脂臭，即枫脂所化也。入药唯松脂血珀最良。修治用水调侧柏子末，安瓷锅中，置琥珀于内煮之，从巳至申，当有异光，研粉筛用。

参曰：虎魄入土化石，松脂入土化珀，同成坚固，因名琥珀。况膏释脂凝，则松脂原具坚固相矣。入土沦结，自然莹光特异。虽与松脂偕安五脏，不若琥珀之能奠安神室也。魂游于天，对待治之；魄降于地，想更亲切。故定魂魄之功，昭著特甚。瘀血五淋，腐秽所成。

❶ 浙江右，南北皆产：诸本同，《纲目》引颂曰作“岭、江西南、湖南北皆有之”。

❷ 白：诸本同，《纲目》引颂曰作“黄”。

❸ 至若肃肺金……复为五脏六腑经气之终故尔：此段原脱，据四库本补。

松脂琥珀，精英所聚，杀精魅邪鬼者，以异光璧照，则鬼魅遁形，如神明在躬，死阴自当潜消默化矣。

猛虎非寿兽，其魄入土化石者，嗔业所致也。松木耐岁寒，其脂入土化珀者，净业所成也。

珍　珠

气味甘温[1]，无毒。主镇心，安魂魄，去肤翳障膜，涂面，令人润泽好颜色，涂手足，去皮肤逆胪，绵裹塞耳主聋。

核曰：禹贡[2]淮夷蠙珠，后世乃出南北海、川蜀西路、女瓜、河北溏泺，江南湖泖间，亦时有之。《岭表录异》云：廉州边海中有洲岛，岛上有大池，池水淡洁，谓之珠池。每岁刺史亲监珠户入池，采老蚌剥珠以充贡。《廉州志》云：合浦县海中有梅、青、婴三池。蜑人每以长绳系腰，携篮入水，拾珠母纳其中，即振绳，令舟人急起之，设有线血浮水上，其人即葬鱼腹矣。熊太古《冀越集》云：余尝见蜑人入海，取得珠子树数担，状如柳枝，蚌生于树，树生于石，凿石得树以求蚌，甚可异也。李珣云：南海之珠，多产石决明；女瓜者，则蚌蛤耳。《录异》云：北海之蚌，种类小别。其中一种似江珧者，腹亦有珠，咸不及海南[3]者，奇幻且多也。宗奭云：河北溏泺中，珠围及寸，色微红，其珠母亦与廉州者不相类。但清流水[4]处者，色光白；止浊水[5]处者，色黑暗；南珠色红；西洋珠色白；北海珠色微青，各随方色也。《格古论》云：南番珠，色白圆耀者为上；广以[6]西者次之；北海珠，色微青者为上，粉白、油黄者下矣；西番马价珠为上，色青如翠，老色夹石，粉青油烟者下矣。《南越志》云：珠品之上者有九，以五分至寸八[7]分者为大品，有光彩一边似度金者，名珰珠；次则走珠、滑珠、琭珠、肖象珠、子母珠、浮屠珠、北帝子珠等品也。《埤雅》云：鳖孚乳以夏，蚌孚乳以秋，闻雷声则痳，其孕珠若怀妊然，故谓之珠胎，与月盈朒[8]。《淮南子》所谓日至而麋角解，月死而螺蚌膲，蚌一名蜃。《墨子》云：周之灵圭，出于上[9]石；楚之明月，生于蚌蜃。由是观之，士之贤不肖，岂有种哉。盖物有非其类而化者，若牡蛎、蚌蛤，无阴阳牝牡，须雀鸽[10]以化，故蚌之久者能生珠焉，一于阴也。易曰：离为蚌，为螺。盖螺之形锐，蚌之形剡，且皆外刚内柔，而性又善丽故也。《荀子》云：鸟无胃肺，蛤蜃无脏，蛭以空中而生，蚕以无胃而育。陆佃云：龙珠在颔，蛇珠在口，鱼珠在眼，鲛珠在皮，鳖珠在足，蚌珠在腹。《抱朴子》云：真珠径寸以上，服之令人长生；以酪浆渍之，皆化如永[11]；以浮石、蜂巢、蛇黄等物合之，可引长三四尺，为丸以啖之。雷敩云：凡用以新采未经钻缀者，绢囊盛之，置牡蛎四两[12]，于平底铛中，将物

---

[1] 甘温：诸本同，《纲目》作“咸甘寒”。

[2] 贡：诸本同，此字后作“言”。

[3] 海南：诸本同，《本草图经》作“南海”。

[4] 流水：诸本同，《纲目》引宗奭曰作“水流急”。

[5] 水：诸本同，此字后《纲目》引宗奭曰作“及不流”。

[6] 以：诸本同，《纲目》此字无。

[7] 八：诸本同，《纲目》作“九”。

[8] 朒：四库本为“□”，冷本作“亏”，义长。

[9] 上：四库本作“土”。

[10] 鸽：诸本同，《纲目》作“蛤”。

[11] 永：四库本作“水”，《纲目》作“水银”，义长。

[12] 四两：诸本同，《证类》和《纲目》作“约重四五斤以来”。

四向支稳，然后着珠于上。乃下地榆、五花皮、五方草各四两，笼住，用浆水不住火煮三日夜。取出，甘草汤淘净，石柏[1]中捣细，重筛，复研二万下。时珍云：一法用人乳浸三日，煮过，如上捣研；又法贮之缯袋，入豆腐腹里，煮一炷香，云不伤珠。忌用曾作首饰，及见尸气者。

参曰：真者，仙化通乎天；珠者，木一在中，胞胎之象，指生成功行为名耳。故中秋月满，海蚌食其光而孕珠。盖月各有望，唯中秋主维四气之枢键，处三秋之正中，交两弦之嘘嘹，烹金水之华脏时也。食其光而柔丽乎中者，此以坎填离，神丹金液耳。是故神室根身，因形而易，点饵涂塞，咸归化成。所谓神用无方，不与觉时同也。

酥

气味甘，微寒，无毒。主补五脏，利大小肠，治口疮。

核曰：酥出外国，虏名马思哥者是也。随地亦可为，其法用牛乳生汁一斗，入砂锅内，煎五七沸，滤去滓，倾磁盆内，次早汁面有凝衣，遂撇取之，熬去水气，酥成矣。宜腊月造，他时者色味易变。有用马、羊乳造者，功用有别，不可不辨也。

先人云：乳分五味，从乳生酪，从酪生酥。钻摇取者曰生酥，经火取者曰熟酥。酥中之精曰醍醐，乳一斤，可得酥一两；酥十斤，可得醍醐一两。得醍醐，则酪不可食；得酥，则酪不可食。谓精粹已出，余皆渣魄耳。

参曰：牛，土畜也。土缓而和，故易坤为牛。牛，胃也，地虽冻，能胃而生也。诗云：尔牛来斯，其耳湿湿。湿湿，言润泽也。盖牛之为物，病则耳燥，安则温润而泽，故古之视牛者以耳。乳者，胃府之别汁，水食之精粹。乳而酪，酪而酥，酥又乳酪之纯粹精也。故可待腑脏之决而躁，形气之瘁而臞。经云：腑脏形气，皆禀气于胃。胃者，腑脏形气之本也。若客热咳逆，以及诸疾，咸从燥生，其耳湿湿，力能温润而泽也。坤，阴物也。牛故蹄拆，病阴，则阳胜，故牛病则立，足太阴病有强立一条，宜为对证，顺其性耳。牛，阴物也。故起先后足，卧先前足。又不独治强立，并可治四肢拘挛，膝痛不可屈伸矣。顾草本之荄，尚假牛膝为名，功力较之牛酥，若合符节，比量推度，则得之矣。

牛常卧，牛病则立；马常立，马病则卧。是以牛走喜风顺，马走喜风逆，则凡形骸气血，经脉支络，溯流而上，与不得顺流而下者，当百倍其力。

别录中品一

莎　草

蝼蛔俗名地狗，即以狗姜呼之。

部署形层宫城位次，靡不周到。

诸阳之气起于胸中，闉阇则遏逆而不舒。

气味甘微寒，无毒。主胸中热，充皮毛，久服令人益气，长须眉。

核曰：《别录》莎草，不别根苗。后世仅用其根，名香附子，并不知莎草名矣。生田野下湿地，所在都有，唯陇西、涪都、两浙最饶。苗似草兰而柔，又似细萱而劲。叶心有脊似剑，又似菖蒲吉祥草辈。光泽亦同，嫩绿萧疏，小

[1] 柏：诸本同，《纲目》作“臼”，义长。

别异耳。五六月中抽一茎，三棱中空，茎端复出数叶。开青色花，成穗似黍，中有细子，似葶苈、车前子状。根多白须，须下另结子一二枚，转相延生，外裹细黑茸毛，大者似羊枣，两头尖。耐水旱，虽分劈亦不知死。先人云：多属蝼蝈化生。土人每从沙地荒圃，或麦门冬地上，锄得香附，半存蝼蝈形者，两足为根，头作苗叶，身成香附子，缘缘而生，延蔓可厌。土人患之，其地即改种络麻。麻盛不得雨露，方才闷绝，呼为狗姜，或麦冬余气，幻结所成；或蝼蝈嗜啖麦冬，化生所致。故香附子，气臭颇似麦冬，其非麦冬地者，则不可知，然的是蝼蝈化生为始。《楞严经》云：化以离应，即此类也。修事阴干，石臼捣之，忌铁器。

先人云：胸为肺金之部分，气为肺金之所司，皮毛为肺金之所主。香附子功能解表利水，所以泄金之郁。经云：金郁则泄之，解表利小水也。

参曰：莎品凡三，台、薠、薃也。《尔雅》载薃。《埤雅》载台。《子虚赋》载薠。《尔雅翼》载台、薃而兼言薠。《本草》混台、薠、薃为一物。繇辨之当早辨也。薠即青薠，一名大莎。《说文》以为青薠似薃，但大小有异，生江湖，为雁所食。台即夫须，一名莎草，《子虚赋》所为薛，《汉书》音义所谓藾，可以为衣，疏而无温，编之若甲状，毵毵而垂，使雨顺流而下，匹夫所须也。薃即镐侯，一名侯莎，《尔雅翼》所谓莎，《广成颂》所谓绿莎，颜师古所谓青莎，晏元献公有庭莎记，言此草耐水旱，乐延蔓，虽技心陨叶，亦弗之绝，茎叶都似三棱。《图经》所谓水香棱，又名水莎、水巴戟。《广雅》所谓地毛。《记事珠》所谓抱灵居士。此皆指薃苗茎叶为名也。根若附子，相附连续，周匝有毛，大者如羊枣，乃子也。另有细根如白发，根上结子二三枚，或有或无，有则转相延蔓者为牝。《别录》所谓香附子；《图经》所谓草附子，又名莎结、续草根；《金光明经》所谓日❶萃哆；《唐本》所谓雀头香；魏文帝于吴求雀头香，即薃根香附子也。用合众香，能发众香臭，是以性专捭阖，开发上焦，宣五谷味，熏肤充身泽毛，若雾露之溉。中焦亦得藉之以宣化，下焦亦得藉之以宣渎。又不独仅宣五谷味，并宣诸药味，而为诸药之先聘通使。如上焦閟阖，则诸阳之气逆于胸中，致胸中热，常日忧愁不乐，心忪少气者，捭阖从开，既顺乃宣矣。则胸热自除，忧愁自释，心忪自平，少气自益，充皮毛，长须眉，诚若雾若露灌溉之休征也。若食饮积，痞满坚，或霍乱呕逆，或月事不以时下者，此正中焦失于宣化。若膀胱气妨，或崩漏带下，或下血尿血者，此正下焦失于宣渎。若肌肉消削，或瘾疹瘙痒，或皮聚毛折者，此正上焦失于宣发，不熏肤，不充身，不泽毛，不若雾露之溉耳。观天宝方煮汁熏浴，令汗出五七度，除瘾疹，止瘙痒，则知若雾露熏充灌溉之为用矣。《濒湖》云：得盐入血；得青盐入肾；得酒行经络；得苦酒消积聚；得姜化痰饮；得参、术益气；得归、苄补营；得木香流❷滞；得檀香醒脾；得沉香升降诸气；得芎、术总解六郁；得茯苓交心肾；得茴香、补骨脂，引气归元；得厚朴、半夏，决痈消胀；得葱、苏发越六淫；得棱、莪释磨瘕癖；得艾调暖子宫。及作种种药石之聘使，捭阖揣摩

❶ 日：诸本同，《纲目》作“月”。
❷ 流：诸本同，疑为“疏”之误。

之为用大矣。

香薷

玄府毛孔，幽门溺道也。

泣则势乱难支，弛则斫废无度。

阴者藏精而起亟，阳者卫外而为固；阳在外阴之使也，阴在内阳之守也。

肺朝百脉，为百脉之使。

肺者朝使之官，治节出焉。

气味辛微温，无毒。主霍乱，腹痛吐下，散水肿。

核曰：生山野间，荆湖南北、二川皆有，中州人作圃种之，呼为香菜，用充蔬品。四月生苗，叶似茵陈，穗似荆芥，花似水苏，气味则迥别也。一种叶大茎方，似牡荆叶而尖小；一种叶最细，仅高数寸，叶似落帚，芬芳转胜，乃石香薷也。九月开花着穗时，采之弥佳。去根，取茎叶曝干。修事各随方制，勿令犯火，服至十两，一生不得食白仙桃矣。

参曰：香臭也，薷柔也。亦工于区别解释也。以言其臭香，其质柔，其功力工于区别解释也。世固熟知其功力工于治暑，第未暇诘其能治之因，所治之证，谨守水中顿冷饮法，亦未暇诘其饮法之宜忌，失却香薷几多功绩矣。盖暑气流行曰暑淫，肺金受邪曰金郁；暑淫则胜己所胜之金，金郁则必待己所生之水，为母复所不胜之暑，暑自降心而退舍焉。然则香薷功力，既属解释肺金之助品，宜乎全具区别水大之体用者也。是故别水之体，区水之用，其功独着。经云：饮入于胃，游溢精气，上输于肺，通调水道，下输膀胱。顾精气之不游不溢，水道之不通不调，亦令金受其郁，则郁金之因，不独暑气而已。香薷功力，亦不独仅逆暑气而已。即游溢精气，通调水道，亦即所以稣金之郁，设舍游溢其精气，上输于肺，亦无繇通调其水道，下输于膀胱。香薷功力，又属精气之助品矣。经云：金郁则泄之。《疏》云：解表利小水也。顾玄府闭，则表气拒，幽门阖，则膀胱癃。亦令金受其郁，即开提玄府，启辟幽门，亦即所以稣❶金之郁。设舍开提其玄府，亦无繇启辟其幽门。香薷功力，又属玄府之助品矣。经云：脏真高于肺，以行营卫阴阳也。顾营泣脉中，卫弛脉外，阳失卫固，阴亡起亟，亦令金受其郁。即整营于脉中，肃卫于脉外，固阳之守，起阴之使，亦即所以稣金之郁。设舍高源之脏真，营卫阴阳，亦无繇将行其形脏。香薷功力，又属脏真之助品矣。至于肺主气，气壅亦令金郁；肺窍鼻，鼻窒亦令金郁；肺为开，开折亦令金郁；肺司声，声嘶声喑，亦令金郁；肺通朝使，朝使废，亦令金郁；肺行呼吸，呼吸贲，呼吸弛，亦令金郁；肺华皮毛，毛落皮聚，亦令金郁。乃若悲伤肺，忧愁亦伤肺；魄失奠安亦伤肺，形寒饮冷亦伤肺，治节不出亦伤肺，与逆秋气则太阴不收，肺气焦满，均名之曰金郁。以及种种郁金之因，变生种种金郁之证。咸可稣之，稣之即所以泄之。经言金郁则泄之，泄之之义，又不独疏言解表利小水而已矣。《别录》主治霍乱。霍乱者，阴阳舛错，固属脏真失于将行，第水谷不泌，亦失于区别。率尔吐下，宁非土郁乎；土郁则夺之，香薷功力，又工于夺土之郁矣。即治五水暴聚成肿，固属精气失于游溢转输，第水以润为体，溉为用，聚则具体无用，宁非水郁乎。水郁则折之，香薷功力，原工于折水之郁。今更昭然显

❶ 稣：原作“穐”，据四库本改。

著矣。谛观致病霍乱五水之因，又宁独暑气为本，本风亦可，本寒亦可，本湿亦可，本虚亦可，本实亦可，本营卫不调亦可，本饮食失节亦可。香薷功力，不独仅逆暑气，亦昭然显著矣。简易方主四时伤寒不正之气，斯足征矣。即局方香薷饮，陈列因证，治暑月卧湿当风，生冷不禁，以致真邪相干，遂成吐逆，或发热头痛体痛，或心腹痛，或转筋干呕，或四肢逆冷，烦闷欲死者，佐以扁豆、厚朴，锉末作散，以酒以水，煮之成饮，更足征矣。设仅逆暑气，大明亦胡以主疗呕逆冷气，而反从治其本寒，与标阴之因证者乎。《濒湖》有云：夏月之用香薷，犹若冬月之用麻黄，又足征矣。肘后方治舌上出血如钻孔。《圣惠方》治鼻中衄血不止。《外台秘要方》治吐血如涌泉。《永类钤方》治小儿发迟，发即血之余也。诵此四方，则知脏真高于肺，以行营卫阴阳之机彀矣。《局方》煎之以酒以水，水中顿冷饮，胡洽居士水熬作圆，深师方取汁炼膏，《简易方》捣筛成末，酒调热服取汗，此各因其势而利导之。又宁独水中顿冷饮，反佐以取之之一法乎。更观古人称香薷曰膳膏，则得之矣。赜偶有所得，不避讥嫌，推广如此。或藉此寻求五郁之因证，比量药石之功力，不致为耳食所束缚，则草木疾疢之幸大矣。

糵 米

帝出乎震，莫看呆了万物，各承帝气以生之为震，则无物不予，无时不然，此自强不息之机焉。能作如是观，转观万物之生，曰帝出乎震，亦何等活泼。

举一该五，摄五归一，六根互用，敌应不穷。

穬麦糵，气味咸温，无毒。主消食和中。粟糵，气味苦温，无毒。主寒中，下气，除热。

核曰：诸糵米，各以其谷，日用水润，候其芽生，曝干去须，取其中米，研面用。

参曰：稻、黍、稷、麦、菽曰五谷，皆可区萌达糵也。糵者，生不以时，人力可为耳。此从艮而震，自癸而甲，由终而始矣。经云：五谷为养，各有专司。当别五谷糵，合五脏神，物各从其类也。《别录》只列穬麦糵，旁收粟糵。时珍续补稻糵，失采黍糵、稷糵、菽糵。粟，即黍类。《尔雅翼》云：古不以粟为谷之名，但米之有孚壳者皆称粟。今人以谷之最细而圆者为粟。孔子曰：粟之为言续也。为陆种之首，此指细圆者之为粟矣。既以粟为糵，不若黍为糵，黍承帝气南火之正令，专司心脏故也。近世仅用穬麦糵，并黍、稷、稻、菽四糵而弃置之。更称穬麦糵曰麦芽，穬麦糵名号，世亦不复见闻矣。麦者，东南木脏之谷也。接绝续乏之曰麦，虽承帝气出而达糵，为五行五气之先。盖即所以成其始，亦即所以成其终。第各有专司，不无各有专向之为性矣。然谷府之受盛五谷，本具木火土金水之五行，升出中降入之五气，乃能敷布化育，宣五谷味，开发上焦，与上焦开发，宣五谷味，事同而理则异矣。然则木水金水，当建土为本。土者行之长也，升出降入，当标中为枢；中者气之机也，其所以为本为枢，主宰阳出阴入者，吾身中黄之生气也。与天枢八方之帝气，揆度万物之出为震，入为艮，同一机衡耳。诸家易释，仅解万物之生曰帝出乎震，未解帝出乎震，万物承帝气以生之为震也。东垣脾胃论仅解胃具木火金水之四行，升出降入之四气；未解四行之以土为本，四气之以中为枢，及所以为本为枢，主宰阳出阴入者，即吾身中黄之生气也。是以中黄之生气出，则谷味宣，宣则开发上焦，熏肤充身泽毛若雾露之溉矣。中黄之生气入，则谷味成；成则淫气于五脏而五脏安，散精于五形而五形驻；斯腑精神明，留于四脏，气归权衡；权衡以平，气口成寸矣。盖中黄生气，固为五行五气之主，亦须行气均平，始得承生气之出以出，生气之入以入，互为关键尔。设行气有少废，生气亦即为之少息。是必察何行何气之缺陷，而以专司之谷蘖，养之充之；即以成其所自始，亦即以成其所自终也。如麦实有孚甲，肝之谷也；黍秀善舒散，心之谷也；稷为五谷长，脾之谷也；稻粒如秋霜，肺之谷也；菽实孚甲坚，肾之谷也。故五谷为五脏养，五蘖为形气充。充之养之，所以承吾身中黄之生气，以出以入，效天枢八方之帝气，揆度万物之出为震，入为艮耳。至于主疗疾疢，此其末务，详主治形证，则得之矣。更能推广五谷五蘖之功力，为用真无尽藏矣。设少阳不生，肝气内变者生之，逆之则伤肝；夏为寒变者顺之；生之顺之，宜麦蘖也；太阳不长，心气内洞者长之，逆之则伤心；秋为痎疟者顺之；长之顺之，宜黍蘖也。至阴不平，张精乃绝者续之，逆之则伤脾；四维相代者顺之；续之顺之，宜稷蘖也。太阴不收，肺气焦满者收之，逆之则伤肺；冬为飧泄者顺之；收之顺之，宜稻蘖也。少阴不藏，肾气独沉者藏之，逆之则伤肾；春为痿厥者顺之；藏之顺之，宜菽蘖也。然则五谷功力，岂独快脾健胃，消食化积而已。《别录》以粟蘖主寒中。寒中即内洞，此得五行之火五气之出之机矣。粟即黍类，南方火脏之谷故也。时珍以稻蘖主下气。气下即容平，此得五行之金，五气之降之机矣。稻者西方金脏之谷故也。别录以穬麦蘖主和中。和中即发陈，此得五行之木，五气之升之机矣。麦者东方木脏之谷故也。菽、稷二蘖，理可类推。若五谷蘖，舍充养吾身中黄之生气，亦不能具五行，具五气，安望其为本为枢，为本之长，为枢之机者乎。

大豆豉

气味苦寒，无毒。主寒热，伤寒头痛[1]，瘴气恶毒，烦躁满闷，虚劳喘吸，两脚疼冷。杀六畜胎子诸毒。

核曰：诸大豆皆可造豉，以黑大豆者入药。有咸豉、淡豉两种，入药只宜淡豉。其法：六月内，用黑大豆二三斗，水淘净，浸一宿，沥干蒸熟，取出摊席上，俟微温，即以蒿覆之。每三日一看，候黄衣上遍，即取曝干。筛簸极净，再以水拌，干湿得所，以汁出指间为准。即置瓮中，筑极实，干桑叶覆盖，厚三寸许，泥封瓮口，勿令泄气，晒七日，取出曝一时，又以水拌入瓮。凡七次，取出蒸过，摊去气，瓮收之，封筑日久，则豉成矣。

先人云：菽者，水脏之主谷也。用蒸罯黴晒之法，使之变水作火，故可从治温暑万端，原从寒本作始者，莫不精良。

参曰：肾谷曰菽。菽者，众豆之总名。色黑者曰大豆，禀润下水大之专精，为肾水脏之主谷也。《嵇康养生论》云：豆令人重，说者以为啖豆三年，则身重而行止难，故五谷形大而质重者唯豆。

---

[1] 主寒热，伤寒头痛：诸本同，《别录》作“主伤寒头痛寒热”。

郁之成豉曰淡豉，配盐者曰盐豉。豉者幽豉。幽，谓造之幽暗也。盐豉食品；淡豉药物也。其质轻扬而臭香美，其味浓厚而性爽朗。此以润下沉重之水体，转作炎上轻扬之火用，复为肾火脏之主谷也。故秉火味之苦，水气之寒，从治冬气伤寒之寒气；转以火味之苦，佐治伤寒标阳之阳化者也。以冬气通于肾，肾主冬三月，此谓闭藏；设冬气化薄，或寒威凛冽，以致中伤天气者，如寒本专令则火灭，标阳炽盛则水消，故必从之以水，佐之以火。火炎水下，本寒自却，标阳自息矣。始于气伤化者，藉气胜之药物，从标以逆本，扬心液而为汗，后为气伤形者，仗味胜之主谷，从本以佐标，扬谷精而为汗。所谓汗生于谷，谷生于精，精胜则邪却矣。盖脏真通于肾，肾藏精血之气也。豉者肾之谷，大豆郁之以成豉。故从佐两肾水火以坚形，乃得驱冬气之寒风，从外而内者，还复自内而外；若寒本专令，与气伤气化，或标阳炽盛，虽气伤形层，而已成痞满燥实坚者，皆当逊而谢之。否则转致陷入，变生不测矣。读仲景先生栀子豉汤，则知虽涉形层之胸，而未成陷入之实。其证曰虚烦、心中懊憹、反复颠倒不得眠、身热不去者主之，则得之矣。顾俾重从轻，重为轻根故也。用药施治，全藉使佐之指挥，乃可下之上，上之下，内之外，外之内，阴之阳，阳之阴，附诸方之为义，亦得之矣。

天气为本，阴阳为标。因标始识本，因本始病标也。本与标合，则互有胜负，故有从本而得者，有从标而得者，有从标本而得者。有病反其本，得标之病，治反其本，得标之方者。唯太阳少阴，从本从标；少阳太阴从本，阳明厥阴，不从标本，从乎中治。中者标之下，中之见也。在三阳，宜从标而忌本；在三阴，忌本亦忌标。标本之旨难言矣。

龙　眼

气味甘平，无毒。主五脏邪气，安志，厌[1]食。除蛊毒，去三虫。久服强魂，聪明，轻身不老，通神明。

核曰：龙眼，别名益志。又名龙目、比目、骊珠、燕卵、鲛泪、蜜脾、川弹子、亚荔枝、荔枝奴，俗名圆眼，皆形相似也。生海南[2]山谷，今闽、广、蜀道，出荔枝处皆有。性畏寒，故与荔枝并生暖地。《蜀都赋》云：旁挺龙目，侧生荔枝。苏颂云：荔枝才过，龙眼即熟。木高一二丈，似荔枝而枝叶微小，凌冬不凋。春末夏初，开花细白，似林檎[3]。七月果熟，果极繁，每枝三四十颗，作穗类卜萄[4]，壳色青黄，文成鳞甲，形如弹丸，核若木梡子而不坚，肉[5]白有浆，味甘如蜜。白露采摘，晒焙令干，黄土拌挹，鲜黄可观也。

参曰：鳞虫木属为龙，肝木根窍为眼。久服强魂。魂者，肝脏之神识也。魂强，肝木之体具；体具，肝木之用行；用行，升出中降入之五气；行各有次而五志安，五邪治，三虫去，蛊毒除，身轻根净，皆得所欲。

心藏神，脾藏意与志。志为脾土之专藏矣。四气调[6]神：春三月，以使志生；夏三月，无怒其志；秋三月，无外其志；冬三月，使志若伏，若匿，若有私意，若已有得，则脏各有志，神亦不专心所藏矣。

---

[1] 厌：原作“压”，据四库本改。

[2] 海南：诸本同，《别录》作“南海”。

[3] 似林檎：诸本同，《本草图经》作“叶若林檎”。

[4] 卜萄：诸本同，《纲目》作“蒲桃”。

[5] 肉：四库本作“内”。

[6] 调：四库本作“谓”。

柿

气味甘涩[1]寒，无毒。主安五脏[2]。通耳鼻气，治肠胃[3]不足，解酒毒，压胃间热[4]，止口干。干者尤良。蒂主哕逆久咳。

核曰：南北皆有。树极高大，亦有小株者。接则易茂，本生者，果稀味涩，唯堪造漆。叶圆光泽，花小黄白。五月缀实，八月果熟，生时青绿，熟则丹红。种类亦多，唯红柿所在皆有；黄柿出汴、雒；朱柿出华山；珍椑柿，色青可生啖；着盖柿，蒂下别有一重，如覆瓶之盖；更有鹿心、牛奶、鸡卵、猴枣、蒸饼、镜面、丁香、福孙、多宝、团花，及白柿、乌柿、椂柿、庄柿、碧柿、火柿、水柿之别。其蒂有方、有元、有薄、有厚、有覆、有仰。其核有正、有侧、有圆、有偏、有长、有短、有软、有坚、有本尖、有末锐、有有棱、有无棱、有有核、有无核，核少者佳，无核者，食之至美而益人者也。初采颇涩，或灰、或米、或温水，覆养旬日，涩味去，甘滑可口矣。或置木瓜、酥梨、橘叶于中，更易熟而臭香。唯水浸可以久藏，谓之醂柿。乘半熟去皮，先熏后曝，或悬有风处，俟干纳器中，久之遍体生霜，均名曰柿饼。更有柿切、柿心，及禽鱼鸟兽之名，此各随赋形之小大，造制之相肖耳。《事类合璧》云：柿，朱果也，大者如楪，八棱稍扁，其次如拳，如卵，如心。一种小而如折二钱者，谓之猴枣。其根甚固，谓之柿盘。世传柿有七绝：一多寿；二多阴；三无鸟窠；四无虫蠹；五霜叶可玩；六嘉实；七落叶肥滑，可以临书也。柿同蟹食，令人腹痛；饮酒食柿，令人易醉。

先人云：多肉多络，具经脉之形；味甘性滑，有养窍之利。晚熟禀秋金之化，落叶得肥火之暄。又云：蒂有主义、吸义、降义、转输义、顺行义，故可对待逆上之气，呼出不得自主。亦非专主于降，力能专主于不逆也。

参曰：柿，赤实果也。青黑者椑，所谓梁侯乌椑之柿是也。《尔雅翼》云：柿于经乃复罕见，唯内则所加，庶羞三十一物中有之。其实利以作漆，蟹化之成水也。蟹以膏胜，漆以脂胜，膏释脂凝，昭然可征矣。柿本涩而熟则甘。蒂则仍含本有之涩而不迁。涩者，酸收之甚耳。宜入太阴肺，为肺经之体用药也。如肺所生病，为上气咳逆，烦心胸满。其不足则病畹哕诸气，缘体失从革之坚，致用失敌应之变，涩本从体，滑本从用，柿则两得之矣。

柿本甘而蒂涩，如瓜本甘而蒂苦，吮抽水液，抵当唯蒂，所以见中枢之别于开阖也。苦则涌泄以待涩，自下而上，还复自上而下以从开；涩则降肃以待脱，从上而下，更复从下而上以从阖。涩开脱阖，各宜体会，不独尽二蒂之主治，并尽方剂之作用矣。

楮　实[5]

气味甘寒，无毒。主阴痿，水肿，益气，充肌，明目。久服不饥，不老轻身。

核曰：生少室山，所在亦有之。雌雄两种，雄者皮有斑文，叶无叉桠，三

[1] 涩：诸本同，《别录》此字无。

[2] 主安五脏：诸本同，《别录》和《纲目》此句无。

[3] 胃：诸本同，《别录》作“澼”。

[4] 热：原作“埶”，据四库本改。

[5] 楮实：此药诸本皆作“中品”，《别录》作“上品”。

月开花成穗，若柳絮状，遂谢不实；雌者皮无斑点，叶有桠叉，四月开花成穗，若杨梅半熟时状，初夏色青绿，六七月渐深红乃熟也，水操[1]去子，蜜煎充果，叶茁花蕤，并堪作茹。皮膜为冠，造纸、练布、捻毡，咸有用也。修事：水浸三日，搅旋投水，浮者即拣去之。漉出晒干，酒润一伏时，蒸之，从巳至亥，焙燥用。

参曰：恶木之中，有名曰楮、曰谷、曰构。叶无瓣者构，有瓣者楮。皮白者谷，皮斑者楮也。相感志云：楮浆可以团丹砂。语云楮胶作金石之漆者是也。江南人绩其皮为布，捣其皮为纸，楮则专精于皮于浆矣。故营卫阴阳咸相宜耳。何则，阳者卫外而为固，阴者营精而起亟。阴阳者，营卫外内之体用，故主阴痿水肿者，起亟之功用尔。不饥不老轻身者，卫固之休征尔。明目者，亦卫从目出，协营上注，识精根识尔。实则包酝全体，叶唯偏向于卫，故专司身热，若食不生肌，肥肌充膄，亦属卫所司尔。

别录中品二

大青

气味苦大寒，有[2]毒。主时气头痛，大热，口疮。

核曰：出东境边道，及江东州郡，今荆南、眉、蜀、濠州，所在亦有之矣。春生青紫茎，高二三尺，对节作叶，长三四寸，面青背淡，放花如蓼，色红紫，亦似芫花状。结实青碧，大若椒粒，霜降则红。三四月，采茎叶阴干用。

参曰：东方生风，入通于肝，其主木也，其色青也；言能宣大风木之用，因名大青。味大苦，气大寒，虽待阳为标，热为本，亦非阴凝走下之比；力使自外而内者，仍从自内而外也。读仲景先生大青龙汤两法，一主标阳本风之从化，一发标阳本寒之将陷，则得之矣。

高良姜

气味辛大温，无毒。主暴冷，胃中冷逆，霍乱腹痛。

核曰：唐诗云：豆蔻稍头二月初。《桂海虞衡志》云：红豆蔻花丛生，叶瘦如碧芦，春末始发。未开花时，先抽一干，有大箨包之，箨解花见。一穗数十蕊，淡红鲜妍如桃杏。蕊重则垂如葡萄，又如火齐璎珞，及剪彩鸾枝之状。有花无实，不与草豆蔻同种，每蕊心有两瓣相并，词人托兴，如比目连理云。《资暇集》云：豆有圆而红，其首乌者，举世呼为相思子，即红豆蔻之异名。其木斜斫之则有文，可为弹博局，及琵琶槽；其树大株而白；枝叶似槐；其花与皂荚花无殊；其子若穞豆，处于甲中，通体皆红。李善云：其实赤如珊瑚。徐氏笔精云：岭南闽中有相思木，岁久结子，色红如大豆，故名相思子。每一树结子数斛，非红豆也。笔丛谓温廷筠诗：玲珑骰子安红豆，入骨相思知也无。相思子，即红豆者亦谬矣。《方物略记》云：红豆花白色，实若大豆而红，以似得名，叶如冬青。

参曰：高，崇也，仓舍同。良，善也；姜，界也。气味辛大温，对待暴冷为因，胃中冷逆，霍乱腹痛为证。经云：脾胃者，仓廪之官，使道闭塞而不通，

---

[1] 操：诸本同，《纲目》作"澡"。
[2] 有：诸本同，《别录》作"无"。

形乃大伤，闵闵之当，孰者为良。

具豆蔻之宣摄，肉蔻之刚㷰，白蔻之开发，三皆草实。此独草荄，下焦亦得藉此以成决渎矣。寘寘之当，舍此孰良。

黍[1]

气味甘平[2]，无毒。主补中，益气。

核曰：出荆、郢州，及汴、雒、河、陕间。待暑而种，与植谷同时，覆土锄治，皆如禾法，但早登为别异也。月令仲夏之月，农既登黍矣。天子以雏尝黍羞，与含桃先荐寝庙。其晚种而晚熟者，庶人始荐，故庶人秋乃荐黍。若天子之礼，自重其所先熟者，而尝荐之耳。其苗大体似稷，故诗云：彼黍离离，彼稷之苗，其秀成枝而舒散，一稃二米，两粒并均，虽地有肥瘠，岁有凶穰，大小轻重，略无差等。色玄者秬，色黄者秠，故累秠定律，秬郁成鬯，此嘉谷也。

参曰：黍者百谷之精，禀天地中和之气以生，故一稃二米，均无差等。象太极之两仪，是以之定律，为阴阳衡量之始，他谷所不及也。主补中益气者，盖音始于宫。宫，土音也。其数八十一，其声最大而中，声出于脾，合口而通之，四体百骸，动皆中节。

稷[3]

气味甘寒[4]，无毒。主益气，补不足。

核曰：稷与黍同类而异种。故其苗俱似粟，而低小有毛，秀特舒散，米粒悦泽。一稃一米，米粒稍肥者稷也；一稃二米，米粒稍细者黍也。但稷刈欲早，植黍欲晚，故古者号稷为首种，成熟亦早，作饭则疏爽而香，贵而为五谷之长，尊而配大社之神。陶唐之世，名农官为后稷者以此。《吕氏春秋》云：饭之美者，有阳山之穄。高诱注云：关西谓之𪎊音糜，冀州谓之𪍣音牵，《广雅》云：𪍣，穄也。《礼记》云：稷曰明粢。《尔雅》云：粢，稷也。故本草有稷，不载穄耳。

参曰：稷为脾谷，五谷之长也。五行土为尊，故五谷稷为长，遍历四气，土大季旺故尔。是能宜脾利胃，安中益气，补诸不足也。至若解暑，以将来者进，成功者退，凉血故宜。

大麦

气味咸，微温[5]，无毒。主消渴，除热，解烦[6]，益气，和中。久服头不白。

核曰：诗云：贻我来牟。牟，大麦；来，小麦也。麳生于桃二百四十日秀，秀后六十日成；麰生杏二百日秀，秀后五十日成。《孟子》曰：麰麦播种而耰之，其地同，树之时又同，勃然而生，至于日至之时皆熟矣。麰有孚甲，麰大于麳，因名大麦。

参曰：麳麰之始自天降，皆以和致和，贻我形脏者也。麳辅肝体，为营血之守；麰宣肝用，为脏阴之使。故和中益气，奉发美毛，有诸内而形诸外也。至若解厥阴风动之成烦，除少阳标盛之为热，从逆反佐，两无异矣。

---

❶ 黍：此药诸本皆作“中品”，《别录》作“下品”。

❷ 平：诸本同，《别录》作“温”。

❸ 稷：此药诸本皆作“中品”，《别录》作“下品”。

❹ 寒：诸本同，《别录》此字无。

❺ 微温：诸本同，《别录》作“温，微寒”。

❻ 解烦：诸本同，《别录》此二字无。

小 麦

气味甘，微寒，无毒。主除客热，止烦渴咽燥，利小便，养肝气，止漏血、唾血。令女子易孕。

核曰：小麦，即天所降瑞麦之麳也。秋种冬长，春秀夏实。方夏之时，旧谷已绝，新谷未登，民于时乏食，而麦熟最先，故春秋他谷不书，至麦禾不成则书之。以此见圣人于五谷，最重麦禾也。按武帝劝关中种麦。明堂月令，亦有仲秋劝种麦文，其有失时者，行罪无疑，凡以接绝所赖，惧民不以为意耳。每本根科一十有二，月闰之岁科增其一。麦秋将至，根藁一科，本黄一节，根本皆黄藁，则实成矣。性恶湿，江北地燥，天常晴，皮薄面多为上品；江南地湿，天常雨，皮厚面少为下品。故久雨水潦，即色黑而砂，甚则朽败不实。春种者夏亦熟，中含有毒，莱菔制之。

参曰：麦先五谷成，肝木腑脏之主谷也。遍历四气者，开阖互呈，体用始备，乃能养育肝气；令女子易孕，为接绝之所赖，缘厥阴为胚胎之本，少阳为甲拆之枢，身前身后，靡不以肝胆为终始。经云：留爱为种，纳想成胎，梦有青气入母腹而母思酸，此亦肝木之色与味也。至若体失藏血之守，为漏为唾；用失疏泄之令，为约为癃；及厥阴风动而烦；少阳火炽而燥，取效颇捷。人莫不饮食，鲜能知此功行矣。春种夏实者，仅历四气之半，全缺降入之终，致枢机促发，适所以逢肝之怒耳。

粱

气味甘平，无毒。主益气，和中，止泄。

核曰：粱似粟大，茎叶皆香，芽头色异为别也。出荆、扬、青、冀之间。其类有三：青粱壳[1]穗有毛，粒青，米亦微青，而细于黄、白米也；夏月食之，极为清凉；但以味短色恶，不如黄、白粱，故人少种之；亦早熟而收少，作饧青白，则胜余米耳。黄粱穗大毛长，壳米俱粗于白粱；而收子少，不耐水旱；食之香味，逾于诸粱；人号竹根黄也。白粱穗亦大，毛多而长，壳粗扁长，不似粟圆；米亦白而大，其香美为黄粱之亚。

参曰：青粱夏月食之，极为清凉；黄粱香味逾于诸粱；白粱香美为黄粱之亚。古天子之饭，有白粱、黄粱者，明取黄、白二种，则青粱当是药物矣。故诸粱比之他谷，最为益胃，但气微寒，其声为凉，盖是亦借凉音，如黍大暑而种，则以黍从暑，粱从凉，其义一也。清凉对待热恼更为亲切，暑伤气，气损中虚，中虚洞泄，以暑为本者相宜，或夏暑未尽，秋凉骤敛者，在所当忌。

粟

气味咸，微寒，无毒。主养肾气，去脾胃中热，益气。陈者苦寒[2]，治胃热消渴，利小便。

核曰：粟字，本义作㮚，像穗在禾之上，春秋题辞云：粟[3]乃金所立，米为阳之精，西叶[4]米而粟成矣。古者粟为黍、稷、粱、秫之总称。即今之粟，在

---

❶ 壳：诸本同，《纲目》引弘景曰作“谷”，下同。

❷ 寒：诸本同，《别录》和《证类》此字无。

❸ 粟：诸本同，《纲目》作“西”。

❹ 叶：诸本同，《纲目》作“合”。

古但称为粱。粱与粟，亦有别，穗大毛长，粒粗者粱也；穗小毛短，粒细者粟也。南北皆有，北田尤多。苗都似茅。色有青、赤、黄、白、黑、褐之殊，或因姓氏地名，或因形似时令，随义赋名，不啻十数种矣。如早有赶麦黄、百日粮之类；中有八月黄、老军头之类；晚有雁头青、寒露粟之类。《齐民要术》云：粟之成熟有早晚，苗秆有高下，山泽有宜异，收实有息耗，质性有强弱，气❶味有美恶。顺天时，量地利，则用力少而成功多；任性返道，劳而无获。大抵早粟皮薄而米充，晚粟皮厚而米稀。大而黏者粱，细而粳者粟，故一名秈粟。

参曰：粱粟不独大小有别，粱之味甘，粟之味咸。甘入脾，咸入肾，亦自有辨也。故粟益肾气，开窍于二阴。设肾苦燥，致脾胃中热，则消渴引饮以自救矣。陈者尤良，谓以咸转苦，则自下者上，从内者外，辅水之体，复具水之用矣。

艾叶

蕲州贡艾叶，叶九尖，长盈五七寸，厚约一分许，岂唯力胜，堪称美艾。

水台用以为灼，谓之一壮。

气味苦微温，无毒。主灸百病。作煎，止吐血下利，下部䘌疮，妇人漏血，利阴气，生肌肉，辟风寒，使人有子。作煎，勿令见风。

核曰：生山谷田野间，蕲州者最贵，四明者亦佳。春时宿根再发，布地生苗，如蒿作丛，茎直上，高四五尺。叶四布，具五尖九尖者胜，桠上复有小尖，面青背白。八月叶间复出穗，细花结实，累累盈枝，中有细子，霜后始枯，蓍草类也。修治拣摘净叶，扬去尘屑，入石臼内，木杵捣熟，罗去渣滓❷，再捣如绵，则灸火得力；如入丸散，将茯苓作片同碾，即时可作细末，亦一异也。苦酒、香附为之使。

参曰：蓍艾同类，但分老少耳。五十曰艾，千百曰蓍。艾即少艾，有生息、止息二义。霜后始枯，所谓大劳已艾，言其止也；望春再发，所谓更历美艾，言其生也。蓍则更历年久，气味和平；艾则方生锐气，气味宣发。灸百病者，陷下则灸之，火郁则发之也。所陈诸证，悉属火郁于下，而无散大之令，及阴气承阳，致血衄妄行也。生肌肉者，艾以气胜。使有子者，亦生息之义也。勿令见风，恐气散耳。

槟榔

右迁环位，槟榔两得之矣。

岁次玄枵，月旅蕤宾，五月律也。

气味苦辛涩温❸，无毒。主消谷逐水，除痰澼，杀三虫、伏尸❹，寸白。

核曰：出南海、交州、广州，及昆仑，今领外州郡皆有。子状非凡，木亦特异。初生似笋，渐积老成，引茎直上，旁无枝柯，本末若一，其中虚，其外坚，皮似青桐而厚，节似菌竹❺而概。大者三围，高者九丈。叶生木端，似甘蕉棕栟榈辈。条分歧破，三月叶中起房，猬刺若棘，遂自折裂。擢穗缀实，凡数百枚，大似桃李，至夏乃熟，连壳收贮，入北者，灰煮焙干，否则易于腐败。《真罗山

❶ 气：诸本同，《纲目》作“米”。

❷ 滓：诸本同，《纲目》此字后作“取白者”。

❸ 苦辛涩温：诸本同，《别录》作“辛温”。

❹ 尸：诸本同，《别录》此字后作“治”。

❺ 菌竹：诸本同，《纲目》引颂曰作“桂枝”；《本草图经》作“桂竹”。

疏》云：一种山槟榔，名蒳子，生日南，木似棕榈而小，与槟榔同状。一丛十余干，一干十余房，一房数百子。子长寸许。五月采之，味近甘苦。一种猪槟榔，大而味涩，核亦大，即大腹子也。修事用白槟，存坐稳正，心坚锦纹者最佳。刮去底，细切之，经火则无力。《雷公》云：生用为良，熟使绝无用矣。《南方草木状》云：交广人，凡贵胜族客，必先呈此果，用扶留藤、古贲灰，相合嚼之，吐去红水一口，方滑美不涩，言能洗瘴也。

先人云：无枝直上，此从甲而乙，从乙而丙，生长炎方，色白味涩，谓有金气杂之，西南偏隅故也。故其气前往，有右迁之象焉。又云：气胜机速，四气咸宜。然于脾土为最亲切，运用迭行，尸虫何地安立耶？又云：性与物反，上者能使之下，下者能使之上；又不是径上，亦不是径下。

参曰：《说文》云：向阳者槟；向阴者榔。《雷公》云：头圆矮毗者榔；形尖紫文者槟。则槟与榔，各以其形而为向道矣。盖槟谐宾。《书》云：寅宾日出，道阳使丽养万物也。《志》云：蕤宾律名，道阴使续养万物也。是槟独为升阳之兆，升阴之始矣。而榔谐郎；郎者亭署，言花秀房中，子结房外，其擢穗似黍，其缀实似谷，亭亭若署列之犹郎耳。顾本大者三围，干高者九丈，末不小，本不大，下不倚，上不倾，稠直概节，外劲中空，叶丛木上，房系叶下，步其林则寥朗，芘其阴则萧疏，与竟直上行者不同类。谓其概节如候，渐积而成允升者也。故高者抑之，如奔豚之上逆，脚气之冲心，忽忽眩冒而巅疾也。下者举之，如泻痢之后重，清气之下沉，胸痛引背，下则两胁胠满也。有余者平之，如水饮之留癖，癥瘕之坚积，胸腹痞满燥实也。不足者辅之，如脏形之劳极，三焦之闼阖，脾土萎黄，饮食不能为肌肤也。阖者开之，如脏腑之壅滞，窍节之窒塞，五膈反胃，水谷不纳也。开者阖之，如飧泄之肠癖，吐呕之涌逆，霍乱自汗，烦闷欲死也。醉者醒之，惺然顿释也。醒者醉之，熏然颊赤也。饥者饱之，充然气盛也。饱者饥之，豁然气散也。乃若杀三虫，驱伏尸，灭寸白，逐诸虫伏匿百骸，致病久不瘥，变生惊奇形证者，道以丽继万物之生阳，反乎向晦幽深之死阴耳。

乳　汁

气味甘咸平，无毒。主补五脏，令人肥白悦泽，疗目赤痛多泪。解独肝牛肉毒，合浓豉汁服之神效。

核曰：乳者化之信，故从孚从化，省作七[1]尔。方家隐其名，谓之仙人酒、白朱砂。乃阴血所成，生于脾胃，摄于冲任；未妊则下为月水，既妊则留以养胎；已产则上为乳汁。凡入药用，并取首生男儿，无病妇之乳，色白汁稠，无臭者佳。有孕之乳，谓之忌奶，小儿饮之，或作吐泻，或成疳魃，最为有毒。时珍云：人乳无定性，其人和平，食饮有节，其乳必纯，其人躁暴，食饮不节，其乳必热。凡服食须热饮，晒曝成粉，入药尤佳。

参曰：阳明别汁曰乳，水谷之精粹也。脏腑倾颓者，饵之奠安；百骸槁瘁者，饵之悦泽。盖脏腑百骸，皆禀气于胃，胃者水谷之本也，水谷尚有神奇，况水谷之纯粹精乎。

---

[1] 七：四库本作“匕”。

虎 骨

胆者中正之官，决断生焉；肝者将军之官，谋虑出焉。

气味辛微热，无毒。主❶邪恶气，杀鬼疰毒，止惊悸，治恶疮鼠瘘，头骨尤良。

核曰：虎，百兽之长，山兽之君也。陈魏谓之李父；江淮、南楚谓之李耳，或谓之䖘音虺，或谓之䳀音乌𧇾音徒；自关东西谓之伯都。《汉书》云于❷檡也。浅毛曰虦音潺，白曰甝音寒，黑曰虪音叔，黄黑曰虪音磊，苍白曰貊，似虎而五指曰貙音区，似虎而非真曰彪，似虎而有角曰虒音斯也。形如猫，巨如牛，黄质黑章，锯牙钩爪，项短鼻齆，须健而锐，舌大而刺，声吼若雷，风从以生，百兽震恐。七月始啸，啸而风生，风生而万籁皆作；伏而风止，风止而万籁皆息，故止乐用虎尔。风木也，虎金也。木受金制，故风从虎，虎啸风生，自然之理也。今虎所在，麂必鸣以告。人死于虎则为伥，导虎而行也。其出有时，犹龙见有期也。阴物以冬见，阳虫以夏出。出应其气，气动其类，参伐以冬出，心尾以夏见，参伐则虎星，心尾则龙象也。奋则冲破，行则坼地。今人画地观奇偶者，谓之虎卜云。性至猛裂，虽遭逐，犹复徘徊顾步。其伤重者，辄咆哮作声而去，听其声之多少，以知去之远近。率鸣一声者为一里，靠岩而坐，倚木而死，终不僵仆也。其搏物不过三跃，不中则舍之，食物值耳则止，以为触其名，名耳故也。故常伤人者，耳辄有缺若锯。夜视以一目放光，一目看物，宛然灯火，猎人候而射之，目光堕地，得之如白石，或曰即其魄也。仲冬始交，交而月晕。七月而乳，三九二十七数，其主星、星主虎，故敌为虎形，二十七龃龉也。三九阳气成，阳主七，故首尾长七尺。般般文者，阴阳杂也。子生三日，即有食牛之气，其不能搏噬者辄杀之，为堕武也。一世一乳，一乳必双；三则一子豹。豹小于虎，尾赤而黄，花文如钱，比比相次而中空。质赤文黑曰赤豹；质白文黑曰白豹。悬其鼻于户，令人生子，故古者胎教，欲见虎豹勇击之物耳。食狗则醉，闻羊角烟则走，虎害人兽，猬鼠能制之，智无小大也。狮、駮、犹耳、黄腰、渠搜，能食虎，势无强弱也。古有貙虎变人，貙人变虎，海有❸鲨亦能变虎，自有是理矣。修事：用虎头及颈骨，色黄白❹者佳。前掌腕中之骨，形圆扁似棋子者力最胜，虎力在掌故也。凡虎身数物，俱用雄虎者良。药箭毒死者不堪用，其毒侵渍骨血间，能伤人也。并槌碎涂酥，或酒或醋，各随方法。柳炭火炙黄脆，研如飞尘，否则粘着肠间为痞积也。

先人云：气钟肃杀，天地间阴厉之物也。吼则撼物，动则风生，若随身宫殿然。毒死者不可用，固各随法制，还须用狗肉包裹一夜，法雷公炮制，投其所嗜以回其灵。又云：虎之所在，风必从之，故主风木不及，风大太过，咸相宜耳。

参曰：一阳刚长而始交，纯阴厥尽而始生，以言武也。武，止戈也。莫之敢撄而戈止矣。客曰：主疗诸疾，若形若脏，若腑若经，若内所因，若外所因，转致变生不测，而乃咸从肝胆。夫西方

---

❶ 主：诸本同，《别录》此字后作“除”。
❷ 于：诸本同，《纲目》作“乌”。
❸ 有：诸本同，《纲目》此字后作“虎”。
❹ 白：诸本同，《纲目》引颂曰此字无。

金兽，而反司东方甲胆乙肝者，何也?曰：此所谓制则化也。无制则亢，亢则害矣。顾其奋冲破，画地卜食，爪坼奇偶者，不独专决断，且专谋虑矣。是以肝生风，其啸风生；肝窍目，其目夜光；肝藏筋，其筋独异于众类，死犹矻立不仆也。肝志怒，故养之者，不敢以物之生，及全者与之，为其杀之决之之怒也。盖不处中和，势极则反，必然之数耳。斯其主肝胆失处中和，致势极则反者，仍使之决断出自中正，谋虑出自将军也。客曰：无制则亢，敬闻命矣。乃厥肖惟寅而居艮，何也?曰：天以南为阳，北为阴；地以北为阳，南为阴，对待之理也。故其垣寅而宫尾，若艮则所以象其止也。于以表其神武而不杀也。夫是之为谋虑，是之为决断。客更进曰：胎于子而剖于巳，固矣。乃纪载稗官所传，多属化生者，何也?曰：此义幽玄，备在释典，情想密移，总归业报。凡属有生，事殊理一，故曰惟心所现，诚不可不慎所发也。

第九帙

钱唐后学卢之颐子繇父　核　参

别录下品

鲮鲤甲

气味咸，微寒，有毒。主五邪惊啼悲伤，烧灰服，方寸匕❶。

核曰：鲮鲤，即龙鲤、石鲮鱼、穿山甲也。形似鼍而小，背似鲤而阔，首似鼠而大，胸腹有毛，口中无齿，尖喙长舌，四足五爪，尾与身等。腑脏俱全，其胃独厚❷。穴陵而居，以蚁为食，日中张甲若死状，漏气最腥，诱蚁入其中。函甲没水，出而啖之。肉理美好，闽人用以供馔。《永州记》云：杀之勿近堤岸，恐血入土，遂令渗漏。《多能鄙事》云：凡油笼渗漏，剥甲里肉靥投之，自至漏处补住。修事：烧灰，或炙以酥，以醋，以便，或煎以油，或炒以土，以蛤，各随方制。取用尾甲，尾甲三棱，力最胜也。

参曰：皮表甲胄如蔆，脊中介道如鲤，因名鲮鲤。似兽穴居，山陵可穿，江河可越，介甲之有神者。别有吞舟之鲮为鳞属焉。肺虫曰介，介者肝之荣，筋之余。此木秉金制，金互木交，是以劲毛坚甲，专箸皮表。皮表者肺之合也，当入手太阴肺，足厥阴肝；以太阴肺为注经之始，厥阴肝为环经之终。故可出阴入阳，穿经络、入脏腑，达病舍之所在。闭塞者泻之，渗漏者补之。如利，如泣，如漏，如崩中，渗漏之为患也；如痹，如痈，如痿，如乳汁不通，闭塞之为患也；如五邪惊啼悲伤，此属肺输化薄，致金声妄泄，肝无乘制，致魂失奠安，在形脏归渗漏，在五邪属闭塞，泻之以补之，补之以泻之，有故而施者，交互乘制，两无碍矣。

五灵脂

古者称粪为遗。

趋势附炎，暂假冠裳，不得不自先喝彩。

附炎未几，冷落遂至，如此自道，恰象审时，恰象知止。

餐以柏实，何等芳洁。遗复可餐，何等本分。

此辈亦有热肠，唯真小人，做得假君子。

气味甘温，无毒。主心腹冷气，小儿五疳，辟疫气，治肠风，通和❸气脉，疗女子血闭。

核曰：五灵脂，寒号虫所遗也。寒冬号呼，因名寒号。《说文》云：有足之谓虫，裸毛羽鳞介之总称，故曰五灵。脂则以形举也。一名鶡鴠。生北地极寒处，五台山中最多。状似小鸡，肉翅四

---

❶ 烧灰服，方寸匕：诸本同，《别录》作"以酒或水和方寸匕，治蚁瘘"；《纲目》作"烧灰酒服方寸匕"。

❷ 厚：诸本同，《纲目》作"大"。

❸ 和：诸本同，《纲目》引《开宝》作"利"。

足，夏月毛羽五采，自鸣曰：凤凰不如我。初冬毛羽脱落，裸形如雏，忍冬而号，夜鸣曰，来朝造个窠，旦鸣曰得过且过，日出暖和。《月令》云：仲冬鹖鴠不鸣，夜不号矣。故寒号而阴剥，号息而阳复，夜号以待日出之为旦也。餐以柏实，先冬噙集，穴居南向；餐已而遗，遗已而餐，转展化道，形若凝脂，气甚臊恶。修事：取中心黑润者佳，杂砂石，及未化者不堪入药。用酒研细，仍用酒飞去砂土，晒干收用。主治功力，先人博议甚详，颐不更参，谨录于左。

先人博议云：阳出阴入，夏长冬藏，寒号毛羽似之，冬既无表，旋归于内，裸不能飞，用遗作食，出入数数，实彼脂膏。又云顾毛之有无，为鸣之谦傲，求明处秽，自所不知，固候时之物，实警世之鉴。又云：裸形可冬，腹心无冷矣。痞是食气所积，疫乃天时所致，五灵出入化导，形与时违，唯知通利，宁从闭塞乎。

人 尿

气味咸寒，无毒。主寒热，头痛，温气。童男者尤良。

核曰：择无病洁净童子，先饮米饮数碗，去其浊秽，俟清白无臭者取用之。自溺亦可久服，形脏大受其益，故一名还元汤，一名轮回酒。

参曰：饮入于胃，游溢精气，上输于脾；脾气散精，上归于肺；通调水道，下输膀胱。膀胱者，州都之官，津液藏焉，气化则能出矣。固属遗物，仍可本其所自有，益其所自无也。必择阴平阳秘之童，乃得必清必静，不则难转清凉地，反作热脑场矣。

木 瓜[1]

气味酸温，无毒。主湿痹脚[2]气，霍乱大吐下，转筋不止。

核曰：木瓜处处有之，西雒者最胜，宣城者亦佳，山阴兰亭尤多也。可种可接可就，亦可枝压，木类之易生者。状似奈而材极坚。《广志》云：枝一尺有百二十节，可为数号。叶厚而光，春末开花深红色。入夏缀实，如小瓜而有鼻，乃花脱处，非脐蒂也。黄赤薄皮，如着脂粉，香松津润，甘酸不涩。实中之子，向里头锐而面方者，木瓜也。形圆而小，味木酸涩者，木桃也。大于木桃，似木瓜而无鼻，蒂粗味苦涩者木李，亦曰木梨，即榠楂及和圆子也。一种颗小微长，味极涩者曰蔓子。一种实中之子如大麻，味绝苦涩者曰土伏子，饵之令人目赤筋痛，不可不辨。故宣城人种莳尤谨，始成实时，剪镞纸花粘贴其上，霜后摘取，花纹如生，以充土贡，因有花木瓜之称焉。修事：勿犯铁器，铜刀削去硬皮并子，切片晒干，黄牛乳汁拌蒸，从巳至未，俟如膏煎，乃晒用也。今唯切片晒干，力少味不全矣。按大明会典，宣城岁贡乌烂虫蛀木瓜，入御药局。或取其陈久无木气耳。

缪仲淳先生云：木瓜得春生之气，禀曲直之化，味酸气温，气薄味厚。降多于升，阳中之阴，为足太阴阳明，足厥阴肝经之体用药也。通行互敛，有并行不悖之功焉。

先人云：木实曰果，草实曰蓏，木

---

[1] 木瓜：此药诸本皆作“下品”，《别录》作“中品”。

[2] 脚：诸本同，《别录》作“邪”。

瓜类蓏，禀草木之全气者也。性专甲拆，而真气从之，故主诸痹脚气，湿伤于下者，取效甚捷。

参曰：木瓜，果蓏也。缀本之瓜曰蓏。蓏，小瓜也。《释木》云：叶似奈，实似蓏，其枝可数，一尺百二十节，味酢，善疗筋转。陶隐居云：如转筋时，但呼木瓜名，或指画作木瓜字，病辄愈。《尔雅翼》云：枝坚可作杖策，颇利筋膝，根茎煎汤淋足胫，可以已蹶。盖望说酢梅而蠲渴，呼濯木瓜而缓筋，理固有相感，则心之所向，气即交通矣。如磁运铁，珀拾芥，虽凌空物障，犹互为嘘煽，况无情及诸有情者乎。经云：东方生风，风生木；木生酸，酸生肝，肝生筋也。木瓜枝节比筋，酸津肝木，达春升之自下而上。行痹闭，下脚气，定霍乱，止筋转，为象形从治法也。系云艮为山，为果蓏，其于木也，为坚多节。

《尔雅》名楙。郭璞云：木实如小瓜，酢而可食。得木气之正者，故名楙。从林从矛，谐声也。继本之瓜，亦曰瓞。《尔雅》云：其绍瓞。郭璞云：继本曰绍，形小曰瓞，亦曰蓏。故近本之瓜常小，近末之瓜转大也。

棕榈

气味苦涩平，无毒。主涩肠，止泻痢，肠风，崩中带下，及养血。

核曰：川广甚多，江南亦有。初生时叶如白芨，高三四❶尺，干直无枝，其端数叶，四散歧裂，叶色长青不凋。每长一节，即作一层，筋络丝毛，错综如织。可作索绹，及胡床之藉，经久不烂。然岁必三剥，否则❷不长。三月木端出黄色重苞，此花之孕也，俗曰棕鱼，亦曰棕笋。五月出苞，便成花穗，色黄白，结实累累然，生青熟黑，甚坚韧也。

参曰：棕榈，草木之属，而非草非木，亦草亦木，草中之木，木中之草也。主治功力，与菴蕳相反，菴蕳能使留者泄，棕榈能使泄者留，故名榈。榈，门榈也。榈门以成阖象者也。

筋络丝毛，错综如织，何等整密，反使留者泄，何也，以所留之物，不能条分缕析错综如织耳。更观木端数叶，四散歧裂，每长一层，即作一节，界域井然，支分得所，不与混淆留碍者反乎。

钩藤

气味甘微寒，无毒。主小儿寒热，十二惊痫。

核曰：出建平、秦中、湖南、湖北、江南、江西山中皆有之。状似葡萄，藤长八九尺，或一二丈，大如拇指而中空，折致酒瓮中，以气吸之，涓涓不断。茎间有刺，宛如钓钩，色并紫赤，古方多用皮，今人多用钩，取其力锐耳。

参曰：藤棘如钩，中虚而通，离明之象，借形以指事也。经云：夏脉如钩，南方火也。入通于心，心藏血脉之气也。则凡血脉之气，布队十二经中，或左或右，或上或下，或支别络属，交循舛错，致十二惊痫为寒热病者，咸可通之整之，仍转如环之无端耳。更能以法广之释之，功力真无尽藏，若仅疗小儿，是系小子，失丈夫矣。

置酒瓮中，以气吸之，涓涓不断者，俗名过山龙。不独能通十二经气，并行十二经水矣。广之以及支别络属，肉理筋膜，为用真无尽藏。

马勃

如泡亦如幻，如影亦如电。

---

❶ 三四：诸本同，《纲目》作“二三”。

❷ 则：诸本同，《纲目》此字后作“树死或”。

气味辛平，无毒。主喉痹重舌，失声久嗽，头面卒肿，崩淋吐衄，除侵淫马疥，疗痈疽。久败疮疡❶。

核曰：生湿地，及腐木上。五六月卒然而发，紫褐虚浮，宛如丸鞠，大者如斗，重不过钱许，弹之即有尘出。一名灰菰。修事：密室中，置筐帏纸，如洒金箱式，张布衬盘，缓缓摩擦，俟定收取。否则扬尘飞去矣。

参曰：马勃之生也奇甚，宛若野马尘埃，生物之以息相吹也。如暗乱晦蒙之眚，孛孛有所妨蔽者。卒然怒作而旋放之，旋放卒旋卷，故旋开卒旋阖矣。

牵牛子

气味苦寒，有毒。主下气，疗脚满水肿，除风毒，利小便。

核曰：处处有之。黑白两种，黑多野生，白多种莳。二月生苗引蔓，缠绕篱落，高二三丈。黑蔓有白毛，断之出白汁；叶作三棱，如枫树叶；花不成瓣，微红带碧，如旋覆、鼓子花状，日出则开，日西则萎；实有蒂裹，生青枯白；核与棠梂子核一样，但色深黑耳。白蔓无毛，有柔刺，微红色，断之出浓汁；叶圆无棱，有斜尖，如薯蓣、何首乌叶，花小于黑，浅碧带红，开萎亦同；实蒂长寸许，生青枯白，核大色白耳。其实嫩时，蜜煎为果，呼作天茄，谓其蒂如茄也。多食损人脾，泄人气。修事：晒干，淘去枯浮者；再晒干，酒润蒸之，从巳至未，缓火焙燥，舂去皮用。

缪仲淳先生云：黑白牵牛子，自宋以后，北人常以取快。李明之著有传，极力辟除。若果水气射肺，致喘满大腹，及大肠风秘，下焦郁遏者，卓有殊功。倘属血分，或脾胃薄弱，虽有痞积，切勿取快一时也。

参曰：牵牛子，星名也。何鼓谓之牵牛。何鼓，儋荷也。故楚人呼牵牛曰儋鼓。又星纪斗牵牛也。牵牛斗者，日月五星之所终始，故曰星纪。牵牛子者，十二子丑为牛，牛隐语也。盖天开子，地辟丑，黑白气分为两，人生寅而三才具。然则牵牛子者，以开以辟，以生之为功用也。故祭星曰布，布者，取其象之布散也。经云：阳气者，若天与日，失其所，则因于气为肿，四维相代，形气乃绝。是以气上则升不布，气下则布不升。牵牛子儋荷布散以为功，故可待越升以为眚。第性偏陨堕，但可施于形气之阳有余。不可加诸脏神之阴不足，为用不可不慎也。

花萼日出开，日西萎，即日散为星之为象。昼呼夜吸之为用，四维相代，形气乃绝。为水为肿者，此以风毒为因，水亦风水为水矣。仍使之升而布，布而升，互为制节，无偏废矣。

昆布❷

顺流而生，能使十二水顺流而去。

气味咸寒滑，无毒。主十二种水肿，瘿瘤积聚，结气瘘疮。

核曰：出南海，及高丽、新罗。顺流而生，如手大，似薄韦，紫赤色，干之搓如绳索，柔韧可食也。修事：每斤用甑箄❸十个，同锉细，以东流水煮之，从巳至亥，待咸味去，晒干用。

参曰：昆布，即海藻之如纶者，故一名纶布。气味功能，与海藻无别。稍

---

❶ 主喉痹重舌……久败疮疡：诸本同，《别录》作“主治恶疮，马疥”。

❷ 昆布：此药诸本皆作“下品”，《别录》作“中品”。

❸ 箄：诸本同，《炮炙论》作“箅”，义长。

分浅深者。随所生浅深之异尔。

鼠 耳

自看茸母北方去，谁识上皇南渡来，若道当时臣有礼，禁烟今日未曾开。

转窃视听以为视听矣。

气味甘酸平❶，无毒。主痹寒，寒热，止喘咳，疗耳聋，明目❷。

核曰：鼠耳，即茸母、黄蒿、香茅、米曲、无心草、绵絮头、鼠曲草也。生平岗田间熟地。二月生苗，高尺余，茎肥叶厚，柔软如绵，表里白毛，茸蒙如鼠耳。捣汁蜜和为粉，香美可口，谓之龙舌粄，以压时气。北方寒食亦用之，功胜白茅。宋高宗诗云：茸母初生认禁烟。三月成穗，作花碎小，黄绿如曲，杂搀染衣，虽敝犹鲜。《月令》云，衣曲黄衣之色。四月结子如粟，楚人呼为米曲。修事：采苗叶阴干，花实亦可用，款冬花为之使。

参曰：十二子为鼠，性多疑而窃视听，出穴每不果，故持两端者曰首鼠。耳者肺之候，肾之窍也。故主肾不司窍为聋，或精不贯瞳为瞽，或痹闭不通为痹寒，或肺先是动为喘咳，或后所生为寒热。盖所生是动，肺高肾下，犹持两端，间甚不果，不独以形肖，并称功用矣。

先为是动，是动者，气先病也。后为所生，所生者，血后病也。肺高象天，肾下象水，间则乍轻，甚则乍重。

白 前❸

气味甘微温，无毒。主胸胁逆气，咳嗽上气，呼吸欲绝。

核曰：生州渚沙碛上，苗高尺许，叶似柳，或似芫。根似白薇，或似细辛。粗长坚直，色白微黄，折之易断者白前也；细短柔韧，色黄微白，折之不断者白薇也。修事：用生甘草水浸一伏时；漉出，去头须了，焙干收用。

参曰：在色为白，在脏归肺矣。前者坐而至，不行而进也，当入手太阴、阳明，足阳明，为治咳之君主药。经云：咳嗽上气，厥在胸中，过在手太阴阳明。又云：白脉之至也，喘而浮，上虚下实惊，有积气在胸中，得之酒使内也。又云：脏真高于肺，以行营卫阴阳也；不行焉，则为厥为积矣。大明主奔豚，及肾气，亦即下实上虚之象乎。然则白薇功力，三因并施，脏腑咸入，腠理皮毛，靡不前至，盖以功用为名也。

黄帝问曰：肺之令人咳，何也？岐伯对曰：五脏六腑皆令人咳，非独肺也。帝曰：愿闻其状。岐伯曰：皮毛者，肺之合也，皮毛先受邪气，邪气以从其合也。其寒饮食入胃，从肺脉上至于肺则肺寒，肺寒则外内合邪，因而客之，则为肺咳，五脏各以其时受病，非其时，各传以与之。人与天地相参，故五脏各以时治❹。时感❺于寒，则受病。微，则为咳；甚则❻为泄、为痛。乘秋，则肺先受之；乘春，则肝先受之；乘夏，则心先受之；乘至阴，则脾先受之；乘冬，则肾先受之。帝曰：何以异之？岐伯曰：肺咳之状，咳而喘息有音，甚则唾血；心咳之状咳❼，则心痛，喉中介介如梗，甚则咽肿喉痹；肝咳之状，咳则两胁下痛，甚则不可以转。转则两胠下满；脾咳之状，咳则右胠下痛，阴阴引肩背，甚则不可以动，动则咳剧；肾咳之状，咳则腰背相引而痛，甚则咳涎。帝

---

❶ 甘酸平：诸本同，《别录》作“酸”。

❷ 疗耳聋，明目：诸本同，《别录》此句无。

❸ 白前：此药诸本皆作“下品”，《别录》作“中品”。

❹ 时治：诸本同，《素问》作“治时”，义长。

❺ 时感：诸本同，《素问》作“感”，义长。

❻ 则：诸本同，《素问》作“者”，义长。

❼ 咳：诸本同，《素问》此字无，疑衍。

曰：六腑之咳奈何？安所受病？岐伯曰：五脏之久咳，乃移于六腑；脾咳不已，则胃受之；胃咳之状，咳而呕，呕甚则长虫出；肝咳不已，则胆受之；胆咳之状，咳呕胆汁；肺咳不已，则大肠受之；大肠咳状，咳而遗矢；心咳不已，则小肠受之；小肠咳状，咳而失气，气与咳俱失；肾咳不已，则膀胱受之；膀胱咳状，咳而遗溺；久咳不已，则三焦受之；三焦咳状，咳而腹满，不欲食饮。此皆聚于胃，关于肺，使人多涕唾，而面浮肿气逆也。右录咳论，以备参考。

扁　豆

夏日在肤脉如钩，冬日在骨脉如营。

气味甘微寒❶，无毒。主治主和中，下气。

核曰：二月下种，延缠篱垣间。叶大如杯，圆而有尖，花具紫白二色，状如小蛾，有翅尾。荚生花下，凡十余样，或长或圆，或如龙爪、虎爪，或如猪耳、刀镰，种种不同，皆累累成枝。白露后，实更繁衍，秋热便不易生，故一名雪眉同气，一名凉衍豆，俗讹为羊眼豆，亦形相似也。嫩时可充蔬菜茶料，老则收子煮食。子有黑、白、赤、斑四色。入药只取色白者，荚壳虽厚，子粒粗圆为胜耳。

先人云：菽水谷也，秋成色白，臭味甘芳。有土金水，贯连三脏之义。故为和中下气之品。又云：右迁而降，自然暑息热消，渴除痢止矣。

参曰：藊谐扁，门户之文也。若夏日在肤，蛰虫将去，坏户之象也。谐禾，嘉禾之菽，水脏之谷也。若冬日在骨，蛰虫墐户，君子居室之象也。《观永类钤方》。立固将堕将破之胞胎，则坏户墐户之义，真不待言语形容矣。至化炎敲成清肃，转摧拉就容平，更不待言语形容矣。若秋伤于湿，此即秋金骤敛，致中含濡湿耳。仍顺以时降，从微至着，肺气乃清，此秋气之应，养收之道也。《别录》主和中，即和中央长夏之土，藉火土授受之际，斯金火亡刑，乃得出而降，降而入，入复升，升复出，五行均等，运迭不竭，又不待言语形容矣。

转夏成秋，化炎敲成清肃，此即点火成金，不烦另觅种子。

稻

气味苦温，无毒。主作饭温中，令人多热，大便坚。

核曰：《尔雅》云：稻者，太阴之精，含水沮茹，乃能化也。故米粒如霜，性尤宜水，是以周人别设稻人之官，掌稼下地，以猪畜水，以防止水，以沟荡水，以遂均水，以列舍水，以浍写水，以涉扬其芟作田。而汉世亦置稻田使者，以其均水利故也。《尔雅翼》云：稻，一名稌，然有黏有不黏者。今人以黏者为糯，不黏为粳。然在古则通得稻之名。《说文》云：稻，稌也。沛国曰：糯粳稻属，或作粳，是则直以糯为稻耳。若郑康成注《周礼》云：稌，粳也。则稻是粳，然要之二者皆稻也。故氾胜之云：三月种粳稻，四月种秫稻。字林云：糯，黏稻也；粳，稻不黏者。今人亦皆以二谷为稻。若诗书之文，自依所用而解之。如论语食夫稻，则稻是粳。《月令》秫稻必齐，则稻是糯。《周礼》牛宜稌，则稌是粳。丰年多黍多稌，为酒为醴，则稌是糯。又稻人之职掌稼下地，至泽草所生，而种之芒种，是明稻有芒不芒者，今之粳则有芒，至糯则无是，通得

❶ 寒：诸本同，《别录》作“温”。

称稌稻之明验也。然《说文》所谓沛国谓稻曰糯，至郭氏《解雅》，稌稻，乃云今沛国称稌，不知《说文》亦岂谓此稌讹为糯也，将与郭自异义也。又有一种曰籼，比于粳小而尤不黏。其种甚早，今人号籼为早稻，粳为晚稻。苏氏云：粳亦曰籼，亦未尽也。又今江浙间，有稻粒稍细，耐水旱，而成实早，作饭更硬，士人谓之占城稻，云始自占城有此种。宋真宗闻其耐旱，遣以珍宝求其种，始植于后苑，后在处播之，按国朝会要，大中祥符五年，遣使福建，取占城禾，分给江淮两浙漕，并出种法，合择民田之高者，分给种之，则又在前矣。

参曰：稻为肺金之主谷，生人之后天也。顾性尤宜水，金胎水母也。故五谷外别设稻人之官，以掌稼下地。汉世亦置稻田使者，以其均水利也。盖稻有二：曰稌，曰秫。秫者糯，稌者粳，粳不黏而糯黏，比之粳小，而尤不黏者籼耳。秫糯为酒，粳籼为饭，粳益殊多，籼少逊之。故古者入药之以秋粳耳。是以粳主肺气，至若止烦渴霍乱，解毒消暑者，盖粳谷秋成，已化炎歊为清肃，成功者宁不降心而退舍焉。

大　蓟❶

气味甘温，无毒。主女子赤白沃，安胎，止吐血鼻衄，令人肥健。

核曰：生山谷，即虎蓟也。二月生苗，高二三尺，叶皱，中心出花，其花如髻。

小　蓟❷

气味甘温，无毒。主养精保血。

核曰：生平泽，处处有之，即猫蓟也，俗名青刺蓟。二月生苗，仅一二寸，作菜甚美。四月发高尺余而多刺，中心出花如髻，亦如红蓝花，色青紫，与大蓟根苗相似，但不若大蓟之肥大耳。

红蓝花❸

气味辛温，无毒。主产后血晕，口噤，腹内恶血不尽，绞痛，胎死腹中，酒煎服。主蛊毒❹。多用破留血，少用养新血。《开宝❺》。

核曰：出汉、梁，及西域。今人家圃种矣。冬月雨后，布子于熟地，至春生苗，脆嫩可食。二月作叶色青绿，形如小蓟。五月开花，色深红，形如大蓟。花下作梂，汇生多刺，花出梂上，乘露采之，采已复出，至尽而罢。梂中结实如橘核，捣煎其汁，入醋拌蔬，极肥而美。修治：捣揉片刻，入水再揉，用布袋绞去黄汁，又捣，更以酸粟米泔，淘绞令干，用青蒿覆一宿❻，阴干收之。

洎夫蓝

同类也，而功用别；此非别中异，乃同中异耳。

气味甘平，无毒。主心忧郁积，气闷不散，活血。久服令人心喜，治惊悸。

核曰：出西番，回回国，天花❼国。即番红花❽也。元时入食馔用。张骞得种即此，今地性异，则形质亦异矣。

参曰：大蓟与续断同类，续断生西川，大蓟生南地，形质功用，因方土而

---

❶ 大蓟：此药诸本皆作“下品”，《别录》作“中品”。

❷ 小蓟：此药诸本皆作“下品”，《别录》作“中品”。

❸ 花：诸本同，《纲目》此字后作“开宝”。

❹ 毒：诸本同，《纲目》此字后作“开宝”。

❺ 开宝：诸本同，《纲目》此二字后作“震亨”。

❻ 宿：诸本同，《纲目》此字后作“晒干，或捏成薄饼”。

❼ 花：诸本同，《纲目》作“方”。

❽ 番红花：诸本同，《纲目》作“红蓝花”。

有差别。西方金位，入通于肺，肺主气，续主益气，以续经脉筋骨，脏真高于肺，以行营卫阴阳也。南方火位，入通于心，心藏血，蓟主益血，以续经脉肉理，脏真通于心，心藏血脉之气也。顾续有继义，致新推陈；蓟有解义，推陈致新。小蓟与大蓟同种，小主益精保血，功惟致新。红蓝花兼气与血，推陈致新，气主嘘之，血主濡之故尔。洎夫蓝偏通心脏，以续营气，致新推陈，故主心忧郁积，气闷不散，以及惊悸，久服令人心喜。

唐本草

郁金

气味辛苦寒，无毒。主血积，下气，生肌，止血，破恶血，血淋，尿血，金疮。

核曰：原从大秦国，及西戎来，今蜀地、广南、江西州郡亦有，不及蜀中者佳。四月生苗，茎叶都似姜黄，末秋复从茎心抽茎，黄花红质，不结实，根如指顶，长寸许，体圆无枝，芳香色黄，横纹宛如蝉腹也。古者合玄秬以酿酒，名之曰鬯。周礼郁人掌祼器，凡祭祀宾客之祼事，和郁鬯以实彝而陈之。浸水染衣，色极鲜丽，经久不变，炙之微有郁气也。

先人云：金本克木，反为木用，故名郁金。其轻达有金象，其高远似春暄。

参曰：以郁合秬，酿之成鬯，则酒色香而黄，在器流动，诗所谓黄流在中者是矣。周人尚臭灌用鬯，阴达于九渊，阳彻于九天，故曰条畅于上下，致气于高远，所以降神也。经云：脏真高于肺，以行营卫阴阳也。设遏逆于中，则萎畅于四肢，为结、为积、为宿、为淋矣。与香薷合其德，略有异同。香薷偏于卫与阳，郁金偏于营与阴。将形脏，弥玄府，敷幽门则一耳。

秬者百谷之本；郁者百草之华，合以成鬯。上畅于天，下畅于地，无所不畅。故天子以鬯为贽。

姜黄

气味苦温[1]，无毒。主心腹结积疰忤，下气，破血、除风热，消痈肿。功烈于郁金。

核曰：出西番，及海南，今江、广、川蜀亦有。根茎都类郁金，其花春生，与苗并出，即缀根际，色红白，入夏即烂，亦不生子，叶如红蕉，长一二尺，阔三四寸，上有斜文，色亦青绿。枝茎坚硬，根盘圆扁，似姜而小，色黄有节，味苦臭重，为别异也。郁金根形唯圆，无旁枝，纹状蝉腹，黄赤转深，浸水并堪染色。莪术色白肉明，亦无气臭，言与同种者谬矣。

参曰：花茁并出，黄流在中，宣木火之用，夺土大之郁者也。盖风为土所不胜，木乘土中，则黄中废，诸眚成。姜黄力行升出之机，内风宣而外风息，土用行而黄中理，所谓吐生万物而土郁夺矣。固功力烈于郁金，郁金泄金郁，姜黄夺土郁，为别异耳。

蘹香

右为命门火，壬干之阳也。

气味辛平，无毒。主诸瘘霍乱，及蛇伤。

---

[1] 苦温：诸本同，《证类》和《纲目》作“辛苦大寒”。

核曰：深冬宿根再发，丛生似蒿，细叶整密，嫩绿似藻。五六月开花，花头如盖，似蛇床花而色黄，结子似麦粒，粒有细棱，质颇轻浮，俗呼小茴香。所在虽有，宁夏者称第一。番舶者，子大似柏实，裂成八瓣，一瓣一核，核似豆，黄褐色，臭转芳，味转甘，俗呼八角茴香，广西左右江峒中亦有之，形与中原者迥别，第气味相同。北人得之咀嚼荐酒，入药最良。修事：隔纸焙燥，研极细。八角者，去梗及子，修事同。

先人云：深冬生苗，有来复义。叶丝整密，有肌腠义。合入心脾，为心脾用药也。然以冬藏之生物，禀辛温之气味，并可入肾，宜乎偏向于右。

参曰：长至宿根再发，效纯干剥落，至复而一阳始生，因名蘹香。《说文》云：本有去意，回来就已也，故主阳消而阴剥者。归乎归乎，盈吾怀乎。

大海洋洋水所归，高贤愉愉民所怀。

薄　荷

功利咽喉；故异名冰喉尉。

气味辛温，无毒。主贼风，伤寒发汗，恶风❶，心腹胀满，霍乱，宿食不消，下气，煮汁服之，发汗，大解劳乏，亦堪生食。

核曰：薄荷多栽时，亦有野生者。茎叶气味，皆相似也。经冬根不死，二月抽苗，清明分株排种，方茎赤节，绿叶对生，初则圆长，久则叶端渐锐，似荏苏荠宁辈。夏秋采取，日曝令干，先期灌以粪壤，雨后方可刈收。不尔，气味亦不辛凉矣。吴越川湖以之代茗，唯吴地者茎小叶细，臭胜诸方，宛如龙脑，即称龙脑薄荷；江右者茎肥；蜀汉者更肥，入药俱不及吴地者良。陈士良《食性本草》称菝蔺；杨雄《甘泉赋》称茇葀；吕忱《字林》称茇苦；孙思邈《千金方》称蕃荷。名虽广，当遵唐本薄荷为正。《纲目》言薄荷系俗称，此未解释名之意耳。一种叶圆小如钱，称金钱薄荷；一种叶微小，耐霜雪，至冬茎叶纯紫，生江南山石间，称石薄荷；一种胡薄荷，形状与薄荷无异，但味小甜，多生江浙，俗称新罗薄荷，今汴雒僧寺多值之，《天宝单方》称金❷钱草者是也。同薤作齑，清爽可口，瘦弱人久食之动消渴，新病瘥人勿食之，令虚汗不止，猫食之醉，陆农师云，薄荷，猫酒也。

先人云：气温性凉，具转夏成秋，为高爽清明之象，则气有余，自与薄弱虚寒，阴营不足者不相类也。第气象燥金，傥阳明之上为病，并在所忌。

参曰：木曰林，草曰薄。薄者疾驱，荷者负荷而驱也。诗言载驱薄薄，顾名思义。方之奇方急方也，味辛气温，禀辛金用，驱贼风，表汗出，开上焦，宣谷味，于是宿食消，胀满解，霍乱定，烦劳之张精续，剂之宣剂轻剂也。通关格，历关节，去愤气，却肾气，彻风涎，疗阴阳毒，破血止痢，利咽喉口齿头目，治瘰疬瘾疹疮疡，皆生于风者，取效甚捷，更详奇急宣轻之义，靡投不善矣。

烦劳则张精绝，仍使之相续不断。唐本曰劳乏，省却四字矣。晋注破句读之，烦劳则张作句，精绝作句。徒务多闻，每有立言之失。

三白草

气味甘辛寒，有小毒。主水肿脚气，

---

❶ 风：诸本同，《纲目》引《唐本草》作“气”。

❷ 金：诸本同，《纲目》引颂曰“连”。

利大小便，消痰，破癖，除积聚，消疔肿。

核曰：出荆、襄，所在亦有，生田泽池畔间。高数尺，六七月茎间三叶，先白后绿。一叶白，其旁遂开花成穗，如蓼花状，色白微香。结子细小。根长而白，虚软有节，根间白须，宛如蒲根。根汁洒搜麦面，造曲酿酒，已湿消暑，色香味殊胜也。制雄黄，伏南铅，干砂汞。

参曰：弘景云，叶上有三白点，因名三白。苏恭云，叶上有三黑点，非白也，古人秘之，隐黑为白耳。《藏器》云，初生无白。入夏叶半白如粉，农人候之莳田，三叶皆半白，则草便莠，故谓之三白。时珍云，八❶月生苗，四月其巅三叶面白，三青变，三白变，余则仍青而不变也。故叶初白食小麦，再白食梅杏，三白食黍子，此皆未识三白形色者也。颐家植此草于庭前者，二十余载，每见三月生苗，叶如薯叶而对生，小暑后，茎端发叶，纯白如粉，背面一如，初小渐大，大则叶根先青，延至叶尖，则尽青矣；如是发叶者三，不再叶而三莠，花穗亦白，根须亦白，为三白也。设草未莠，而削除之，或六七月，或八九月，虽重生苗叶，亦必待时而叶始白，月令小暑后，逢三庚，则三伏，所以避火刑，以全容平之金德。三白草，不三伏白而三显白，转以火金相袭之际，化炎歊为清肃，此即点火成金，不烦另觅种子者是也。故主夏伤于暑，而出机未尽；秋伤于湿，而降令过急者，两相宜耳。

刘寄奴草

气味苦温，无毒。

主治主破血，下胀，止痛，治产乳❷余疾，止金疮出血极效。

核曰：出河中、孟州、汉中、滁州、江南、越州，所在亦有。春生苗，高二三尺。一茎直上，叶似苍术叶，尖长糙涩，面青背白❸。九月茎端歧分毵穗，每毵攒簇小花十数朵，黄包❹白瓣，宛如秋菊，经三四日，花心拆裂如絮。随结实，絮实都如苦买也。修事：拣去茎叶，只用子。粗布拭去薄壳，酒拌蒸，从巳至申，曝干用。

参曰：刘寄奴，古方罕用。《唐本草》始附隰草部。按李延寿南史，载宋高祖刘氏，小字寄奴，少未遇，伐荻新州，见大蛇射中遂返。次朝再往，闻榛林中作杵臼声。寻之，有青衣童子，擁❺众捣药。讯其故。曰：我主为刘寄奴所中，捣此以疗之。曰：胡不见杀。曰：寄奴王者，不可杀也。叱之尽散。遂收其药。每涂金疮辄愈。因称此草为刘寄奴。郑樵通志云：江南人，因汉时谓刘为卯金刀，乃呼刘为金。又称此草为金寄奴。字说云：刘，诛杀也；寄，附托也；奴，执事也。顾主治证形，似悉假血气，附托以为执事者。功能剖裂而入破之，即所以诛杀之矣。命名之义，或取诸此。

蓖麻

气味甘辛平，有小毒。主治水症。以水研二十枚服之，吐恶沫，加至三十

❶ 八：诸本同，《纲目》作“三”，义长。

❷ 乳：诸本同，《别录》和《纲目》作“后”。

❸ 面青背白：诸本同，《纲目》作“面深背淡”。

❹ 包：诸本同，《纲目》作“蕊”。

❺ 擁：冷本作“拥”，下同。

枚，三日一服，瘥即止。风虚寒热，身体疮痒，浮肿，尸疰恶气，取油涂之。

核曰：原从胡中来，今在处有之，北地尤多。夏月生苗，有赤有白。一茎直上，高丈余，间节如甘蔗，中空如赤箭。叶似葎草，及瓠叶辈，肥厚而大，一叶五尖。夏秋之间，桠中抽穗，黄花累累。每穗作子数十颗，柔刺如猬。凡三四子，合成一颗，枯时劈开，状类巴豆，又类牛蜱，青黄斑褐，间杂可观。壳中有仁，娇白如续随子，仁中之油，可调印色。每用去壳净仁五升，捣极细，以水一斗煮之，有沫撇起，沫尽乃止。遂用文火，煮熬其沫，水去澄清，上无气升，油即成矣。倾磁器中，冷定，则凝结如脂，经久不变。修事：勿用黑夭赤利子，颗外无刺，两头尖，子无斑点，误服有大毒。凡使蓖麻子，盐汤煮半日，去壳及衣，取中仁研细用。有啖蓖麻，一生不得食炒豆者，犯之作胀而死。豆为肾谷，蓖通胎息，天真不足者，转致气泄耳。伏丹砂、霜粉，死铅汞成金。

绍隆王先生云：蓖麻力长收吸，故能拔病气，夺有形，多从外取，不繇饵服，良有见也。

先人云：蓖麻胚兆，先一阴而始生，以阴为内气之主，转阳为形外之固，赋形唯二至之间，生长在蕃秀之季，缀子于来复之初，故饵之何处非生阳之地，何形非生阳之物。内有阳气人，不须入腹，磕着撞着，生阳遂聚，死阴立消，迅速敏捷，如鼓应桴。

参曰：命名之意亦奇，主治功力亦异。着囟起痔，握掌催生。左风头置之右，右风头置之左，摩顶天柱竖，傅踵胞孚下，至若纳舌辟窍，解喉疏肌，收子肠，消脚气，及主剩骨留血，物滞水瘕，疽疡瘨肿，尸疰丹瘤，与夫歪斜偏痪，舛错关机，宜饵宜涂，宜熏宜窒者，莫不如鼓应桴，捷于影响。故蓖者人脐，上从囟，囟取通气，会奇脉于巅；下从比，比取辅气，交偶脉于踵。麻者大鼗，群阴之长也，夏有足鼓，置鼓于趺，殷有楹鼓，贯中于柱。周有县鼓，植簨簴而悬之上，皆鼗也。顾名思义，则知声气相通，左右逢源之为用矣。

蓖者人脐，胎儿之息以脐也。囟取通气，会奇脉于巅，至人之息以囟也，比取辅气，交偶脉于踵，真人之息以踵也。楹鼓以喻蓖，县鼓以喻囟，足鼓以喻踵，三息并行，三鼗齐击，是真以鼓应桴，捷于影响。

莱菔子

气味辛甘平，无毒。主下气，消谷，和中，去痰癖，肥健人，根汁尤良❶。

核曰：莱菔，菘菜也。似蔓菁而稍大，旧说北种菘莱，初年半为蔓菁，二年菘种都绝，蔓菁南种亦然。盖菘之不宜于北，犹橘之不逾于淮，今则南北俱有矣。《尔雅》云：苞突，芦菔。孙炎注云：紫花菘也。南人呼秦菘；吴人呼楚菘；鲁人呼菈遝❷；秦人呼温菘；北人四呼之。春曰破地锥，夏曰夏里生，秋曰萝卜，冬曰地酥。杜诗曰土酥；蒙古曰笃鲁马；唐本曰莱菔。莱菔者，麳麰之所服，此亦就文取义耳。今遵唐本为正。性喜烧土，随地可植。夏末布种，秋末刈苗，冬末采根，春末抽薹。高五七尺，开紫碧色花。夏初结角子，如大麻实，圆长不等，色黄而赤，遂可布种。叶大者如蔓菁，细者如花芥，表里有茸毛。根色有红白，根形有大小长短，圆

---

❶ 根汁尤良：诸本同，《纲目》引《唐本草》作“生捣汁服，止消渴，试大有验”。

❷ 遝：冷本此字后作“音拉答”。

扁粗滑，上锐下尖，细腰巨腹，歧尾叉头，有须无须之别。小者如拇指，大者满一秤，重者十百斤。或因种变，或随水土，大率沙壤者，肥甘而脆，瘠地者，坚苦而辣。可生可熟，可俎[1]可酱，可菝[2]可醋，可醣[3]可腊，可饭可羹，蔬菜之最有益者。与地黄同食，令人发白，多啖动气，姜能制之。伏硇砂、干铅汞。

参曰：遍历四时，具备五气，有松之操，有芥之烈。三焦咸辅，五液并行，气中之用，血中之气也。其根白，其味辛，其皮革，禀从革之金象，故力服辫辫。

前人只说得箇有松之操，更参出箇有芥之烈，何等亲切。唐本只阐得箇上焦开发，宣五谷味，熏肤充身泽毛若雾露之溉；更参出箇三焦咸辅，五液并行，气中之用，血中之气，方才尽得箇命名气味，主治功能的大意。古人用汁，今人用实，由此观之，汁胜实矣。

薰　草

气味甘平，无毒。主明目，止泪，疗泄精，去臭恶气，伤寒头痛，上气[4]。

核曰：薰香草，一名蕙，与莸反。南越人谓之燕草。宋开宝谓之零陵香。出零陵山谷，湖、广诸州皆有，多生下湿地。入春宿根再发，叶如罗勒，又似麻叶，两两相对。七月开花，八月收刈，可挼可佩，可荐可熏。虽至枯槁，香犹芬馥。《山海经》云：浮山有草，麻叶而方茎，赤华而黑实，气如蘼芜，可以已疠。《尔雅翼》云：盖能去恶臭，令身香，故古之祓除，以此草熏之，所以降神也。《埤雅》云：凡气熏则惠和，曝则酷烈。故于文蕙草为惠，近世皆指菅茅一干数花者为蕙，一干一花者为兰。即诗书家亦多引用，竟不知是为何草，徒尚其名而迷其实，皆此类也。《离骚辨证》云：古之兰蕙，花叶俱香，燥湿不变；今之兰蕙，花萼虽香，干则腐臭，兰唐蕙圃，受诬久矣。

先人云：赤华有通神之德。黑实具幽隐之情。肾药而得心用者也。乃能交精神，散寒风，达生气耳。

参曰：天子鬯，诸侯薰。鬯用灌，薰以香自烧。故薰谐熏，熏者火烟上出也。顾脏真之自下而上者，肝木春生之气耳。是主春气者病在头，不能积续以升，致上下失于敌应者相宜。观鱼涉负冰，则知下上之为义矣。

绍隆王先生，尝言少阳之始生，如香烟之始发，轻虚而浮，端直以长，故立春初候，曰鱼涉负冰，鱼随阳气而上涉，至背负冰而乃止。

苏方木

震苏苏震行无眚，方其义也义以方外直方，大不习无不利。

气味甘咸平，无毒。主破血。产后血胀，闷绝欲死者，水煮五两，取浓汁服。

核曰：出南海、昆仑。树似青槐，材似赤降，中心有横纹似紫角者，号木中尊，功力倍常百倍也。修事去粗皮，并节，锉极细，梅枝捣烂，同拌蒸之，从巳至申，阴干用，用染绛色，见铁器，则色黯不鲜。

先人云：苏有疏畅义；方有不动义，具厥阴风木之才，非分崩离坼之比。

---

[1] 俎：诸本同，《纲目》作“菹”。
[2] 菝：诸本同，《纲目》作“豉”。
[3] 醣：诸本同，《纲目》作“糖”。
[4] 气：诸本同，《纲目》引《别录》此字后作“腰痛”。

参曰：死而更生曰苏；赋形有常曰方；东方之行曰木。木以色胜，当判入肝，肝之心药，肝之血分气药也。肝主色，自入为青，入心为赤，肝藏血，心藏血脉之气也。故主血中诸眚，闷绝欲死者，功能屠绝鬼气，苏醒人魂，一名屠苏者以此。

椿 樗

气味苦温，无毒。主疮疥，风疸❶，疳䘌，煮汁饮之，樗木根叶尤良。

核曰：椿、樗二树，南北皆有，形并相似。但椿木皮细，肌实而赤，嫩叶香甘可茹；樗木皮粗，肌疏而白，茎叶臭恶不可茹。二三月木端作叶，嫩红，老绿。有花无荚者椿；有荚无花者樗。干枝端直者椿；迂矮者樗。庄周所谓"其木擁肿，不中绳墨，其枝拳曲，不中规矩"者樗也。秋深落叶，脱处有痕如虎眼。樗有小毒，椿叶无之。修事椿根，以不近西头者为上。采出，拌生葱蒸半日，锉细，盛挂❷屋角南畔，阴干用。

参曰：椿樗同种，材臭异形者，牝牡有别耳。樗孕荚者牝，椿无荚者牡，故椿体木性之直，樗体木性之曲，曲直仆伛，木体之全性现矣。故始区芽蘖，直拆者萌，曲生者句，枝干已成，曲直仆伛，四体始备，直无仆伛，曲则兼有，是以椿木体直，精专枝叶，樗木体曲，精专根皮，诚肝木之体用药也。椿益皮肤毛发，正肝以能生为体，荣华为用；樗益血气阴窍，正肝以藏血为体，疏泄为用。内而肠风已，崩带除，滞痢行，癃闭利，遗浊清，神安志悦；外而疮疡净，斑疹消，疔毒解，好颜媚色，以及四体百骸，不言而喻。至若疳䘌蛊毒，传尸鬼注，而与物为春，杀厉之气，暖然齐春仁之洁，椿樗之为用溥矣。

山 楂

可名赤瓜，亦可名虎掌，功用相符若探囊耳。

气味酸苦甘，微寒，无毒。主瘘疮，利小便，去痰热，止渴，令人少睡，有力，悦志。

核曰：出南山高原，所在亦有。树高数尺，古拙可爱，枝有丛刺，叶有五尖。三月开花五出，碎小色白，缀实似林擒而小，有黄赤二种。霜后乃熟，核似牵牛子，色褐而坚。一种实大而赤，甘酸可口，名曰棠捄❸，唯供食料。修事：蒸过晒干，临用再蒸去核，焙燥，研细用。

先人云：味酸似甲，便能下行，故得止痢定疝，然去发陈未远，激之立转生荣。

参曰：宣气散生曰山；虎之不柔，虎食剩残曰楂。危氏曰猴楂；唐本曰赤爪。各以功力形状为名也。瘘疮疹痘，痞满癥瘕，血凝结固，皆血中痹，乃以柔承刚。饮澼食宿，狐疝疝蛊，气壅留僻，皆气中痹，乃以刚承柔。皆非所据而据之。第木实而酸，宜辅肝体，宣气散生，则偏有余于用矣。用行必气上而忘返，令人不寐而常惺。经云：谭说醋梅，口中酸出，味过于酸，肝气已津，需渴倍力，则志悦矣。

诃黎勒

气味苦温，无毒。主冷气心腹胀满，

---

❶ 疸：诸本同：《纲目》作"疽"。
❷ 挂：冷本作"桂"。
❸ 捄：诸本同，《纲目》作"梂"，义长。

下食。

核曰：出波斯，今岭南、广州亦有之。本似木槵，开白花。作实似栀子、橄榄状，色青黄，皮与肉相着。七八月成熟，具六路，肉厚者佳。修事：勿用毗黎勒，个个毗头者是也。若诃黎勒实，棱只有六路。或多或少者，并是杂路勒，圆而文露，或八路，至十二三路，号榔精勒，涩不堪用，为害殊甚也。凡使酒浸六时，蒸六时❶，刀削去路，用肉则去核，用核则去肉，并锉焙用。

参曰：诃，谴也；黎，众也；勒坚柔难断也。味大苦，气大温，对待冷气在心腹，致胀满食卒不得下，变生肠癖喘急，肠风崩带，奔豚霍乱，痰涎胶固，坚柔难断者，谴之断之，少阳胆腑决断药也。

无食子

气味苦温，无毒。主赤白痢，肠滑，生肌肉。充血气，安神，长须发，生精，长年。

核曰：无食子，即没石子。生西戎沙碛间，树似柽，波斯国呼为摩泽树。高六七丈，围八九尺。叶似桃❷而长。三月开花白色，花心微红。子如金弹，虫食成孔者，入药最良。但其树一年生拔屡子，大如指，长三寸，中仁如栗。大食国者。一年生蒲卢子❸，圆扁亦如栗，大寸许，中仁俱可食。次年生无食子，彼国呼为麻荼❹泽。间岁互生，一根异产，如十干❺之合化，刚柔之往随也。修事：毋犯铁器，并被火惊。用颗小无杴米者炒❻，以浆水砂盆研令尽，焙干再研，如乌犀色为度。

参曰：食宿饮留，乃成痢滑，无其食，滑痢已矣。味苦气温，对待治之，推陈致新物也。新至气斯充，肌肉满，七神安，奉发美毛，精生形驻矣。所谓有余而往，不足随之，不足而往，有余随之，太过不及，于斯见矣。虫食有孔者良，具体无窍者，所当佩服。

麒麟竭

气味❼咸平，无毒。主心腹卒痛，金疮血出，破积血，止痛，生肉，去五脏邪气。

核曰：生西胡、大仓诸国，今广州亦有。树名渴留，高数丈，略似没药树，婆娑可爱。皮木俱赤而坚，叶亦略似樱桃叶而黄赤。木中有液，流出如松脂，久则坚凝成竭，色赤如血。一名红竭，以火烧之，赤汁涌出，灰不色变者为真。一种海母血，形真相似，只是味咸腥臭，麒麟味咸微甘，臭似栀子为别也。修事：另研如尘，筛过用，若同别药捣，化作尘飞矣。

先人云：血乃精专之物，竭为迭运之称，有起亟义，有坚固义，有更始不穷义。河间称为血中之圣，真不虚矣。

参曰：畜生午，禀火气而生者马，其举负捷驱，运迭不竭者，麒麟也。故良马之贞，比之麒麟，麒麟行不越规，止不逾矩，麒麟之行止肖焉。有指白马而脊黑者曰麒麟，是色取而行止失矣。此转释假喻以诠名表功力耳。当入心，

---

❶ 六时：诸本同，《纲目》作“一伏时”。

❷ 桃：诸本同，《纲目》引禹锡曰此字后作“叶”。

❸ 蒲卢子：诸本同，《纲目》引禹锡曰作“拔屡子”。

❹ 荼：四库本作“茶”。

❺ 干：四库本作“千”。

❻ 炒：诸本同，《纲目》作“妙”。

❼ 味：诸本同，《纲目》此字后作“甘”。

为心之体药用药。心乃火脏也，经云：脏真通于心，心藏血脉之气，如环无端，终而复始。则凡血脉之气，失于捷驱，竭于运迭，行越规，止逾矩者，仍使之行循规，止蹈距，犹夫麒麟之举负捷驱，运迭不竭也。

木之有脂，如人之有血，渴留专精惟脂，厥色惟赤，烧之灰色尤赤，可为至死不变矣。乃得奉心化赤，独行经隧，莫贵乎此。

紫　矿❶

气味甘咸平，有小毒。主五脏邪气，金疮，带下，破积血，生肌，止痛，出痘毒，与麒麟竭大同小异。

核曰：段❷成式酉阳杂俎云：紫矿树，出真蜡国，彼人呼为渴禀❸，又名勒佉。亦生波斯国，树高盈丈。枝叶郁茂，宛如橘柚，木液都赤。经冬不凋，三四月开花白色，不结实。天有雾露，及雨沾濡，则枝条出矿，状如糖霜，累累紫赤，破则鲜红，用造裲袯❹，作妇女面饰。

先人云：色赤味咸而如液，入血分无疑矣。还可坚充其类，第属形外物，施于痘不作浆，或皮薄欲损，血溢于外者，象形从治之。

绍隆王先生，尝与颐言，男女媾精，淫欲之毒，遂舍胞胎，伏藏两肾。及痘之始发也，如春气之升；行浆也，如夏气之出；回合也，如秋气之降；剥落也，如冬气之入。举世但知始发之欲透，未知毒化之成浆。犹为切要，何也？如去滓纯水，必清必静，全赖此耳。否则仍含毒种，复归两肾，生死存亡，变生不测矣。紫矿固为解毒之要品，但可用于化毒之际，不可施于始发之期。更有毒未化而浆不行，反舍矿液之横遍，预投保元之降脏，虽不顾淫毒之不攘，独不念六淫之未散乎，愿言珍重珍重。

参曰：紫矿，渴禀木液也。承雾露之阴液，液溢叶表而钟矿，若垂枝布叶，万物之所以盛长，南方火象耳。故渴者尽其所需，禀者受命自天。紫者木液之赤，呈阴而水色间之；矿者金肤，效三阳沦肤而至极，三阴肤受而容平，流于四脏而邪逐，五经并行而带已，血积破，肌生而痘毒出矣。盖毛肤者，金肺之形脏也。因于邪，使人毫毛毕直，皮肤闭而受之。以次相传递侵四形，始必由于肤，终必从于肤耳。固与麒麟竭大同而小异，较其所自始，小同而大异。矿属液溢叶表；竭属液流跌踵，为迥别也。

合麒麟竭参，功力始备；竭则行中止，矿则止中行。行止止行，大须料简。

阿　魏

气味辛平，无毒。主杀诸小虫，去臭气，破癥积，下恶气，除邪鬼蛊毒。

核曰：出西番，及昆仑，今云南长河中亦有。与舶上者气味虽相似，只无黄色耳。苗叶根茎，酷似白芷，或如草，或如木，此风土不同，禀质则异。咸属草类，非有草木两种也。同根捣汁，曝令干者次之。体气极臭，婆罗门谓之薰渠，又谓之哈昔泥。故西国持咒人则禁食。戎人则尝啖，谓能止臭，犹巴人之重负矾也。元时用充食料。根名稳展，用淹羊肉，转更香美，盛暑亦不色变。修事：乳研极细，热酒器上裛过用。

---

❶ 矿：四库本作“鉚”，下同。

❷ 段：诸本同，《纲目》引颂曰作“段”，义长。

❸ 渴禀：诸本同，《纲目》引颂曰作“勒佉”。

❹ 袯：冷本作“赦”。

参曰：谚云，阿魏无真，言多伪也。雷公验法有三：一以半铢置熟铜器中，经宿着处永❶如银色；一以一铢入五斗草自然汁内，次早尽作鲜血色；以一铢致柚子树上，其树立干。验此三法，不唯真伪判然，功能亦昭然显著❷矣。谥法称克威健行曰魏，亦巍然独立貌也。阿，倚也，衡也，上倚下以取平，权轻重，度长短，故主诸疾，倚之各取其平，偏于幽独掩昧者，功能捷如影响。第臭恶特甚，巍然独立而世无偶，故君子必慎其独。

极臭之物，当与极香同旨，故得以臭止臭，如入五浊恶世，转作香积国土。

醍　醐

气味甘冷利❸，无毒。主风邪痹气，通润骨髓，可为摩药，功胜于酥。

核曰：用酥一石，炼贮器中，待凝定，穿中至底，久之则津津溢出，冬不凝，夏不融者是也。第性滑易走，惟贮壶芦鸡子壳内，方不透出。但不易得，一石仅取十合耳。

参曰：乳出酪，酪出酥，酥出醍醐，醍醐上味也。功力与牦酥等，用牦酥出醍醐，当成无上味。醍醐力透贮器，牦酥追逐风毒，发出毛孔间，似同而力更胜。盖坤为牛，即此可征至柔而动也刚，主治功力，不必更加注脚矣。

释典常以醍醐喻无上道，服食者，当成希有功力矣。

溺白垽

气味咸平，无毒。主鼻衄，汤火灼疮，传尸，肺瘘。

核曰：滓淀为垽，人溺澄结所成也。岁久之器，有厚寸余者，取置瓷盘内，露高洁处，越一二载，中外皆白，绝无气臭者乃可用。研极细，水飞数过，再研万匝，如仍有恶臭，随泡随飞，约数百遍，以无臭为度。煆❹淬者，精粹尽失，转增火毒，不堪用也。

参曰：溺白曰垽，藉尘埃没溺所集也。故物入阴中，色剥为白，阴中之阴矣。入手太阴肺，足太阴脾。缘精与气，原从脾肺气化之中，游溢转输，是以仍归脾肺尔。力倍于溺者，白作润下咸，还可水济火；垽集尘埃土，复可土承水。亢则害，承乃制，制则化生矣。

硇　砂

气味咸苦辛温，有毒。主积聚，破结血，止痛，下气，疗咳嗽，宿冷，去恶肉，生好肌，烂胎。亦入驴马药用。

核曰：出西戎，今西凉夏国，及河东、陕西，近边州郡亦有。然西戎来者，颗块光明，大者如拳，重三五两，小者如指面，入药最紧。边界者，杂碎如麻豆粒，颇夹砂石，虽可水飞澄去，入药则无力矣。修事：水飞去尘秽，入瓷器中，重汤煮干，以杀其毒。或用黄丹石灰作柜，煅赤使用，亦无毒矣。敩云：硇遇赤须，澒留金鼎。权云：柔五金，消八石，可作銲❺药。抱朴子云：牡蛎、海螵蛸、晚蚕沙、羊胴骨、河豚鱼胶、鱼腥草、莱菔、独帚、卷柏、羊蹄、商陆、冬瓜、羊踯躅、苍耳、乌梅，皆可伏硇。设中硇毒，生绿豆研汁，饮一二

---

❶ 永：四库本作“水”。
❷ 著：四库本作“者”。
❸ 冷利：诸本同，《证类》作“平”。
❹ 煆：冷本作“煅”，义长，下同。
❺ 銲：诸本同，疑为“焊”之误。

升可立解。畏酸，及浆水，忌羊血。

缪仲淳先生云：硇砂禀阴毒之气，阳毒之精，腐人肠胃，化人心血，其毒之猛烈如此，诚可畏也。

参曰：硇从囟石声，取通气以为量。一名气砂，其为性至透，湿即水化渗泄而走矣。一名透骨将军，张匡邺《行程记》云：高昌北庭山，常有烟涌，而无云雾，夕则光焰若炬火，照见禽鼠尽赤，谓之火焰山。中有硇砂，土人乘❶屐采之，若屐底为皮革者，即焦败矣。一名火砂，故性秉火毒，对待宿冷，糜化有形者也。时珍云：硇砂亦硝石之类，乃卤液所结，出于青海，与月华相射而生，附盐而成质者。故可投诸脏阴之属，若止痛下气，疗咳嗽，谓其气结则痛，积聚则气不下矣。经云：咳逆上气，有积气在胸中也。倘属虚无，为害弥笃，慎勿以药试病耳。

孙思邈

牦牛酥

天子乘与以牦纛，大如斗注车衡之左方。

气味甘平，无毒。主去诸风湿痹，除热，利大便，去宿食。

核曰：制造之法，一同牛酥。

参曰：牦酥功胜牛酥者，谓牦毛长而尾尤佳。用以作纛，旌旗奉为指麾也。故主气无师帅，致风湿合闭成痹，与檠任滞利之邪，留癖肠腹间者，非此开辟，未易陨涤耳。亦可作营血司命，整肃经隧，以御外侮。并可定腑脏之决躁，形气之臞瘁。《生生编》云：主腹内尘垢，追逐毒气发出毛孔间。此剪灭不格之非我族类也。

药性论

土茯苓

气味甘淡平，无毒。主食之当谷不饥，调中止泄，健行不睡。健脾胃，强筋骨，去风湿，利关节，止泄泻，治拘挛骨痛，恶疮痈肿。解汞粉、银朱毒。

核曰：生楚、蜀、闽、浙山箐，及海畔山谷中。蔓生如蓴❷，茎有细点。叶类竹，阔大厚滑，长五六寸。根如菝葜而圆，小者似卵，大者似拳，连缀而生，远不及尺。皮似茯苓，色有赤白，肉似芋薯，味兼甘涩，亦可生啖。入药以白色者为良。《东山经》云：鼓证❸之山有草焉，名曰荣莫❹。其叶如柳如竹，其本如卵如拳，食之已风，恐即此也。一名禹余粮，一名石余粮、冷饭块。忌茗，及豆。

参曰：土茯苓者，九土之精气所钟也。一名石，石以量言；一名禹，绩平水土，有如神禹；言余粮者，食之当谷不饥耳。味甘淡，气平和，性无毒。故主调中止泄，黄中通理之为用乎。若健行不睡，强筋骨，治拘挛，利关节，此阴以阳为用，应地无疆，自强不息矣。若淫疮痈肿，侵淫筋骨，以耽淫人，火炽水涸，水位之下，藉土承之，承则化，化则肾火归，而肾水溢矣。

神曲

气味甘辛温，无毒。主化水谷宿食，

---

❶ 乘：诸本同，《纲目》引《行程记》此字后作“木”。

❷ 蓴：诸本同，《纲目》作“莼”。

❸ 证：诸本同，《纲目》作“镫”。

❹ 莫：诸本同，《纲目》作“草”。

癥结积滞，健脾暖胃。

核曰：叶氏《水云录》云：五月五日，或六月六日，或三伏日，用白面百斤，青蒿汁三斤[1]，苍耳草汁、野蓼汁各三斤，赤豆末、杏仁泥各三升，用汁和面、豆、杏末作饼，麻叶、楮叶包罯，如造酱黄法，布帛密覆俟冷，黄衣生，取出日晒燥之。陈久者良。

参曰：候八神置会之期，集七神司生之物，郁之造曲，使衣生朽败，尘华青黄色也。《周礼》所谓曲衣，《月令》所谓衣曲桑黄之服也。《易通卦验》云：八神者，树杙[2]于地，四维四中，引绳以正之。故欲置八神者，冬至阳生之日，树八尺之表于地中。盖以阳为神，阴为鬼，亦气之伸者为神，气之屈者为鬼也。人身五脏有七神，藉中黄生阳之气为奠安，乃得神与形俱。七情发而皆中节，斯阴屈遁藏，根尘洞彻，济弱扶倾，运迭枢机，如环之无端耳。设生阳少息，不惟神失奠安，且变生不测矣。神曲藉神木所司之谷曰麦，谓木即生阳之首兆；麦即五气之先机，佐以七神司生之物，郁之成䴷，伸之畅之，鼓中黄之生阳，安五脏之七神。正所以成其始，即所以成其终，其所以成其始，即所以成其终者。以一神而会七神，一脏而叶五脏，乃得成其始，复得成其终，否则偏废而离败矣。诸家陈列功力，即藉中黄生阳之气，敷布化育，宣五谷味，开发上焦，成阳出阴入之为体为用耳。倪维德以之主疗目疾，即洞彻六根六尘之一尘一根耳。又云：生用能发其生气者，即肝得水而沉；熟用能敛其暴气者，即肝得煮而浮。以麦即肝脏之主谷，肝主开窍于目故也。顾浮沉互用之枢机，即生杀敌应之关键耳。

贻我麳麰，帝命率育，继绝续乏之谷也。必候八神置会，集七神司生，诚济弱扶倾，运迭枢机之良剂也。

宋嘉祐

藿香

气味辛，微温，无毒。主风水毒肿，去恶气，止霍乱心腹痛。

核曰：藿香出交址、九真、武平、兴古诸国。吏民多种之，今岭南颇饶，所在亦有。二月宿根再发，亦可子种。苗似都梁。方茎业生，中虚外节。叶似荏苏，边有锯齿。七月擢穗，作花似蓼。房似假苏，子似茺蔚。五六月未擢穗时，采茎叶曝干。可着衣中，用充香草。逾时则性缓无力矣。洁古、东垣、惟用藿叶，为能敷布宣发，后世因藿叶多伪，并枝茎用之，今枝茎尤多伪耳。《唐史》云：顿逊国出藿香，插枝便生，叶如都梁。范晔云：零藿虚燥，芬芳之气，经久不变。

先人云：气乱于肠，遂作霍乱。致乱止气者，恶气耳。藿虚燥芬馥，具不逆不挠，入群不乱义，乃可立定其乱，因名曰藿；方之奇方急方，剂之宣剂轻剂燥剂也。

参曰：南岳曰霍，假之标方域，表功能也。《本草》列释典名相，如《楞严》之兜娄婆香，《法华》之多摩罗跋香，《金光明》之钵怛罗香，《涅槃》之迦算香，皆藿分名。木本也，即扶南国所言，五香共一木，根旃檀，节沉香，胶熏陆，花鸡舌，叶藿香者是矣。正旦

[1] 斤：诸本同，《纲目》作“升”，下同。
[2] 杙：四库本作“栈”。

所须，草本也。即南方草木状所载之生成，而岭南尤多有之。诗云：食我场藿，香草也。盖草木至南曰任，任化育，而于时为夏，域其方者，功能更忽霍而迅疾矣。是主霍疾乱作于俄顷，挥霍纷纭，其如摇反诸手，若去恶气为对待，治风水毒肿为达木，止心腹痛，及壅肿为发火；定吐逆，稣脾胃为夺土；土郁夺之，火郁发之，木郁达之，正所以任化育而于时为夏，为正位四气主，命曰藿香正气者以此。

应劭风俗通云：南方衡山，一名曰霍，霍者万物盛长，垂枝布叶，霍然而大，诚所谓任化育而于时为夏为大。草木至南曰任，相见乎离也，大人以继明照于四方，宜为正位四气主。

萱草

气味甘凉，无毒。煮食治小便赤涩，身体烦热，阴热，酒疸。

核曰：萱宜下湿地，处处田野有之。初春丛生，可作荐俎。叶如蒲、蒜而柔弱，新旧相代，四时长青。五月抽茎开花，六出四垂，朝放暮蔫，秋深乃尽，花有红黄紫三色。结实三角，子如梧子，黑而光泽。

参曰：《尔雅翼》云：诗曰焉得谖草，言植[1]之背。谖，忘也。卫之君子，行役为王前驱，过时不及，其妇人思之，则心痗首疾，思欲暂忘之而不可得，故愿得忘忧之草而植之，庶几漠然而无所思，然世岂有此物也哉。盖亦极言其情耳，说者因萱音之与谖同也，遂命萱为忘忧之草。盖以萱合其音，以忘合其义耳。然忘草可也，而所谓忘忧，忧之一字，何从出哉？此亦诸儒傅会之语也。颐谓忧出于肺，情之所钟，志之所悲，神之所伤也。是以忧悲，则魄脏之金郁。经云：金郁则泄之，所以忘其忧也。而萱谐宣。宣，布也，散也，通也，遍也。风回宣而所以宣阴阳也。宣之即所以泄之，泄之即所以畅之，畅之即所以忘之。忘之则既顺乃宣，而忧可释矣。顾煮食主小便赤涩，身体烦热。即《疏》云：金郁则泄之，解表利小水也。然则草木之情，布在方策人未之思尔。

木贼

气味甘微苦，无毒。主目疾，退翳膜，消积块癥瘕，益肝胆，疗肠风，止痢，及妇人月水不断，崩中赤白。

核曰：出秦、陇、华、成诸郡，所在近水地亦有之。苗长尺许，丛生直上，一根只一干，无花叶，状似凫茈苗，及粽心草，寸节中空，又似麻黄茎而稍粗，凌冬不凋。四月采之，茎干糙涩，治木骨者，以之磋擦。

参曰：木以金为贼，金淫则木郁矣。木贼草独干寸节，具积龠以成升，中虚凌冬，合两明而作离，升木南征之象也。盖火为木子，刑所胜之金，复母所不胜之雠。斯木用行，肝胆益，根窍开，目眚除，前阴疏，月水调，崩带止，后阴泄，滞利行，肠风已矣。至若积块癥瘕，此以坚固归金，正所以驱木贼也。然则翳膜之属，亦即坚固之金欤。

山慈菇

本草言叶如水仙花叶，正误指金灯花、老鸦蒜为山慈菇矣。

鬼臼一名马目毒公，花不见天，为羞天山慈菇；叶不见花，为无义末忘本乎，本叶末乎。

---

[1] 植：四库本作“树”，下同。

慈悯姑恤，何等思忆，何等悲心，犹言剥人面皮则恩称怨，怨称恩，所厚薄，所薄厚，信有之矣。果是没良心，还是要出丑。

气味甘辛，微温，有小毒。主痈肿疮瘘，瘰疬结核，醋摩敷之。剥人面皮，去皯䵟。

核曰：生山中湿地，唯处州遂昌县者良。冬月生苗，如秋叶而稍小，二月中抽一茎，高尺许。茎端作花，有白色、黄色、红色三种，瓣上俱有黑点间杂，众萼攒簇成朵，如丝绒纽结状，甚可爱也。三月缀实，子有三棱。四月采根，形似慈菇而小，又似小蒜而毛，迟则苗腐难觅矣。一种叶如车前草，茎干花实则一也。《酉阳杂俎》云：花与叶不相见，谓之无义草。今人多以金灯花、老鸦蒜根伪充之。但此根无毛而光，山慈菇茸毛固壳为异也。采得曝干，修事去毛壳用。

参曰：山慈菇，剥人面皮，化人疣赘，其严命威毅，而言慈者何？然皯颜䵟色，痈瘘瘖瘰之人，面目可憎，厥形原无生人理矣。此以中脏𢤱𢡖，乃复现诸形色。山慈菇，慈悯姑恤，亭毒脏阴，既欲品成其形色宁惜剥化之劳乎。一名无义草，爰彼无义，启我哀矜。宋玉九辩云：廓落兮羁旅而无友生，惆怅兮而私自怜，燕翩翩其辞归兮，蝉寂寞而无声。

胡芦巴

气味苦，大温，无毒。主元脏虚冷气。得附子、石硫黄，主肾虚冷，腹胁胀满，面色青黑。得蘹香子、桃核仁，主膀胱气甚效。

核曰：胡芦巴，一名肾曹都护。生海南诸番，今广州、黔州俱有，不及舶上者佳。春生苗，夏结实，秋采荚。淘净，酒浸，晒干，蒸熟，炒过用。

参曰：胡者敛互；卢者火器；巴者曲折三迴，阆白水流也。言能敛互水火两肾之元阳，盖以功力为名矣。故主元脏虚冷，命门火衰，不能敛互归元者，对待治之。益右肾，即所以暖丹田也，若肾虚冷，面青黧黑，不唯火衰，更属卒灭，必协附子、石硫黄，阳毒并行，乃克有济。若膀胱气上，只须蘹香子、桃核仁之回互，引之易于归纳耳。

具金匮济生以为体，必藉臣使之佐以为用，亦可并行，亦堪独往。

海金砂

气味甘寒，无毒。主通利小肠。得卮子、马牙硝、蓬[1]砂，疗伤寒热狂。或丸或散。

核曰：出黔中、江浙、湖湘、川陕皆有，生山林下。茎细如线，引竹而上，高尺许。叶如园荽，花[2]细而薄，面背俱青，皱纹紧簇，纹中有沙，状似蒲黄，不作花实，根细坚强。沙及茎叶，皆人药用。七月采其全料[3]，日中曝之小干，用纸承衬，以杖击之，有沙落纸，且暴且击，沙尽为度。摘叶捣汁，煮砂缩汞。先人云：似金而体轻，似沙而质滑。草气之生沙，犹水体之成冰，合入足少阴肾，足太阳膀胱，主溺沙石者隙当。

参曰：天池以纳百川者海，止而不盈，尾闾泄之，盖言量也。金者色，沙者象，形似蒲黄。蒲黄四布花上，黄金经久不变，金沙四布叶下，垂枝布叶，下曲如钩，若夏火吐英之荣极时也。第

---

[1] 蓬：诸本同，《纲目》作“硼”。
[2] 花：诸本同，《纲目》作“叶”。
[3] 料：诸本同，《纲目》作“科”。

草木绽萼吐英，黄布花心，独蒲布花上，金沙布叶下者，正所以表专精之在黄，别百花之随显随灭尔。宜入心之府，小肠经药也。小肠者，泌糟粕传大肠，泌水道输膀胱，止而不盈，决渎以为量也。

栀子六出之冰花，对待热恼为清凉。硼砂蓬转如轮，枢机迅捷。牙硝缘水火以为性，可从之以水逆之以火，亦可逆之以水，从之以火，所谓奇之不去则偶之，偶之不去，反佐以取之。

礞　石

气味甘咸平，无毒。主食积不消，留滞脏腑，宿食癥块久不瘥。小儿食积羸瘦，妇人积年食瘕❶，攻刺心腹❷。

核曰：出江北诸山。有青、白、赭三色，以青色坚细，击开有白星点点者为贵。修治以大坩锅一个，用礞石四两，杵碎，入硝石等份拌均，炭火十五斤簇定，煅至消尽，星黄如麸金，取出研极细，水飞数过，晒干，再乳万匝。

参曰：石以量言。《尔雅》云：日入为大蒙。《庄周》云：鸿蒙元气。相如云：蔑蒙踊跃也。盖水谷入胃，受盛转输者量也。设仅受不输，致阴凝至坚，及营卫阴阳，血气津沫，咸泣不流矣。所谓馨饪之邪，从口入者宿食也，即惊、痫、咳喘，亦从口受，经云：咳嗽喘急、惊。又云：白脉之至也喘而浮。厥、痫，有积气在胸中也。礞石功力，发蒙腑脏之元气，使之踊跃而出❸。

花乳石

气味酸涩平，无毒。主金疮出血，刮末敷之即合，仍不作脓。又疗妇人血晕恶血。

核曰：出陕州阌乡。体坚重，色正黄，如石硫黄色，间有淡白点，一名花蕊石。采无时，大小间出，方圆错杂，大者可以为器。《玉册》云：阴石也。代州山谷有五色者，可作丹砂匮室。蜀中汶山、彭县亦有。修事：作釜固济，顶火煅过，埋土中过宿，取研如尘，水飞三五度，晒干用。

参曰：花者山之英；乳者山之液；石者山之骨也。经云：水势劣火，结为高山。缘水火为因，即缘水火为体用矣。英即火用，液即水体，用行而体至之，阴因阳为用也。故主诸血为眚，正体虽至而用失先之，花乳先之以用，佐之以体，巽入自中，营周经隧，自强不息矣。

水势劣火，结为高山。是故山石，击，则成焰，融，则成水。势劣以少言，非下劣也。血者，少阴君火之所主；少阴者，因阴以为体。缘阳以为用，是故君火以明，非相火以位。

水银粉

气味辛冷，无毒。主通大肠，转小儿疳痹❹瘰疬，杀❺疥癣虫，及鼻上酒渣，风疮瘙痒。

核曰：升炼水银粉法，分红白两种。白者用水银一两，白矾二两，海盐一两，皂矾一两，焰硝二两，同研不见星。贮罐内，先以滑石九两，研极细，水飞过，晒干再研；更以黑铅四两，分作数块，打成薄片；一层滑石，一层铅片，铺置

---

❶ 瘕：诸本同，《证类》作“症”。

❷ 腹：诸本同，《证类》此字后作“得硇砂、巴豆、大黄、京三棱余等良。可作丸服用之，细研为粉”。

❸ 出：诸本同，四库本此字后作“诚奇方急方之中剂通剂也”。

❹ 痹：诸本同，《证类》和《纲目》作“并”。

❺ 杀：诸本同，《证类》和《纲目》此字后作“疮”。

药上，筑极实，上余空数寸，使药气易转。以盏盖罐口，先于灰火中，徐煨罐底，听罐里无声，乃扎定之，用盐泥封固罐口。先用底火一炷香，次用二寸火，渐加至三寸火二炷香。用火时，以凉水常擦盏内。火足，去火冷定，药升盏上，及空处矣。红者只用水银一两，焰硝二两，白矾二两，同研极细。升炼之法，悉与白同。即釜碗之内，亦可升取，并不必水擦釜顶，为甚便也，并不必沐浴以损药力。既用滑石、黑铅为匮，则盐矾咸涩之味，俱从铅石拔尽，功力转更神异。但火候以缓为贵，取药以少为良。此法为丹家不传之秘，颐不自私，公之海内。

粉　霜（纲目）

气味辛温，有毒。主下痰涎，消积滞，利水❶。

核曰：升炼之法，用真澒粉一两，入瓦罐内，以铁盏仰盖罐口，盐泥封固。先以小炭火铺罐底，及四围，约香炷半，常用水擦盏，勿令间断。遂渐加火至罐颈，约香一炷，去火冷定，霜即成矣。

参曰：嘉祐所谓水银粉，今之所谓粉霜者是也。纲目所谓粉霜，今之所谓轻粉者是也。第轻粉轻盈如雪，腻滑如粉，色纯白无间，不假外物，升结釜顶，所谓清秋月转霜轮也。盖龙从火得，金向水求，正指此耳。以澒木也龙，丹之化也。丹即丹砂火，澒为习坎水，转作西白金，离沉重，化轻盈，所谓显诸金而凝霜白也。故可入肺，下痰涎，消积滞，利水道以除肺眚，此藉轻盈以化沉重耳。近世用点淫疮，致毒入浸骨髓，或骨折筋焦，肌糜肤剥，死不药救者。以淫疮从骨髓受，还从骨髓出。是转沉重为轻盈，用作点饵；是转轻盈为沉重，仍从外入之内也。若水银粉者，合皂白二矾石，海盐火硝而升者，嫩色黄，老色白，取用贵黄不贵白也。仅合白矾、硝石而升者，嫩色赤，老色紫，取用贵嫩不贵老也。顾所升之质，即本有能升之□；所显之色，与味之醇烈，即缘盐矾硝石，合化以成黄白紫赤耳。故味醇则气清而色黄赤；味烈则气浊而色紫白。黄赤点饵咸宜，紫白必藉退却阴符为沐浴，不若铅关寒水为匮之纯粹精也。所谓鸿洞未分之气，显诸土而峭粉黄，显诸火而还丹赤，从水觅金，金从水得也。故通肺腑之大肠，杀肺形皮毛之疮疥癣虫，及肩项肺部之瘰疬，鼻根肺窍之酒渣风疮瘙痒也。近世以味醇黄嫩者，点疮毒顽肉；赤嫩者，弥诸疮毒肤皮，捷如影响。亦可饵服，净洁淫疮，取效固速。第骨髓与形脏之至毒，从经气会归于胃，循胃上口而出，多致口烂舌断，人多畏之，罔敢轻试。盖毒从口出，已达空窍，而反口舌断烂者，谓人卧气归于脏，而会于胃，胃气上熏，毒不得泄，故并发口舌耳。丹家秘诀，卧时衔管，则毒气从管外泄，斯无糜烂之为患矣。

妇人月水

气味咸平，无毒。主解毒箭，并女劳复。

核曰：月水，素问谓之月经，又谓之天癸。丹家谓之月信，又谓之红铅。采取合法，成服食上丹，否则非徒无益，而又害之矣。女子二七，月事始以时下而有子。经行三日，时日不移者，为经，为常；或先，或后，或通，或塞者，为病，为变。三月一行者，谓之居经；一

---

❶ 水：诸本同，《纲目》此字后作“与轻粉同功”。

年一行者，谓之避年；一生不行而孕者，谓之暗经；受孕仍以时下者，谓之盛胎；受孕数月，经忽大下者，谓之漏胎；每月数至，或至无休息，或大下崩决者，谓之病经；十二而孕，六十尤乳者，谓之变生，皆非嘉品。采取上药，须择首经。一法，即收经水绵帛，或纸，用童溺漂洗即落，乌梅煮汁点之，铅即澄淀于底，泌去黄水，淡灰裛干，此属下乘。一法，用黑铅作偃月，橐籥，经至系之，满则倾置盘内，以上乘秋石，少筛经水之上，即作薄衣，浮结于上，轻轻取起，随筛随结，以尽为度，此属中乘。其最上乘者，俟女子二七，天癸将至，眉心先有红气，光艳夺目，丹家所谓上应星，下应潮者是也。其法亦用偃月橐籥，先以头生男乳，晒取成粉，轻抹橐籥之内，次筛上乘秋石于乳粉之上，经至则系之，经下遂结药于橐籥之内矣。倾去黄水，随筛随系，以竟为度。首经者，中结枚子，或一或二或三；次行者，仅有散砂，即无枚子。采得枚子，先炼五气上丹，制一金丸，径大九分，丸分两开，中作子口；上下俱实五气上丹。子口处，须令均平，次以极圆青豆，置于金丸之中，上下合成，则中有圆窍，即藏枚子于丹窍之内，以蜂蜡封固，子半之后，午半之前，护系童女脐上；午半之后，子半之前，护系童男脐上。满四十九日，枚子遂长满其窍，用时如法服食。不则仍如前法护系，此得之异授，不敢自私，用公海内。

先人云：《濒湖》未见神奇，徒自妄诋，若得童女首经，内含至药。如不可得，即未经残破女子者，亦堪服食。以天癸为生身之基，两精相搏，便生一人，亦奇异矣。一法用红铅三两，先以阳起石四两，乳细，置银釜之底，次置红铅于阳起之上，封固温养，七日后，丹生其中，色如桃花，仅得百厘，每用一厘，重绵裹护，子寅二时，纳左鼻孔，行数百息，即随息入脑，尽此百厘，为返老还童，长生不死之至实也。欲识神异，以死人胫骨，镂一小孔，置数厘于孔内，仍埋土中过宿，至明起视，枯骨如生；或置分许于磁盘内，覆磁杯于丹上，水和麦面，封固其口四围，缓火炙之，麦面焦黑，俟冷开视，其丹尽渗杯内，击碎其砭，都成丹色，仍以杯砭乳细，入釜温养，丹复提出，毫末不减，此亦异术也。

参曰：服食家，择处子相好端洁，生辰在仲秋者，禀太阴金水之一气，作鼎甚良，俟其蒸变已足，黄道已归，上应星，下应潮，天癸至，任脉通，太冲脉盛，月事以时下矣。《丹诀》云：三十时中两日半，二十八九君当算，落红满地是佳期，金水过时空涸乱，故必三缘会合采取合宜，时中月望，乃结枚子如芥粒，不假人力为也，更炼龙虎两弦，退却阴符，进添阳火，候七七光生，食之接延寿命。即女子未经破残，或生辰在四季余月者，如法采取，亦可却病，岂小补云乎哉。近所尚者，先天一气已失，仅取糟粕剩余，不唯无补于形神，反致燎炎其焦府，既失授受之源，亦且择非其鼎，宜乎见者闻者，弃之勿顾。

第十帙

钱唐后学卢之颐子繇父　核　参

蜀本草

金樱子

气味酸涩平，无毒。主脾泄下痢，止小便利，涩精气。久服令人耐寒轻身。

核曰：丛生郊野，山林尤多，唯江西，剑南、岭外者最胜。茎叶都似蔷薇而多刺。四月开花白腻。夏秋结实，实亦有刺，大似指顶，形如石榴而稍长。核似大营子核而有毛。

参曰：含桃曰樱，金樱子色金色而形相肖也。气味酸涩平，对待以治之。经云：涩可去脱。开肠洞泄，便溺遗失，精气溢泻，以及血液妄行，寝汗不禁，皆脱也。倘涩因涩用，亦莫之敢撄。

滑者涩之，脱者收之，对待法也。涩因涩用为从治；从治则反实其实矣。虽然，涩可待滑，收可待脱，还须裁其本，度其标，评其后先，定其缓急。不独可以待诸标本，亦可以顺诸流行矣。

本草拾遗

人　胞

身前身后事茫茫、欲诂因缘恐断肠，已有着脚处了。

气味甘咸温，无毒。主血气羸瘦，妇人劳损，面皯皮黑，腹中诸病，渐瘦者。治净，以五味和之，如餢飳法，与食之，勿令妇知。

核曰：古方不分男女，近世男用男胞，女用女胞，物各从其类也。又云：男病用女，女病用男。欲其以阳与阴，以阴与阳则解也。首胎者，正中甲拆，解孚之胞，胞蒂居中。次胎者，侧生旁拆，便偏倚不正。欲试男女，投水频搅，顷之水定，男覆女仰，仰以象地，覆以象天，亦阳抱阴者覆，阴抱阳者仰，诚阴阳自然之形体也。修事：须择首胎者佳，次则健壮妇人者亦可。先以米泔水摆净，贮竹器内，注长流水中，漂去恶血，以近世耽淫，胎常有毒，恶血净，毒乃去也。再以乳香酒洗过，篾笼盛之，烘干研末，蒸捣尤良，第蒸时勿令气走。

先人云：精气之括囊，身形之刍狗，同体之别，别录之首。

参曰：人胞，一名混天❶母。留爱为种，纳想成胎，便裹胞衣，范围神室，所谓天地之先，阴阳之祖，乾坤之橐籥，铅汞之括囊❷，胚胎将兆❸，我则乘而载之，胞系系脐，中有枚子，名曰河车。主吸呼胎息，辘轳任督，所谓龙虎两弦，嘘吹盈望，位育婴儿之一气也。合而言

---

❶ 天：诸本同，《纲目》引《蒙筌》作“元”。

❷ 括囊：诸本同，《纲目》引《丹书》作“匡廓”。

❸ 兆：诸本同，《纲目》引《丹书》此字后作“九九数足”。

之，实先天之郛廓，主培后天之形脏，非草木金石之比。盖本其所自出，以从其类也。脏器所陈诸证，皆属形脏化薄；吴球用治癫痫，为表气逆脏。脏气越表，阴阳舛错，形神不俱故尔。

日华本草

硼　砂

气味❶辛暖，无毒。主消痰、止嗽，破瘕结、喉痹。

核曰：出南番、西戎。状甚光莹，有黄白二种：南番者，其色褐，其味和，其效速；西戎者，其色白，其味焦，其效缓。皆是炼结所成，如硇砂类。柔物去垢，制汞哑铜，知母、鹅不食草、芸苔、紫苏、甑带、何首乌，皆能伏之。同砒石煅过，大有变化。

参曰：命名曰蓬，借喻以比量也。蓬，草之不理者，遇风辄拔而旋，故古者观转蓬为车，轮之所繇始也。而身亦有轮：喉即呼吸之轮，机废则为痹；咽即水谷之轮，机废则为尰；舌即发声之轮，机废则为木、为强；目即根识之轮，机废则为暗、为障；肺即游溢朝使之轮，机废则为嗽、为痿；上焦即开发宣味之轮，机废则为噎、为膈；胃腑即腐化敷布之轮，机废则为吐、为呕、为反胃；阴器即转输决渎之轮，机废则为癃、为闭、为诸淋、为肿癀。虽气亦有轮，机废则壅而痰结；血亦有轮，机废则濡而瘕结。整之以硼砂，使旋转如轮，则形骸气血，凡废弛者，无所不运迭而捷行矣。

运迭捷行，即机转不回，回则不转，乃失其机。

宋开实一

芦　荟

方言黑为卢，书云下土坟卢，宜乎状似黑锡也。

有不得隐曲，晋注谓不得作隐蔽委曲之事谬甚矣。

气味苦寒，无毒。主热风烦闷，胸膈间热气，明目、镇心，小儿癫痫惊风，疗五疳，杀三虫，及痔病疮瘘，解巴豆毒。

核曰：出波斯国，今惟广州来。生山野，滴脂成泪，状似黑锡，木脂也。采不拘时。一统志曰：爪哇、三佛齐诸国者，状似鬣尾，草属也，采得以玉器捣成膏。

先人云：有木草二种，或国异形别，无定准尔。味极苦，无出其右者。对治以热为因，及热聚所生之虫类，莫不精良。

参曰：卢，饮区也，饭器也，腹前也。会，总合也，终始大计也。宜入足阳明胃。胃，饮腑也，谷委也，行身之前也，精气之总合也，经脉终始之大计也。味大苦，气大寒，主濡阳明燥化，待标盛二阳，陨胃家邪实虫结者也。故治五疳惊风，先因于风也。经云：风为阳邪。又云：风者百病之始也。致阳明失于游溢，遂成谷郁饮留，为燥为标，为实为结耳。经云：风中于前，阳明受之。故逐阳明之风，其力转胜。若小儿惊痫，多从胎受，胎系腹前故也。五痔疮瘘，亦生于风。经云：劳汗当风，陷

❶ 味：诸本同，《纲目》此字后作“苦”。

脉为瘘。又云：风客淫气，精乃亡，邪伤肝也。因而饱食，筋脉横解，肠澼为痔。至主镇心黄汗，此属心脾，并可绝其上源。经云：二阳之病发心脾，有不得隐曲，女子不月，其传为风消，其传为息贲者，死不治。

父执沈启翁，庚申仲春，同先人结社紫芝禅院，诵华严大乘，颐往随喜，夜坐与颐曰：疗小儿诸疳，予家世授。疳非疳，干也，燥也，宜从润剂，勿辅心脾。否则转病肺，便难治矣。越三日，读阴阳别论，始解致病之因，变生之证，遂拟方说数十则，呈正启翁，与所脏方，强半相合。大率诸疳皆本于风，内薄心脾，心脾不受，因转属二阳。二阳，阳明也。阳明居中，土也，无所复转，即病阳明经矣。盖阳明行身之前，维蒸持变，为形骸脏腑营卫脉络之本，病则蒸休变息，黄道不归，女月不下，男精不写，喜正坐俯卧，有不得隐几而身曲。甚则腑转传脏而风消，气转成金而戟肺者，死不治也。勿辅心脾者，当绝其上源，宜从润剂者，法主乎中治，谓阳明之上，燥气主之，不从标本，从乎中治。中治者，中见太阴湿土之化令，燥化专令，湿化待之，寒热温凉则逆也。至于气运迭迁，脏腑乘变，其旨幽玄，卒难阐发。颐念启翁一夕之诲，永矢勿谖，略言大端，不敢妄泄其秘耳。

没　药

气味苦平，无毒。主破血，止痛，疗金疮，杖疮，诸恶疮，痔漏，卒下血，目中翳晕肤赤痛❶。久服舒筋膜，通血脉，固齿牙，长须发。

核曰：出波斯，及海南，今广州亦有之。其木根株，俱似橄榄。叶青茂密。岁久者，脂溢下地，凝结成块，色黑而香，状似安息。市肆多用松脂、沥清，伪造入药，殊为患也。

参曰：没药，谐声也。水中有所取，曰没。屈伸俯仰，缀兆舒疾之文；出于中，散于外，曰乐。盖人身精血膏液，涕唾汗溺之属，皆归于水，如水中有眚，则灌溉之用不行，致筋不转，脉不摇，齿不生，发不长矣。亦即屈伸俯仰，缀兆舒疾之文，不出于中，不散于外矣。没药功力，能入水有取，若眚翳除，而筋转，而脉摇，而齿生发长，成合自繇。岂复有罔发于中，失散于外，为癥瘕，为疮疡，为痔漏，为恶血，为翳膜肤赤之患。

竹　黄

气味甘寒，无毒。主小儿惊风天吊，去诸风热，镇心明目，疗金疮❷，滋养五脏。

核曰：竹黄，生天竺国，及南海镛竹中。一名天竹，其内有黄，如黄土，着竹成片。箬竹亦有之，今大竹内往往亦得之矣。今人多烧诸骨，及葛粉伪造者宜辨也。

先人云：植物之灵，凝结在中，故可入脏以治其结。性本空达，风火自平。

参曰：竹具奇偶候节，已言乎篁竹矣。六年而成曈，周甲而再易。若天以六为节，因名曰天竹。天竹者，巨竹也。津气钟而黄中作，复若地以五为制，五六相感，太过不及，于斯见矣。故主风木太过，致诸风热炽，惊风天吊，邪薄癫狂；风木不及，致肝窍盲瞽，失音不语，客忤痫痓。黄中废矣，竹黄功力，使气适至而阳生，适应而扬声，揆度节制，无过不及矣。

---

❶ 肤赤痛：诸本同，《纲目》作“痛肤赤”。

❷ 疮：诸本同，《纲目》引《开宝》此字后作“止血”。

荔 枝

气味甘平，无毒。主止渴，益人颜色。

核曰：荔枝，一名离枝、丹荔。始传于汉世，初出岭南，后生巴蜀，今称闽中者为第一；广蜀者早熟而肉薄，味甘酸，不及闽之下等者。闽惟四郡有，福州最多，兴化最奇，漳泉次之，延亘原野，一家甚至万株，大者子盈百斛，夏至将中，则翕然丹赤可食矣。以甘为味，虽千百树，莫有同者。性禀畏寒，偏生暖地，易植根浮，材坚理密，自径尺至合抱，经数百年，犹结实累累。结实时，枝弱而蒂牢不可摘，采必以刀斧劙取其枝。《白乐天图序》云：形状团团如帷盖，叶如桂，冬青，花如橘，春荣，实如丹，夏熟，朵如葡桃，核如琵轸，壳如红缯，膜如紫绡，瓤肉洁白如冰雪，浆液甘酸如醴酪，大略如彼，其实过之，如离本枝，一日色变，二日香变，三日味变，四五日外，色香味尽去也。欧阳词云：绛纱囊里水晶丸。曾吉甫六言二首：其一，蕉子定成哙伍，梅丸应愧卢前，金谷危楼魂断，白州旧井名传。其二，红皱解罗襦处，清香开玉肌时，绣岭堪怜妃子，苎萝不数西施。沐继轩诗云：建水夫何如，厥土早而热，蛮花开佛桑，候禽罢鶗鴂，莽云覆溟濛，梅雨滋霿翳，接地茂缃枝，遮空舒黛叶，翠保霞焜煌，锦握风掀揭，香麝忌经过，飞鼺防盗窃，劲雏赤肤脱，肥奢琼瓤凸，明珰怪可餐，冰丸讶许啮，真珠堆绿云，玳瑁乘彩缬，凤爪天下奇，龙牙众中杰，饱食惭素餐，长吟望林樾。曾子固，荔枝状，有中元红，孟家红，法石白，钗头颗，一品红状元红，陈紫，方红，绿竹，丁香，牛心，虎皮，玳瑁，龙牙，蚶壳，真珠，双髻，朱柿，葡萄，十八娘等，凡三十四种。十八娘，深红而细长，以闽王女，好食此而得名；或云物之少美者，为十八娘，闽人语也。故元人诗，有青铜三百一斗酒，荔枝十八谁家娘之句。蔡君谟荔枝谱，陈紫，出兴化军，秘书省著作佐郎陈琦家。于品为第一，其树晚熟，其实广上而圆下，大可径寸有五分，香气清远，色泽鲜紫，壳薄而平，瓤厚而莹，膜如桃花红，核如丁香母，剥之凝如水晶，食之消如绛雪，其味之至，不可得而状也。江绿，出福州，类陈紫而差大，独香薄而味少淡。方红，出兴化军，尚书屯田郎方蓁家，可径二寸，色味俱美，荔枝之大无出此者，岁生一二百颗而已。游家红，种出陈紫，实大过之。宋公荔枝，实如陈紫而小，甘美无异，出兴化军，宋氏世传，其木已三百岁。蓝家红，泉州为第一，出尚书都官员外郎蓝丞家。周家红，初于兴化军称第一，及陈紫方红出，而周家红为次。何家红，出漳州何氏家。法石白出泉州法石院，色青白，其大次于蓝家红。绿核，出福州，颇类江绿，色红而小，凡荔枝皆紫核，此以绿见异。圆丁香，荔蒂皆旁大而下锐，此独圆而味尤胜。虎皮，色红绝大，绕腹有青斑如虎文。牛心，以状名，长二寸余，皮厚肉涩。玳瑁，实间黑点如玳瑁。琉璜，色正黄，刺微红。朱柿，色如柿。蒲萄，穗生朵集。蚶壳，形相似也。蜜荔枝，味过于甘。水荔枝，浆多而淡。双髻，每朵数十枚，并蒂而双实。真珠，剖之纯瓤，圆白如珠，故莆田荔枝名品，皆出天成，虽以其核种之，终与其本不相肖。宋香之后无宋香，所存者孙枝耳。陈紫之后无陈紫，过墙则为小陈紫矣。

笔谈谓焦核荔枝，有言取其根，火燔令焦，复植于土，以石压之，令勿生旁根，其核自小，里人谓不然，此果形状变态，不可以理求，或似龙牙，或似凤爪。钗头红之可簪，绿珠子之旁缀，是岂人力所能为哉。方红之始作也，欲重其名，以二百颗馈蔡忠惠公，诘以常岁所产仅此。公曰：方红特异，宜著于谱，此后华实虽极繁，迨至成熟，所存未尝越二百，遂成定谶。宋福清翁，昭文先儒亢从子也。圃中非时生荔枝，其母曰：岂有嘉客踵门耶，顷之，莆田林光朝至，因名嘉客红。王十朋为泉州守，有荔枝诗八章，曰陈紫，曰江绿，曰皱玉，曰大将军，曰玉堂红，曰夺先红；曰七夕红，曰白蜜。《福州志》称一品红为极品。又有状元红，颗极大，味甘清，颗极小，肉厚核细，味极甘，亦称状元红。桂林，皮粗厚，大如鸡卵而味甘。中冠，体圆核小，皮光薄，味清甘。金钟，形如钟，皮略粗厚，色如朱砂。胜画，皮厚刺尖，味甘肉丰。鸡母，引子朵数十枚，大小错生。凤池超，实圆味甘。驼蹄，长大甘柔。金棕，上锐下方，有金线界错其中。矿玉，皮粗厚，味甘浓。红绣鞋，实小而尖，形如角黍，味极香美。龙牙，色红，长二寸许，上下俱方。满林香，甘香倍于众品。鹅卵，皮光无刺，色正红。蜜丸，味甘肉厚而颗圆。白蜜，皮色粉红，其甘如蜜。鸡肝，实扁味甘，色红无核。绿珠，一名结绿，俗呼绿荔枝，实如山榛，其味至清，熟时实与叶无辨。天柱，树高挺直如柱也。其中品，有馒头，磨盘、醋瓮、马先白、柏叶蒿、将军帽、星球红。近时徐兴公谱，复载有洞中红、净江瓶、陈山栗、玉胜、江萍。兴化有皱玉郎、官红、游丁香、紫璚、百步兰、寿香、西紫、黄香、瑞堂红、麝囊红、百步香、黄玉、玉堂红、绿纱、青甜、蜡色、霞墩、黄石、红水、留松蕾。泉州有张官人、马家绿、火烟、柳棕、绿衣郎。漳州有大绿、小绿、余家绿、水团、陈红、黑叶等名。变迁速计，因象赋名，百果之盛，皆不及此。

参曰：实缀枝头，牢不可摘，荔力在枝，因名荔枝。去寒就温，丹实成夏，垂枝布叶，离火之象。又名离枝，又名丹荔，色力咸胜，体阴用阳，驻颜久视之异果也。合入手足少阴厥阴，宣风木，辅君火，若经，若腑，若脏，体用形气，是动、所生，靡不相应。

何首乌

药有雌雄，指花实之有无，或形色之相肖。唯何首乌色分赤白，雌雄共生其地，两藤互为交解，如天上夫妻，目视执手，以为淫事者也。

还须外息，诸缘内心无喘，坚固服食而不休息，乃得形随物外。

气味苦涩微温，无毒。主瘰疬，消痈肿，疗头面风[1]，治五痔，止心痛，益血气，黑髭须[2]。悦颜色。久服长筋骨，益精髓，延年不老。治妇人产后，及带下诸疾。

核曰：本生顺州南河县，今在处有之，岭外、江南诸州都有，以西雒、嵩山，河南柏[3]城县者为胜。唐元和七年，僧文象，遇茅山老人，始传其事。李翱乃著何首乌传云：何首乌者，顺州南河县人。祖名能嗣，父名延秀。能嗣本名田儿，生而奄弱，年五十有八，无妻嗣，

---

[1] 风：诸本同，《纲目》引《开宝》此字后作“疮”。

[2] 须：诸本同，《纲目》引《开宝》作“发”。

[3] 柏：诸本同，《纲目》引颂曰作“柘”。

常慕道在山。一日醉卧山野间，忽见有藤二株，相隔数武，苗蔓互相交结，久之方解，解之又交。田儿讶其异，至旦遂发其根，无有识者。后有山老来，出而示之。曰：子既无嗣，其藤乃异，或属仙草，何不服之！遂杵为末，空心酒服一钱。七日遂思人道，数月强健倍常，因而常服，倍至二钱。经年夙疾皆痊，发乌容少。十年内，连举数子，更名能嗣。子延秀，服之皆寿百有六十；孙首乌，亦多子，年百有三十，发犹乌也，因名首乌。有李安期者，与首乌同里，得授其方，遂叙其事而传之。春生苗蔓，延竹木墙壁间，如木藁状，雌雄共生其地。雄者茎色黄白，雌者茎色黄赤，苗蔓时交结，或隐化不见也。叶似薯蓣叶而不光泽，夜合昼疏。又似合欢叶之昼开夜合也。夏秋开黄白色花，似葛勒花。结子有棱似荞麦，杂小如粟粒。根有五棱，瓣似甜瓜，形似连珠，色分赤白，白雌赤雄也。在地五十年者似拳大，号山奴，服之一年发鬒青黑；一百年者似碗大，号山哥，服之一年，颜色红悦；一百五十年者似盆大，号山伯，服之一年，齿落更生；二百年者似一斗栲栳大，号山翁，服之一年，颜如童子，行及奔马；三百年者，似三斗栲栳大，号山精，或似鸟兽山岳之状。此纯阳之体，服之成地行仙也。修事：春末、夏中、秋初三时，候晴明日，兼雌雄采之，布帛拭去泥土，生时勿损其皮，烈日曝干。密器收贮，一月一曝，临用去皮，杵末，酒下最良。有疾者，茯苓汤下，以为使也。凡服用偶日，服讫，温覆，取微似有汗，不可令如水流漓。导引尤良，别用他制者无效也。忌铁器、猪肉、羊血、无鳞鱼、莱菔、葱、蒜，触药，则无力矣。

先人云：读开宝主治，属内益精血经脉，外荣须眉容色者也。故根虽绝小，藤蔓乐延，乃得偏多外向，以作春花之丽。又云：取雌雄之交，全阴阳之真，成有形之识，非飞行之神。

参曰：何首乌，原名交藤，以言象也。缘唐李翱，有何氏首乌传；宋开宝采附蔓草部，遂拈何首乌为正。据李传，此指事兼转注为名矣。盖何即担荷，首上从鬐，乌为日魄，以言担荷元阳，标鬐以表法也。观夫赤白交结，则金火亡刑，火金合璧矣。更观夜合昼疏，则通乎昼阳之辟则辟，夜阴之阖则阖矣。故饵食者，全纯阳之体，成地行仙。修事：用大如三斗栲栳，形似连珠鸟兽山岳者良。第近世所采，仅大如拳如碗，不易获此奇珍者。谓此钟地灵，转钟人杰，必待人杰，乃获地灵耳。即如拳如碗者，虽无若大异功，亦可维持四大，却病延年。设地大失其坚固，为痈，为痔，为瘰疬，为疠风；设水大失其润湿，为带、为淋、为精竭、为髓涸、为血液枯；设火大失其暖热，为冷、为厥、为卒中、为心痛；设风大失其动摇，为挛、为痿、为身半不遂、为行步不正。仍可使风归动摇，火归暖热，水归润湿，地归坚固，而众眚除。驻五形，充五脏，美毛发，悦颜色，此盖益其寿命而强者也。《楞严经》云：坚固草木而不休息，名地行仙形随物化矣。

缩砂密

唯能若伏若匿，乃得能升能出。以一物之奇，具金匮济生之用。

气味辛温涩，无毒。主虚劳冷泻，宿食不消，赤白泄痢，腹中虚痛，下气。

核曰：生西海、西戎、波斯诸国。

今从东安道来，岭南山泽亦有。苗茎并似高良姜，高三四尺。叶长八九寸，阔半寸许。三四月花开在根下，五月成实，五七十枚作一穗，似益志而圆，皮紧厚而皱，有粟纹，外刺黄赤。一团八隔，可四五十粒，形似黍稷，表黑里白，辛香似白豆蔻仁。八月采取，气味完固也。修事：去壳，焙燥，研细用。

参曰：花实在根，若芙蕖之本，敛缩退藏之谓仁矣。固甲函孚，界列八隔，仁粒比砂，攒簇实里，可谓至密也已。疏漏者曰砂鸣，则亟夺其气味而力不充，犹夫其息以踵，孕毓元阳，保任冲举者也。是故升出降入，靡不合宜，宁独对待阴凝，开发上焦，宣五谷味，苏胃醒脾而已。即虚可补，胎可安，崩可填，惊可镇，痫可定，滑可涩，脱可收，渗可弥，奔豚可下；及秋不能从外而内，冬不能自上而下；与命门火衰，不能纳气归元者，亦可使之从降从入矣。并命门火衰，不能生土，及春不能自下而上，夏不能从内而外者，亦可使之从升❶从出矣。乃若解毒散滞，伸筋舒郁，化痞却痛，彻饮调中，开噎膈，摄吐逆，此正开发上焦，宣五谷味，苏胃醒脾之功力也。毋仅瞻其升出，失却其降入，顾名思义，俯循垂象，则得之矣。

骨碎补

渐而烈，则渐中有顿，顿而圆，则顿中有渐，理应顿悟事以渐消，则么生理会。

气味苦温，无毒。主破血，止血，补伤折。

核曰：出岭南虔、吉州，今淮、浙、陕西、夔路州郡皆有。寄生石上，或木上，多在背阴处。引根成条，上有黄白赤❷毛，及短叶附之。又抽大叶成枝。叶长有缺，颇似贯众，面色青绿，有青黄点；背色青白，有赤紫点。每一大叶，两旁各有小叶叉牙，两两相对。至春作叶，冬则干黄无花实。根扁而长，略似姜形。拾遗呼为猴姜；江右人呼为胡狲姜；日华呼为石毛姜。皆形相似也。修事其根，用铜刀刮去黄赤毛，细切，蜜润，柳木甑蒸一日夜，晒干。急用只焙干，不蒸亦得也。

先人云：味苦走骨，气温暖骨，有火性者，恐生懊侬。

参曰：骨碎可补，功胜补骨脂矣。不唯胜负有别，即顿渐有殊，形脏亦有宜忌也。补骨脂渐而烈，骨碎补顿而圆，左右平均，转无峻暴之失矣。故温归于右，此生气之本也。协苦性以走骨，自内及外而皮毛。皮毛者，肺之合。自外及内而两肾，功力到时，莫不森荣，互为变化，则五脏之劳可充，五形之极可裨。毋虑气血之不流，伤折之难续，与上热下冷之脏宛形槁，不充不裨者矣。

补骨脂

气味辛大温，无毒。主五劳七伤，风虚冷，骨髓伤败，肾冷精流，及妇人血气坠❸胎。

核曰：补骨脂，即婆固脂，俗讹为破故纸者是也。出波斯国，及岭南诸州。今岭外山坂间亦有之。茎高三四尺，叶尖小似薄荷，花色微紫，实似麻粒，圆扁而黑，宜九月采。修事：酒浸一宿，漉出，再用东流水浸三日夜，蒸之，从巳至申，日干用。

---

❶ 升：四库本作“入”。
❷ 白赤：诸本同，《本草图经》此二字无。
❸ 坠：诸本同，《纲目》引《开宝》作“堕”。

参曰：骨者形之一，肾之合也。盖形之所繇生，必先骨髓始，次及筋肉血脉皮毛曰五形，即脏之所繇生，亦必先肾之肝，肝之脾，脾之心，心之肺曰五脏。脏藏神，形载气也。肝者筋之合；脾者肉之合；血脉者心之合；皮毛者肺之合。合则神与脏俱，气与形俱矣。第肾独有两，左曰水，右曰命门火；水即髓之源，火即生之本。本于阴阳，其气五脏五形，皆通乎生气。失其所，则折寿而不彰，此寿命之本也。固色黑从肾，宜归于左；辛温从火，又当偏向于右矣。是以两脏咸交，驱水火之精气，补裨骨髓。髓者，骨之脂也。复从骨髓，淫气于骨，散精于肾，次第森荣，互为变化，则凡五脏化薄，致五形离决，而为劳为伤；五形化薄，致五气消亡，而为极为痹，仍可使之次第森荣，互为变化。所谓骨气以精，谨道如法，长有天命。

益智子

智者心有所知，知必有言，岂不知岁耶。

气味辛温，无毒。主遗精虚漏，小便余沥，益气、安神，补不足，利❶三焦，调诸气。夜多小便者，取二十四枚，碎，入盐同煎服，有奇验。

核曰：出昆仑国，及交址，今岭南州郡，往往有之。《顾微广州记》云：叶似蘘荷，长丈余；根上有小枝，高七八寸；无花萼；另作叶如竹箭，子从心出。一枝有十子丛生，大如小枣。核黑皮白，核小者佳，含之能摄涎秽；或四破去核，取外皮蜜煮为粽，味极辛美。晋卢循遗刘裕益智粽，即此是矣。《嵇康草木状》云：益智子，二月连花着实，五六月方熟，子如笔头，两头尖，长七八分，杂五味中，饮酒芬芳，亦可盐曝，及作粽食。顾微言无华者误矣。今之益智子，形如枣核，皮及仁，皆如草豆蔻云。

参曰：苏长公《益智子记》，言海南产益智，花实皆长穗，而分为三节。观其上中下节，以候早中晚禾之丰凶。大丰则皆实，大凶皆不实，罕有三节并熟者。其为药只治水，而无益于智，其得此名，岂其知岁耶？《濒湖》备录其记，嫌其终近穿凿耳。盖不知五脏有七神，脾土舍其两，曰意与智。意者，脾土之体；智者，脾土之用。益智子，益脾智之土用，因名益智耳。顾茎发中央，缀子十粒，具土体之位育，土用之成数，昭然可征矣。《尚书》曰：土爰稼穑。缘土以生物为用，而爰生稼穑。最得土气之真，即拈以征土体之肥瘠淳暴，寒暖优劣之为性也。是知益智，既益土用之智，应与上中晚禾，互为丰凶者以此。其为药以治水，亦有故焉。盖水体润湿，水用动流，所赖挟持，不致泛滥者，维土体用，用作堤防。堤防疏泄，则为漏为沥，为遗为滑，甚则为崩为溃，为泛为滥矣。味辛气温，功齐火热者，脾以阳为用也。于是上中下焦，亦得藉之以验丰凶。此非益于智，奚得此名。岂唯知岁，毋嫌穿凿。

仙茅

气味辛温，有毒。主心腹冷气❷，腰脚风冷挛痹不能行，丈夫虚劳，老人失溺无子，益阳道。久服通神强记，助筋

❶ 利：诸本同，《证类》和《纲目》作“安”。
❷ 气：诸本同，《纲目》引《开宝》此字后作“不能食”。

骨，益肌肤，长精神，耳目聪明❶。

核曰：生西域，及大庾岭、川蜀、两浙亦有。叶青如茅而软，略阔于茅，面有纵纹，似初生棕榈状。夏抽劲茎，秋高尺许，冬至尽枯，春初乃生也。三四月开花深黄色，似栀子瓣，不结实。根独竖❷而直，大如小指，下有短细肉毵相附，外皮稍粗褐，内肉只黄白。二八月采根，曝干。衡山者花翠碧，结黑子；亦有白花似栀子者。修事：东流水洗刮去皮，槐砧上以铜刀切作豆粒大，乌大豆水中浸一宿，醇酒拌挹，蒸之，从巳至亥，曝晒用。勿犯铁，及牛乳，恐班人发也。

参曰：仙茅阳草，足厥阴中治，足阳明气化药也。阳明之上，燥气主之，厥阴之中，相火治之。设阳明标虚，厥阴中失者，则宗筋纵，挛痹不能行，及心腹冷气，腰脚风冷，丈夫虚劳，老人失溺无子矣。仙茅主益阳道，润宗筋、刺骨而利关机，为力甚易。阴平阳秘人，久服助筋骨，益肌肤，长精神，耳目聪明，通神强记，诚驻形久视所必需物耳。倘壮火炽然，少火食气者，不堪僭服。以功齐雄附，而雄附但起贞下之元，此更长淫业之毒，慎之慎之。

白花蛇

沸涌流动，宛如风行水上之涣象。

觉明空昧相待成摇，故有风轮执持世界。

气味甘咸温，有毒。主中风、湿痹不仁，筋脉拘急，口面歪斜，半身不遂，骨节疼痛，脚弱不能久立，暴风瘙痒，大风疥癣❸。

核曰：原出南地，及蜀郡诸山中，今唯蕲蛇擅名，即蕲地亦不易得。市肆与官司所取，多以江南兴国州者伪充之。蕲产者，龙头虎口；黑质白花；胁有二十四方胜❹；腹有十点❺念珠子❻；口有四长牙；尾上有一佛指甲；肠形如连珠；脊中有两肾。宗奭云：诸蛇鼻向下，此独鼻向上。《埤雅》云：蛇以眼听，捕蛇者言，稍大者则易禁，以其耳目开疾，习于禁架也；小者瞢然，则往往难禁矣。种类至多，唯乌蛇性善不噬物，白花者噬人有大毒。《元稹长庆集》云：白花蛇毒人，毛发竖立，饮于溪水，则泥沙尽沸。唯蕲州白花蛇性少善，故入药取蕲产者为贵。时珍云：喜嗜石楠花叶，常从藤上获之，先撒沙土一把，则蟠曲不动，遂以报伏鸡藤，系首悬挂❼，劙刀破腹，去其肠肚，下置水一盂，则反尾自涤其腹。盖护创耳。乃以竹枝随其蟠曲，签定盘系，炕上焙干。《尔雅翼》云：蛇死目皆闭，唯蕲州者，目开如生，舒蕲两界❽者，则一开一闭，此理之不可晓者。土人云：欲识真伪，悬蛇于酒瓮，或缸上，注酒数斗，酒即沸涌流动，若磁石之煽铁，琥珀之拾芥然。否则形色虽备，亦无力也。土人仅饮此酒，亦获大益，得此品用供药物，功力真无限量矣。雷公云：蛇性窜，能引药至于有风疾处。故能治风。时珍云：风善行数变，蛇亦善行数变❾，白花蛇，又喜食石楠，所以能透骨搜风，截惊定搐，为风痹要

---

❶ 耳目聪明：诸本同，《纲目》引《开宝》作“明目”。

❷ 竖：诸本同，《本草图经》此字后作“茎”。

❸ 癣：诸本同，《纲目》引《开宝》作“癞”。

❹ 胜：诸本同，《纲目》此字后作“文”。

❺ 十点：诸本同，《纲目》此二字无。

❻ 子：四库本作“斑”。

❼ 报伏鸡藤，系首悬挂：四库本作“以乂乂其首用绳”。

❽ 界：诸本同，《纲目》引《尔雅翼》此字后作“间”。

❾ 变：诸本同，《纲目》作“蜕”。

药。取其内定[1]脏腑，外彻皮肤，无处不到也。修事：去头尾，春秋酒浸三宿，夏一宿，冬五宿，炭火焙燥，如此三次。用砂罐盛贮，埋地中一宿，取出去皮骨，取肉用即用此修事法，密封收贮，可经久不坏；若连皮骨，或著湿霉，则易蛀朽败矣。

参曰：蛇字，古但作它耳。从虫而长，象冤曲垂尾形，上古草居患蛇，故相问无它乎。今之字旁加虫，而变其音，考工记以为纡行之属，故退食委蛇，亦用蛇字。蛇性窜疾，独居处隐僻，禀随风重巽之体用，风大动静之本性，故身形端直而象甲，尾甲纡行而象乙。虽标甲胆乙肝之木行，复具时四，干十，枝十二，节二十四之全数者也。《埤雅》言：蛇以眼听。《尔雅翼》言蛇死目皆闭，蕲产者目开如生，舒蕲两界者一开一闭，此理之不可晓者。然肝开窍于目。庄周云：蛇怜风，风怜目，故蛇听以眼。精专于目，蕲东南也，具巽位之生成，故至死不变耳。《埤雅》言蛇盘向壬，壬北方也。又言十二子辰为龙，巳为蛇，巳六阳具，不为龙而为蛇者，龙至此而亢，宜为蛇而已。然壬固位北，而蛇不归坎，此以丁向壬，丁壬合而化干之风木；亥向巳，巳亥对而待枝之风木；岂能至此而亢，宜为蛇而巳。故蛇有两肾，左曰水脏，亥枝之阴水；右曰火脏，壬干之阳水。有壬巳，则有丁亥；有流行，则有对待；有干木，则有枝木矣。又不独精专胆窍，且精专胆腑。观蚺蛇胆随日转，上旬在头，中旬在心，下旬在尾。更有应胆，击首则应首，击尾则应尾，击左右则应左右，取而还生者应胆也，精专肝胆，斯足征矣。更观彡蛇雄鸣上风，雌鸣下风而化成形，游于雾露，乘于风雨，行非千里不止。禀随风重巽之体用，风大动静之本性，亦足征矣。先人云：蛇禀风性，白花者更秉金制，则凡风力有所不逮动摇失矣。用益风大之力，仍相待成摇，互持四大中者，莫良于此。是以力主中风，微则痹闭不仁，或瘙痒，或疥癣，甚则暴风，大风，或筋脉拘急，骨节疼痛，或口面歪斜，半身不遂，或脚弱不能久立。此皆风气通于肝，肝脏筋膜之气也。大筋聚于节，筋骨相亲着也。所谓微则侮已所胜之土，埃土飘扬，丘陵崩溃，甚则病已所赋之形，草木摇落，摧拉倾仆者是也。

宋开实二

柽柳

庄周以松柏独受命于地，冬夏青青比舜之受命于天，柽之从圣，亦以此欤。

气味[2]咸温，无毒。主剥驴马血入肉毒，取木片火炙熨之，并煮汁浸之。

核曰：出河西，所在亦有。喜生沙地水旁，插之便生。干小枝弱，皮赤如绛，叶整如丝。一日三眠起，一岁三秀实，穗长三五寸，如蓼花，水红色，婀娜可爱。《尔雅翼》云：柽，河柳也。郭璞以为河旁赤茎小杨也，天之将雨，柽先起气以应之，故一名雨师，字从柽。《字说》云：知雨而应，与于天道，木性虽仁圣矣，犹未离夫木也。小木既圣矣。仁不足以明之，当音赪，为赤之贞。神降而为赤，曰柽也。非独知雨，亦负霜雪，有异余柳。段成式云：赤白柽，出凉州。大者为炭，入灰汁中，可以煮

[1] 定：诸本同，《纲目》作"走"。
[2] 味：诸本同，《纲目》此字后作"甘"。

铜。则柽又有白色者矣。《农书》云：山柳白而明，河柳赤而脆❶。《南都赋注》云：柽似柏而香，柽中有脂，称柽乳云。

先人云：柽柳不与生长收藏相流通，超五行，纯二气，无杀罚，唯生予。顾阴阳气和而雨，先知之应，可类推矣。当匹阴阳和平之人，启阴阳自和之汗。

参曰：《诗疏》称柽柳曰雨师。谓其具通而先识也。故天将雨，必先起气以应之。经云：地气上为云，天气下为雨，雨出地气，云出天气。亦可称柽柳曰云母矣。《尔雅》一名西河。河者水之源，水之伯也。一岁三花，一日三眠三起，即其气三，三而三之，合为九野；九野为九脏，九脏者，神脏五，形脏四也。然则柽柳功力，不独仅通假气为痞，剥驴马血入肉毒而已。缪仲淳先生本草经疏，广之以治沙疹，此不独取其能通，又取其象形。疹亦三显三隐，三而三之，合为九烹，以应九脏。人能于此从指事会意，假借转注，观色身无病不可治，世界无物不是药矣。

诗云：启之辟之，其柽其椐，然则柽亦良木矣。

使君子

气味甘温，无毒。主小儿五疳，小便白浊，杀虫，疗泻痢。

核曰：出岭南，今闽之邵武，蜀之眉州皆有。生山野及水岸，藤蔓如葛，绕树而上。叶青绿，如两指头，长二寸许。四五月开花，一簇一二十，葩淡红，轻盈如海棠。作实先黄，老则紫黑，大类卮子，壳有五棱，中仁如榧，色味如栗，七月采取。久则油黑，不堪用矣。

参曰：花瓣五出，实介五棱，中仁软美，甘润温暄，诚脾脏之委任，具脾腑之体用者也。故主脾失委任而致五疳，水无承制而作溺浊，胃废体用而生虫蠹及泻痢者。使君子躬行克尽，执扬苦欲，绥柔脏腑，因以命名。与协味之辛烈而威刑者不相侔也。

乌药

气味辛温，无毒。主中恶，心腹❷蛊毒，疰忤鬼气，宿食不消，天行疫瘴，膀胱肾间冷气，攻冲背膂，妇人血气，小儿腹中诸虫。

核曰：生岭南邕州、容州，今台州、雷州、衡州皆有，以天台者为胜。本似茶而高，又似樟而矮，皮木亦作樟气，叶微圆而尖，面青背白，状类鳑魮。四五月开花细碎，淡黄灰白。六七月结实似冬青子，生青熟紫，核壳极薄，仁香微苦。根似山芍药，及乌蹄根，色黑褐。中心作车毂纹，形如连珠者佳。

参曰：乌药气秉阳暄，中纹似毂，而日魄为乌，堪天行，舆地道，诚扶轮佳气也。故主根身之中，或气或血，或内所因，或外所因，或馨饪之邪，或死厉之属，阴凝留碍，有妨生气者，仗此阳暄，以之救药。

五倍子

气味酸平，无毒。主齿宣疳䘌，肺脏风毒，流溢皮肤，作风湿癣，瘙痒脓水，五痔，下血不止，小儿面鼻疳疮。

核曰：五倍子，在处都有，蜀中者

---

❶ 山柳白而明，河柳赤而脆：诸本同，《纲目》引《农书》作“山柳赤而脆，河柳白而明”。

❷ 腹：诸本同，《纲目》引《开宝》此字后作“痛”。

为胜。树名肤木，生丛林中，本末俱青，六七月无花作子，子生叶底，初起甚小，渐大如菱，嫩时翠绿，老则黄褐。介甲中虚，坚结颇脆，内有白膜，霜降采子曝干，用染重玄，迟则壳薄易腐。

参曰：木以肤名，精专皮外之肤矣。经云：夏日在肤，泛泛乎若万物之有余。又云五六月阳气在表，垂枝布叶，皆下曲如钩，为太阳沦肤之尽，太阴肤受之始，效象阴阳，累球叶底，小则如黍如粟，大则如菱如栗，名五倍子者以此。假木气以赋形，中有白膜如蠓蠛，缘湿以合感而应生，木眚自成，非关外物耳。故主肺脏风毒，流溢皮肤面鼻。正皮肤者肺之合，面鼻者肺之候也。若五痔下血，为肺脏之邪，出授大肠腑器；若齿宣疳䘌，为燥金上病，假合清肃以濡之；至于清暑止渴，疗咳嗽，通喉痹，化痰癖，逐淡阴，主泄痢，收肛脱，此属肺金腑脏之变眚。若小儿尿血，又属游溢精气，通调水导❶，下输膀胱，用泄金气之郁矣。

木命在皮，各有专精。或果，或仁，或枝叶，或根干，各备全木之体用。此独精专于皮。皮复精专于肤，肤更精专于叶肤之肤子，若侵淫肤眚，用主侵淫肤疮，功必胜于胡粉。不属虫卵，不属果实，此属假木气以赋形。又生成叶肤之肤子，湿生亦可，化生亦可。

荜茇

气味辛大温，无毒。主温中，下气，补腰脚，杀腥气，消食，除胃冷，阴疝❷癖。

核曰：荜茇，番语也。陈藏器《本草》作毕勃；《扶南传》作逼拨；大明会与作毕茇；摩伽陀国作荜拨梨；拂菻❸国作阿梨诃陀；近世作荜拨。不知荜茇名矣。原出波斯国，今岭南特有之。多生竹林内，二月抽苗作丛，高三四尺茎如箸。叶如蕺，色青形圆，阔二三寸，亦如桑，面光且厚。三月开花，白色在表。七月结子，如小指大，长二寸许，色青黑，类椹子而长。根如茈胡，但黑硬耳。九月采实曝干，南人爱其辛芳，取叶生茹之。舶上来者，色臭更胜也。段成式言；青州防风子，可乱荜茇，但形短耳。修事：去挺用头，醋浸一宿，焙干，刮去皮粟子令净，否则伤人肺，令人上气也。

参曰：毕者用以掩兔，《羽猎赋》云：荷垂天之毕也；茇者走犬，曳其足则茇矣。味大辛，气大温，故主温中，对待冷阴至坚，下气其验也。杀腥气者，烁金气、肺主气，肺臭腥故也。攻而举之，若网罗之殆尽，盖以功力为名也。

嫌于无阳者，乃可攻而举之。否则略开一面，庶不至网罗殆尽。

南烛

气味苦平，无毒。主止泄，除睡，强筋，益气力。久服轻身长年，令人不饥，变白却老。

核曰：生嵩高少室，今江左吴楚山中皆有，亦可植之庭除。《图经》名南天烛。《古今诗话》云：即杨桐也。其种似木而类草，故又名南烛草木。男续、后草❹、猴药、维那木、草木之王凡六，各从邦域所称，正名则南烛也。本至难长，初生似菘菜，一纪后渐长成株，高

---

❶ 导：诸本同，文义互参，疑为“道”之误。

❷ 疝：诸本同，《纲目》引藏器曰此字后作“痃”。

❸ 菻：诸本同，《纲目》引《酉阳杂俎》作“林”。

❹ 草：诸本同，《证类》和《纲目》作“卓”，本药下同。

三四尺，亦有盈丈者。茎似蒴藋，枝节微紫，质极柔脆，易于摧折。叶似山矾，光泽圆厚，冬夏常青，其味少酢。七月开花结实，生青熟紫，得霜则绛赤如丹，酸美可食也。

先人云：临水者尤茂，寒食采其叶，渍水染饭，色青而光，能资阳气，大获嘉美。

参曰：具木体用，而曰南烛者，地中有木，南征吉也。烛者庭燎，与贞明不息也。观主除睡，则得之矣。肝主色，肝色青；筋者肝之合也。故主强筋，变白却老，亦若食气入胃，散精于肝，淫气于筋也。故久服不饥，益气力，轻身长年。一名男续，一名后草。又不独培色身之形脏，并可令精气溢泻而有子。一名草木之王，王读旺，谓其偏于升出，各旺百八十日以成岁，不雕之义见矣。

服草木之王，气与神通，食青烛之精，命不复殒。岂属寓言，徒供观听。

马兜铃

气味苦寒，无毒。主肺热咳嗽，痰结喘促，血痔瘘疮。

核曰：出关中及河东、河北、江、淮、夔、浙，诸平泽丛林间。春时蔓生，附木而上；叶似罗摩叶，圆厚且涩。入夏作花，色青白。结实似桃李而长，霜降叶脱，垂垂似铃，枯则四裂，中仁似榆荚。根色黄赤似防己，稍小而扁，作葛根及木香气。修事：采实去叶蔓，置绢囊中，悬东屋角畔，俟干，劈开，去革膜，只取净子，焙干用。

参曰：形似马兜之铃，高悬四裂，肺金之象也。气味苦寒，对待肺热叶焦，为咳为喘为痰结或移热于腑；为痔为漏为肠痈；或发于广颡，为瘘为疮为瘰疬；或失于游溢，为癃，为淋，为水肿；或横乘火位，为哕为晼为心痛，莫不以热为本，以肺为标，宜虚其实，毋虚其虚。

肘后名都淋藤。大明名云南枝。蜀本名独行根。事物异名名玉皇瓜。唐本名土青木香。各随根茎花实以肖形也。纲目名三百两银药。此理数之不可晓者。

荆三棱

气味苦平，无毒。主老癖癥瘕，积聚结块，产后恶血、血结，通月水，破[1]胎，止痛、利气。

核曰：旧不注所产土地，今荆襄、江淮、河陕皆有之。多在浅水旁，或荒废陂池湿地间。春时丛生，夏秋抽茎，茎端复出数叶，开花六七枝，色黄紫。作穗细碎，列子如粟。茎叶花实，俱有三棱，并与莎草一样，但极长大。其本光滑，中有白瓤，剖之织物，柔韧如藤。本下有魁初生成块，如子附子；亦有扁形者。从旁横贯一根，复连数魁，或作苗叶，但都长扁，须皮黄褐，削去须皮，宛如鲫状，体重者，荆三棱。圆小如梅者，黑三棱。钩曲如爪者，鸡爪三棱。因状赋名，各适其用，本非两物也。

参曰：固以形地举，亦以功用言。李广传云：威棱憺乎邻国，故主老癖积恶，匪此破敌，不灭不格矣。

谷精草

气味辛温，无毒。主喉痹，齿风痛，诸疮疥。

核曰：江湖南北都有，春时丛生荒谷田中。茎叶都似谷秧，高五七寸，柔

---

[1] 破：诸本同，《纲目》引《开宝》作“堕”。

嫩青绿。八九月，茎端开花白色，点点如乱星。餧马令肥，并主虫颡毛焦之疾。一种茎长有节，根微赤者，出秦陇，亦入药用。

先人云：谷，金属也，交草谷之精而化生。轻浮洁白，秋成得辛，清肃之象也。喉齿头目之疾本乎风木，标见阳明之上者，从治其标，逆治其本。并治小儿诸疳雀目，佐以禽畜之专脏，用开窍穴，特易易耳。

参曰谷之言续，精之言神观而凿凿者，阳之睛也。一名戴星、文星、流星。《说文》云：星之言精也，阳之荣也。故白花点点犹星星也。《天文志》云：金之散气为星，其本曰人。孟康云：星，石也。金石相生，人与星气相应而成睛也。是故力平肝木之风，以通喉痹，布散翳膜之障，以开盲瞽。谓其不谷，仍续神观凿凿之以阳为睛也。若疮疥淫疮，为火刑金地，致金不谷，仍可续之；若鼻衄不止，为木用太过，而血菀于上，亦属金之不谷，无以乘气于木下也。谷精草，布散以金气，火自安其位，木亦退其舍矣。

金位之下，火气乘之；火位之下，阴精乘之。亢则害，乘乃制，制则化生矣。星者，散也，列位布散也。宿者，宿也，星各止宿其处也。

延胡索

气味辛温，无毒。主破血，妇人经水不调，腹中结块，崩中淋露，产后诸血病，血运，暴血冲上，因损下血。煮酒，或酒磨服。

核曰：原名玄胡索，避宋真宗讳，易玄为延也。出奚国，从安东来；奚即东北夷。今❶茅山上龙洞，仁和笕桥亦种之。寒露前❷栽种，立春后生苗，高三四寸，延蔓布地，叶必三之，宛如竹叶，片片成个，细小嫩绿，边色微红。作花黄色亦有紫色者。根丛生，乐蔓延，状似半夏，但黄色耳。立夏掘起，阴干者良；石灰煮曝者，性烈不堪入药也。修事：酒润，或醋润，蒸之，从巳至亥，俟冷取出，焙干，研细用。

先人云：名玄而色黄，酝全气也。气温而味辛，秉金制也。以一春而备四气，叶必三之，具木生数，象形对待肝血之非其所藏，而玄为破坚之线索无疑矣。

参曰：玄者，象幽而入覆之也。荀子云：周密则下疑玄矣。胡者，牛颔垂也，狼亦有之。豳风云，狼跋其胡，载疐其尾。又云，狼疐其尾，载跋其胡。索者，尽也，散也。《骚》云：凭不厌乎求索。《檀弓》云：吾离群而索居，以言疾疢之证因，以言主治之功力，判属血中之气药，气中之用药也。盖气主嘘之，血主濡之，气之所不嘘，即血之所不濡矣。如腹中结块，募络癥瘕之为证，既血留营实之为因。如胪腹气块，盘绕疝瘕之为证，即气滞卫实之为因。如崩中淋露，运衄冲暴之为证，即血菀营泣之为因。如奔豚逆厥，百体疼烦之为证，即气弛卫薄之为因。玄胡立鼓血中之气，震行气中之用，虚则补，实则平，致新推陈，推陈致新之良物也。虽象幽入覆之如胡，凭不厌乎求索之殆尽，命名玄胡索者以此。

有是因必有是证，因证既显，常法已具，始可与言变矣。

---

❶ 今：诸本同，《纲目》此字后作“二”。

❷ 前：诸本同，《纲目》作“后”。

灯心草

气味甘寒，无毒。主五淋，败席尤良❶。

核曰：出江南，及陕西泽地，他处虽有野生，但不多耳。丛生圆劲，与龙须草同类，龙须草茎小瓤实，灯心草茎肥瓤虚为别也。土人选长大者，蒸熟待冷，劈取白瓤为炷，短细者唯堪织席，用皮作蓑，谓之夫需。质之柔脆，性之温凉，各随水土，以分优劣。修事：取生劈者良，或饮或膏，或末或圆，各从方制。若辗末使，每用生❷劈白瓤十斤，以米粉调煮稀薄浆水，拌润一伏时，晒燥辗末，入水澄去浆粉，取浮起者，曝干收用。

先人云：外刚内柔，表青里白，具乙木之气，禀燥金之化。体浮用升，故能齐通窍穴，咸遍腑脏，奇方之轻剂通剂也。

参曰：草瓤用以然灯，与贞明不息之机矣。耎弱而滑，轻虚而浮，端直而长。象一阳之始生，自下而上，用行体至之发陈物也。顾肝之为用，疏泄前阴，不行焉，则为癃，为淋，为水肿。又肝之为用，从踵彻巅，不及焉，则为急喉痹，为两胁胠满；太过焉，则为眩冒，为目不夜合。此不循伦次而允升，一唯迅疾而自上，所谓浮沉则顺之，反乎温凉则逆也。

木自火出，性缘物显，用行体至，灯灯续明，柔以时升，积小以高大，废固不行，缓则不及，急则太过矣。

白豆蔻

气味辛大温，无毒。主积冷气，止吐逆反胃，消谷、下气。

核曰：出伽古罗国，呼为多骨。今广州、宜州亦有之，不及番舶来者佳。本似芭蕉，叶似杜若，长八九尺，光泽而厚，冬夏不凋。开花浅黄色，结子作朵似葡萄，初出微青，熟则红白，壳白而厚，仁似缩砂仁也。修事：去皮，微炒用。

参曰：谷府之受盛水谷，以成酝酿，若釜中之靡烂有形也。其所以成酝酿者，藉肾间动气曰先天。又若釜底之灼然薪炭耳。更藉肺气吸呼曰后天。又若釜底薪炭，轮机动扇，乃得灼然薪炭耳。白者肺色，洁白以成休德也。豆者肾谷，受盛膹肉之釜器也。味大辛，气大温，宁非火然泉达之机乎。蔻者，寇也，当其完聚而即寇之也。是以酝酿成精气，当其完聚。肺即寇之转灌溉，朝百脉，留四脏，归权衡，成休德矣。主治证名，能以此反复推度，便可迎刃而解。

三缘和合，体用始备，宛如∴字，缺一已不成三。王维诗云：三点成∴犹有想。

肉豆蔻

《事物异名》云一名迦拘勒，一名脾家瑞气。

气味辛温，无毒。主温中，消食，止泄，治积冷，心腹胀痛，霍乱，中恶，鬼气，冷疰，呕沫，冷气，小儿乳霍。

核曰：肉豆蔻，即肉果。生胡国，胡名迦拘勒。中国无有之，令❸岭南人得种种莳矣。春生苗，夏抽茎，开花结实，都似草豆蔻，皮肉之颗则不同。其颗外

---

❶ 败席尤良：诸本同，《纲目》引《开宝》作“生煮服之。败席煮服，更良”。

❷ 生：四库本此字无。

❸ 令：诸本同，《本草图经》作“今”。

有皱纹，内有斑缬纹，宛似槟榔，紫白相间也。修事：用糯米粉，熟汤和搜，裹包其实，糠灰火中煨熟；去粉用，勿犯铁器。

参曰：乐音曰肉。《礼记》云：宽裕肉好之音也。方氏云：璧外谓之肉，内谓之好。辅氏云：肉好，犹言美满，乐声肥也。肉器曰豆。诗云：于豆于登，豆荐菹醢，登盛大羹也。《物盛》曰蔻。《说文》云：从支从完，当其完聚而蔻之也。盖府器之荐登谷者胃，其受盛者体，转输者用也。设具体无用，则谷食不消，心腹胀痛，霍乱飧泄，呕沫乳霍矣。此以寒中积冷，中恶鬼气之所致。肉豆蔻秉刚燥气味，鼓发中黄，寇之使出，所谓开发上焦，宣五谷味而为养，宣五畜味而为充，充则肌肥而美满，养则肤润而媚好，命名肉豆蔻者以此。

以受为体，以输为用，具体无用，则能受不输，中消洞泄之类，可比量推度矣。

山豆根

气味甘寒，无毒。主解诸毒药，止痛，消疮毒肿，除发热咳嗽，治人及马急黄，杀小虫。

核曰：出剑南、宜州、果州，及广西忠州、万州。茎蔓如大豆，叶青翠，经冬不凋；广南一种如小槐，高尺许，石鼠啖其根，捕取者收其肠胃曝干，用以解毒攻热，云甚效。

参曰：宣散气生曰山；食肉皿器曰豆。盖言受纳腐化者胃也。一名黄结，以病状言。一名中药，以功用言。种种功用，种种病状，悉从中枢，散宣生气，所谓解从结心，解即分散。

密蒙花

气味甘平，微寒，无毒。主青盲，肤翳，赤肿❶，多眵泪，消目中赤脉，及小儿❷疳气攻眼。

核曰：出蜀中州郡，利州甚多。木高丈余，凌冬不凋；叶似冬青而厚，柔而不光，洁而浅绿，背有白毛；花细碎，数十房成一朵，冬生春放，色微红紫，二三月采取，曝干用。修事：酒浸一宿漉出候燥，润蜜令透，蒸之，从卯至酉，日干，再润蒸晒，凡三次。每花一两，用酒半两，蜜半两为度。

参曰：冬季孕萼繁密，春仲作花锦簇。先君云：具冬营春❸荣之序尔。开宝陈列诸证，咸属肝木失序，致令目眚自成，妄生节目，密蒙象形，对待治之。《说文》云：瞳蒙曰矇，有目无眸也。《周礼》云：乐师有瞽，矇目不明。《礼记》云：昭然若发矇矣。此以功用为名也。

威灵仙

气味苦温，无毒。主诸风，宣通五脏，去腹内冷滞，心膈痰水，久积癥瘕，痃癖气块，膀胱宿脓恶水，腰膝冷疼，疗折伤。久服无有温疾❹疟。

核曰：出商州上洛山，及华山平泽，今陕西、河东、河北、汴东、江湖州郡皆有。生处不闻水声者良。生先众草，初起作蔓，茎如钗股而四棱，叶如杨柳

---

❶ 肿：诸本同，《纲目》引《开宝》作“涩”。

❷ 儿：诸本同，《纲目》引《开宝》此字后作“麸豆及”。

❸ 春：四库本作“夏”。

❹ 疾：诸本同，《纲目》引《开宝》作“疫”。

而层叠，每层六七叶，环列如车轮。七月开花六出，浅紫色，或碧白色。作穗似兰❶台子，及菊花头状。实青色，根稠密，多须似谷，岁必败朽，次年旁引生苗。年久转茂。一根丛须数百条，长二尺许。九月采根，湿时色黄黑，干时色深黑，俗呼铁脚威灵。别有一种，根须都一样，根色黄，或白者，并不堪用。修事：阴干月余，捣末筛过用，忌茗，及面汁。

参曰：有威可畏，有灵可通，仙化迁变，以为体用者也。味苦气温，性秉风火。风得之而作夏，脉得之而流行，宣发陈，通横遍，空所有，实所无，急方之宣剂通剂也。

先人云：威武灵奇，仙趣也。其性快，其效速，其力峻，其祸深，如商君之治秦，立徙木之命令，朝示而夕行者也。故主久疲宿冷之痼疾，元阳委顿，犹贯朽粟红，但少设施者，藉此便成大观。倘兵柔饷乏，作此背水阵，终非万全策耳。

竖穷三际，横遍十方，空诸所有，实诸所无，方尽得仙化迁变，神运无方之妙用。

甘松香

气味甘温，无毒。主恶气，卒心腹痛满，下气。

核曰：甘松香，金光明经谓之苦弥哆。出姑臧、凉州诸山，今黔、蜀州郡，及辽州亦有。叶细如茅，引蔓丛生，根极繁密。八月采根，作汤沐浴，令人体香。用合诸香，及以裛衣。

参曰：臭味如松，香草也。宜入脾，脾味甘，脾臭香，脾之阳分用药也。功夺土郁，土郁则夺之，行土用也。繇是天气明，地气清，土位乎中而畅于四支，美之至者也。

地气冒明，只须降浊，浊降则明体自著，若欲升清，反致浊矣。

续随子

气味辛温，无❷毒。主妇人血结、月闭，瘀血、癥瘕、痃癖，除蛊毒、鬼疰，心腹痛，冷气。胀满，利大小肠，下恶滞物。

核曰：续随，即千金子、拒冬、联步、菩萨豆也。所在俱有，南中尤多，入药以南产者为胜。苗如大戟，初生一茎，叶在茎端，叶复生茎，茎复生叶，转展叠加，宛如十字。作花亦类大戟，但从叶中抽干，并结实耳。修治：去壳，取其色白者，绵纸包裹，压去油用。

先人云：常见半枝莲叶上生叶，俨如十字，春分叶中抽茎，茎必三之，叶如莲瓣，裹茎而上；入夏开花作实，实必三棱；子必三粒，外肉青软，子壳则坚，上半黑褐，下半黄白，内仁如玉，温润如脂，土人称半枝莲。用治蛇虺螫蝎之毒，立有奇验。读宋开宝，始知即续随子也。

参曰：续随子，叶中出茎，以茎之一，合叶之二，奇连偶断，其数三也。春半叶中抽茎，夏半实作三棱，列子三粒，茎只三之，叶只二之，次第重之，生复续，续复随，三相参，五相伍，生道无端，唯数可倚，而不可违也。如营卫周行，行必有纪，行周不息，如环无端，生气乃治，自无血结目闭，瘀血癥瘕，营行失于随续之眚矣。亦无痃癖蛊疰，冷气胀满，卫周失于随续之眚矣。

---

❶ 兰：诸本同，《纲目》作“菁”。

❷ 无：诸本同，《纲目》引《开宝》作“有”。

续随辛畅温焬，维数可倚，周行不息，仍不违于常数之纪尔。

以茎之一，合叶之二，为刚来而下柔，动而说，随从之象也。

蓬莪茂

好者尤称毒药，不得轻下毒手。

气味苦辛温，无毒。主心腹痛，中恶、疰忤、鬼气，霍乱，冷气，吐酸水，解毒，食饮不消，酒研服之。又疗妇人血气结积，丈夫奔豚。

核曰：生西戎、广南诸州，江浙或有之。三月生苗，在田野间。茎如钱大，高二三尺。叶色青白，长一二尺，大五六寸，颇类蘘荷。五月黄花作穗，花头微紫。根如生姜，而茂在根下，状如鸡鸭卵，大小不一。好恶并生，恶者有毒，西❶人取之，先放羊食，不食者，弃之。陈藏器云：一名蓬莪，黑色；二名术，黄色；三名波杀，味甘有大毒也。修事：九月采茂，削去粗皮，蒸熟曝干，临用时，于沙盆中醋磨令尽，然后火畔熁干，重筛过用。

参曰：蓬莪茂，恶草荄也。根形如卵，好恶并生，恶者大毒杀人，好者毒药攻疾。谐声逢我戌，若逢君之恶，取戈自持，击伤以灭之也。气味辛温，对待冷恶疰鬼为因，变迁种种形证，非此入破，未易剪除耳。

木鳖子

四王忉悧共相抱，夜摩执手兜率咲，他化自在眼相觑，此则名为六欲乐。

气味甘温，无毒。主折伤，消结肿恶疮，生肌，止腰痛，除粉刺皯黯，妇人乳痈，肛门肿痛。

核曰：出朗州，及南中，今闽、广诸郡，杭、越、全、岳亦有。蔓岁一枯，根则不死，春复旋生，亦可子种。种时须雌雄相配，红绳扎定，排埋土中，及其生也，则去其雄，方结有子。作藤布叶，都似薯蓣，但叶作五丫，色稍嫩绿。四月黄花，六月结实，生时青碧，熟则红黄，壳有软刺，累累如苦瓜锦荔枝状。每一实有子数十枚，长三四分，圆扁礧砢，形状如鳖，一头尖者，雄种也。八月采取，中仁青绿。修事：去油用。

参曰：蔓草曰木，以用言也；实核曰鳖，以形举也。言能以疏泄为已任，根身之结者则疏之，壅者则泄之。经云：肝主疏泄，宁独二阴而已乎。

药有雌雄，此指枝干已成，别花实之有无，或形色之相肖，假喻而言也。若何首乌，色分赤白，两藤时相交解，如天上夫妻，目视执手，以为淫事者也。唯顿逊国，有木曰互婚，花似牡丹，根干之间，实有其具，昼则分开，夜则联合，如人间夫妇，实有淫业者也。独木鳖子，胚胎未兆，先为匹配而后生，生而后有子，此又雌雄之异类者矣。传云：未有学养子而后嫁，此更学养子而后生。

法　象

通脱木

气味甘淡寒，无毒。主利阴窍，治五淋，除水肿癃闭，明目，泻肺。

核曰：出江南，生山侧。高丈余，如蓖麻状，花上有粉，茎中有瓤，轻白而柔，女工用以饰物，不知起自何世。汉王符潜夫论固已讥花采之费，至梁宗

---

❶ 西：诸本同，《纲目》引志曰此字后作"戎"。

懔，记荆楚之俗，四月八日，有染绢为芙蓉，捻蜡为菱藕，亦未有用此物者，今则通行于世矣。或作蜜煎充果，食之甘美，俗呼通草。

参曰：草类木状，白瓤理通而轻脱也。木乘金制曰倚，金体用行曰商。受前此之木，生后此之金，离南而转西矣。盖通因塞用，脱因涩用，木司阴窍，肝所主也。故主利阴窍，治五淋，除水肿，下乳催生，解诸毒虫痛耳。明目者，上通其木窍；泻肺者，泄肺之金郁，金郁则泄之，解表利小水也。然则泄金之用，正所以辅金之体，行木之用耳。别名倚商、离南者以此。

补　遗

红　曲

气味甘温，无毒。主消食，活血，健脾燥胃，治赤白痢。下水谷。

核曰：用白粳米一石五斗，水淘，浸一宿，蒸之成饭。分作十五处，入曲母三斤，搓揉令匀，复并作一处，遂以帛密覆之。热即去帛，摊开觉微温，遂复堆起，又以帛密覆之。次日日中，又分作三堆，越一时，分作五堆，再一时，复合作一堆，过一时，又分作十五堆，俟稍温，又复合作一堆，如此数次乃止。至第三日，用大桶，盛新汲水于桶内，以竹箩盛曲，分作五六分，水中蘸之，完时又作一堆，仍如前法作一次。第四日如前又蘸，若米半浮半沉，仍如前法作一次，复蘸之。米尽浮，则曲成矣，取出日干收之。其米过心赤者，谓之生黄，未过心者，不堪入药。陈久者良。

参曰：稻之不黏者为粳，米粒如霜，性尤宜水，溉种之谷也。郁之使尘华为赤，过心者赤，心为大赤，法出近世，亦奇术也。金谷曰粳，性宜水者，即金向水求，胎藏水母中也。易以坎为水，为赤，乾为金，为大赤，顾谷之能为赤为大赤者，其唯稻之粳乎。藉金水以相资，亦非本有之形色，假人力而成者也。故女工曰红，纺绩织纴，功力之谓也。郁粳造曲，使之衣生，令之心赤，亦孰非功力之使然乎。是故谷入于胃，乘中黄之生气，升出之，降入之，奉心化赤，乃得流溢于中，布散于外，精专者独行其经隧，常营无已，终而复始也。设中黄生气息，则升出降入废，上焦亦不为之开发，五谷亦不为之宣味，水食亦不消，血凝亦不流，胃濡脾惫，停而成饮矣。留于中则为蛊，溢于外则为肿，注于下则为淋为带为痢矣。稻粳郁之为赤为大赤，已若奉心化赤矣，则从前生意已成其终。饵之以赤以大赤，嗣后生意宁不以成其始乎。诚金胎水中为先天，木藏火里为后天，孕育之基，中黄戊己也，合物我为互交，分成两象者，复还圆相矣。

致饮之因，变生之证，从来未经发覆，能于此比量推广，法不可胜用矣。若只作红曲参，失却许多看书法门。

仲淳缪先生，为人处方，每脾胃疾，必多用红曲。又常见先生酒后，次早单以此种作丸，必大啖之。庚申中秋，曾与颐言，白粳蒸罨，变赤而成曲，如水谷酝酿，化赤而为血，其主脾胃营血之功，有同气相求之感。

会　编

虫白蜡

气味甘温，无毒。主安五脏，美毛

发，生肌，止血，续筋，接骨，补虚，定痛。

核曰：虫白蜡，蜡虫营造女贞木上者也。出川、滇、衡、永者力胜。土人多种之，即名蜡树，状似冻[1]青，负霜葱翠，振柯凌风，因名女贞。其虫嫩则色白造蜡，秋深老则紫赤，遗卵作房，营结枝畔，形如黍粟，入春则渐大如豆如芡，累累盈枝，若雀瓮螵蛸之类，即名蜡种，亦曰蜡子。内有白卵如虮，一包数十百，立夏后，逐枝摘取，分系各树，越芒种，接夏至，包拆虫生，延缘枝茎间，吮液吐涎，状如凝霜，处暑剥取，名曰蜡渣。过白露，粘牢难落矣。采得炼化，滤清，或甑蒸，滴沥磁器中，俟冷作块，蜡成矣。辛巳五月，常州郡邑，栽莳豆类，尽为青虫所啖。八月掘地，每株根底，获虫数十条，长四五寸，重三四两，僵白如脂，烧之都成白蜡。父执周湛翁目击其异，嘱笔以纪之。

先人云：女贞之液，虫腹酝酿，复从口吐，秋成色白，宛如肌腠肉理之脂膏。则凡风毒流溢于外者，莫良于此。

参曰：乳卵于女贞，造蜡于枝上，成始于阴姤，成终于大观。禀女贞木气之专精，巽入在中，速于敷化，故主居中之神室，散精于五脏，淫气于五形。五形者，五脏之所合也。自外合内，繇内合外，维中不息之生机，功胜女贞实矣。

羽毛裸鳞介，总呼为虫。物入阴中，色剥为白，退藏合密，敷化为蜡。精、神、魂、魄、意，为五神。心、肾、肝、肺、脾，为五脏。皮毛、血、肉、筋、骨、为五形。肾藏精，骨者，肾之合也；肝藏魂，筋者，肝之合也；脾藏意，肌肉者，脾之合也；心藏神，血脉者，心之合也；肺藏魄，皮毛者，肺之合也。五月为阴剥，八月为大观。

蒙　筌

秋　石

气味咸温，无毒。主滋肾水，养丹田，返本还元，归根复命，安五脏，润三焦，消痰咳，退骨蒸，软坚块，明目清心，延年益寿。

核曰：制炼秋石，为丹家秘法，世所炼者，皆渣魄，不堪用也。其法宜秋月取，用人尿二三石，入锅内，桑薪缓缓煎收，勿使锅岸生垽，有则竹刀掠下，或沸滚泛溢，亦以竹枝频搅遂定，俟干成滓，即去薪，缓火焙燥。分置阳城罐，上余空二寸许盖覆磁盏，封固罐口。养火一周，其药渐生，轻盈如雪，莹洁可爱。或成五色，或象物形，此属上乘。宜密贮银瓶，藏阴静处，不则风化成水，复须升养，仍结如霜，但少坚实尔。又制既济玄黍秘法，选端洁童男女，各认溺器，各陆续取溺，煎炼成滓，各升取上乘秋石，各取溺器白垽，晒焙令干。先置女垽于银釜之底，次置男秋石于女垽之上，次置女秋石于男秋石之上，次置男垽于女秋石之上，次第安置，上余二寸，六一泥封固，三方火温养七日，则粒粒丹红，交结釜顶，此更属无上乘，藏贮亦如秋石法。

参曰：物熟曰秋，石言量也。溺缘润下水，藉火大既济而允升，培后天之形脏，副先天之神脏者也。故诸证咸从形脏生，力转神脏仍与形脏俱。若玄黍为阴阳合璧，复还圆象，使得尽终其天年，度百岁乃去。

---

[1] 冻：诸本同，《纲目》作“冬”。

本草纲目

大风子

气味辛热，有毒。主风癣疥癞，杨梅诸疮，攻毒杀虫。

核曰：出海南诸番国。《真腊记》云：大风，大树之子也，状如椰子而圆。包核数十枚，形如雷丸。去其衣，中仁白色，久则黄败而油，不堪入药矣。

参曰：风从几，从虫，风入八日而成虫也。陈列诸疾，皆风动虫生之患，缘因风动，仍因风化。大风子，秉金刚之味辛，暖热之火化。《释典》云：太末虫，无界不到，能延于太虚之际，不能延于火焰之上。

风者，百病之长也，百虫之祖也。大块之噫气，王者之声教也。

蜀粟

气味甘涩平，无毒。主温中，涩肠胃，止霍乱。黏者与黍米同功。根煮汁服，主利小便，止喘满。烧灰酒服，主产难。

核曰：蜀粟，即高粱。《广雅》谓之水❶稷；又谓之荻粱，食物谓之芦穄，俗谓之芦粟；又谓之蜀秫者是也。种始自蜀，因名蜀黍。北人多种之，以续绝乏，宜下湿地。春月布种，秋月收采。茎高丈许，状如芦荻而内实。叶如芦穗而稍肥，粒如椒子而坚硬。黏者酿酒，粳者炊粥，可以济荒，可以养畜。梢堪作帚，茎堪织席，编篱供爨，大益民生者也。

参曰：黍为心谷，蜀黍色赤气温，又属手太阳小肠心之腑药矣。小肠腑主泌水谷，调水道输膀胱，传谷魄下大肠，水谷既分，霍乱遂定，喘满立止，温中之验也。根荄烧灰，主产难者，太阳府主开，通调传送，正属开所司尔。

玉蜀粟

气味甘平，无毒。主调中开胃。根叶，气味甘寒，主小便淋沥沙石，痛不可忍，煎汤频饮。

核曰：玉蜀粟，别名玉高粱。即今之御粟也。种出西土，近所在亦有之矣。苗叶类蜀黍而肥，又似薏苡而长。六七月开花成穗，如秕豆❷状。苗心出苞，如棕鱼状，白须四垂，久则苞裂子出，攒簇如珠也。

参曰：中秋出子，悦泽如珠，禀金水之英华，宜入肺与肾，辅先天之生气者也。故司后天之谷府，主调中而开胃，开窍于二阴，治淋沥沙石，痛不可忍也。盖肾主溪，是知其病之在骨。

山柰

气味辛温，无毒。主暖中，辟瘴疠恶气，治心腹冷气痛，寒湿霍乱，风虫牙痛。入合诸香用。

核曰：时珍云：出广中，人家亦多种莳矣。根叶如姜，作樟木气。土人食其根，如食姜云。切断曝干，皮赤肉白。古之所谓廉姜，恐其类也。《酉阳杂俎》云：柰只出佛林国，长三四尺，根大如鸭卵，叶长如蒜薤，中心抽茎甚长，茎端开花六出，色红白，心黄赤，不结子，

❶ 水：四库本作“木”。
❷ 豆：诸本同，《纲目》作“麦”。

其草冬生夏死。取花压油涂身，去风气。按此说颇似山柰，故附之。

参曰：山，宣也。柰，遇也。味辛气温，臭香且辛也。对待寒中诸证者，宣散中黄之生气，辟除瘴厉之死气耳。

宣气散生，产生万物者。山也，死阴之气，奚奈何。

淡竹叶

气味甘寒，无毒。叶主去烦热，利小便[1]。根能堕胎，催生。

核曰：所在田野俱有。春生苗，高数寸，茎小叶绿如竹，宛如竹米落地，所生形色，但柔嫩为异耳。八九月作穗细长，一窠数十须，须上结子，类麦门冬根而坚硬。里人采其根苗，捣汁造曲，酿酒，殊芳冽也。

参曰：淡非浓比，淹淡水盈貌也。对待急疾如火，肺热叶焦，为烦热，为癃闭，叶可走之，利之。根能堕胎催生，太阴肺主开，阖者辟之，急方泄剂也。

紫花地丁

气味苦辛寒，无毒。主一切痈疽发背，疔肿瘰疬，无名肿毒，恶疮。

核曰：处处有之，寿州者为胜。春生苗，叶似柳而微细。夏月开花紫色，结实成角。出平地者成茎，生沟壑者作蔓。又一种生篱落间者，叶如木樨花叶，花如铃铎下垂，小而色白，今人称作白花地丁，与紫花并用，功力乖戾，不可不辨。

参曰：疔为干火，地在气中，顺承天施而成物者，地也。故主形骸地属，失承天施，为痈，为疔，为瘰，为疬。使之仍顺乎天施，而畅于四肢，美之至者也。

[1] 便：诸本同，《证类》和《纲目》此字后作“清心”。

第十一帙之上[1]

钱唐后学卢之颐子繇父　核　参

乘雅核参十有一帙，附痎疟论疏，称十二函，稿脱而右目盲矣。亟梓问世已久，乙未金錍落成，又眩左目，因病得闲，忆仲景先生两论，其间方剂品药，失核参者，四十余种。丁酉谷日，遘奇疾，苏绝绝苏，几数十次，绝惟茫茫，苏不知死。只以未了公案为系念，因嘱笔日纪成书，不匝月而毕业病亦稍可，得以扶筇盘礴室中，检点乘雅，将痎疟疏另行，以此更参补梓十一帙。第出自梦魂中，语多不次，望具眼者，严加勘驳，为幸大矣。噫，前参苏方木云，功能屠绝鬼气，苏醒人魂，或以此帙名屠苏草亦可。戊戌立夏日，废隐之颐，更名芦旅，字号易，别号晋公识。

神农本经上品

文　蛤

气味咸平，无毒。主恶疮，蚀五痔。

核曰：文蛤，生东海、登莱、沧州，海沙湍水处。大者圆二三寸，小者五七分，形如海蛤及紫贝，独表文斑彩，陆离犹可爱也。采无时。修治：每两用浆水煮一伏时，更用枸杞根皮、侧柏叶，各二两，煮一伏时。捣用，力转胜也。

参曰：文蛤，生海湍沙碛，湿生也。湿以合感，故虫偕合；表彩陆离，复名文蛤。两瓣函合，中含灵液，可菡可萏，流而不盈，故主火亢浸淫而蚀疮，水郁肠澼而五痔，至水亡润，火失炎，体用两竭，坎窞化息者，功力捷如影响。

五加皮

气味辛温，无毒。主治心腹疝气，腹痛，益气，疗躄，小儿三岁[2]不能行，疽疮阴蚀。

核曰：五加生汉中及冤句，江淮、湖南州郡，汴京、北地皆有之。宿根再发，春苗丛生。茎类藤葛[3]，高六七[4]尺或丈余，枝茎交加，间有刺，因名白刺。每叶五枚[5]，或三枚、五枚者佳，三枚者亦可用。若三相参，五相伍，三五相参而变化生，故四枚者不堪用。叶类蔷薇，边有锯齿。四月花白子青，六月子转黑，得霜则红紫相间，文彩陆离，因名文章草。十月采根，皮黄黑，肉白色，内骨坚劲，因名本骨。南地者根类枸杞木皮，阔厚轻脆，芬芳袭人，入药造酒最良。盖木命在皮，草荄而言皮者，五加专精之在根皮也。北地者类秦木、柏

---

1. 之上：冷本此二字无，疑衍。
2. 三岁：诸本同，《本经》此二字无。
3. 葛：诸本同，《本草图经》和《纲目》作“蔓”。
4. 六七：诸本同，《本草图经》和《纲目》作“三五”。
5. 枚：诸本同，《本草图经》作“叉”，下句同。

木，树皮平直如板，其色白，无气味，疗风痛，余无所用。王君云：五加者，五车星精也。盖水应五湖，人应五德，位应五方，物应五车。故青精入茎，则有东方之液；白气入节，则有西方之津；赤气入华，则有南方之光；玄精入根，则有北方之粘❶；黄烟入皮，则有戊己之灵。五神镇生，相转育成。饵之者真仙，服之者反婴。因名金铅金液、神丹，副名也。铅讹盐谬矣。

参曰：五从二，从乂，象参天两地间，互阳交阴中，之为五。盖天数五，地数五，五位相得而各有合者，之为加。诚五行星精之所化，引重致远，以济不通，何患躄不疗，小儿三岁不能行，筋不转，脉不摇，赋形功行为名也。固入五脏，偏驻又在厥阴之肝，肝藏筋膜之气也。是得辅厥阴肝体，行厥阴肝用，除厥阴肝眚，其功特著。一名五嘉，合蘖❷酿酒，酉燡佳美。行酒势，走血脉，通关津，达四街，彻九窍，布三❸百六十五节，开八万四千毛孔，迅速疾行，无出其右者。至若追风作使，辟寒惩暄，易热恼为清凉地，攘濡湿致高洁界，此其专务。

神农本经中品

荛花❹

气味苦❺寒，有毒。主伤寒温疟，下十二水，破积聚、大坚、癥瘕，荡涤肠❻中留癖、饮食，寒热邪气，利水道。

核曰：荛花出咸阳川谷，及河南中牟，所在亦有，近以雍州者为好。苗似胡荽，高二尺，茎无刺。入夏作花，簇生细碎，生时色黄，干则缟白。或言世无荛花，每以芫❼花充用，不唯气味功能悬绝，生成形肖亦迥别也。

参曰：《山海经》云：首山多荛，苗首出，萼随之，花落尽，叶乃茁也。故荛谐尧。尧，高也，广也，炎也，上也。高广承寒，炎上作苦，合配太阳化令，对待太阳体用药也。力主寒伤层署，表著六标暑巢营舍，因遇肃杀之秋风，或侵凄沧之水寒，或袭沐浴之水气，随卫入出，实虚更显，阴阳且移，休作成疟也。至下十二经水，破五脏积，六腑聚，大坚癥，大坚瘕，留癖肠胃中者，荡涤无遗，空诸所有，捷于影响。若食饮馨饪，邪从口入者，或发于阴而寒，或发于阳而热，或寒热叠呈，而阴阳互迁者，陂可平，往可复，艰贞之吉，于食有福。

紫参

气味苦❽寒，无毒。主治心腹积聚，寒热邪气，通九窍，利大小便。

核曰：紫参，生河西、冤句山谷，今河中、淮郡、三辅皆有之。茎高一二尺，叶似槐；亦有状羊蹄者，色青绿。五月开花，白色似葱花，亦有红紫❾水荭色者。实黑，大如豆，圆聚生根黄赤有文，根皮紫黑，肉红白，肉浅皮深。三月采之，火炙赤紫状类小紫草。

---

❶ 粘：诸本同，《证类》和《纲目》作“饴”。
❷ 蘖：冷本作“蘖”。
❸ 三：冷本作“二”。
❹ 荛花：此药诸本皆作“中品”，《本经》作“下品”。
❺ 苦：诸本同，《本经》此字后作“平”。
❻ 肠：诸本同，《本经》此字后作“胃”。
❼ 芫：诸本同，《纲目》作“桃”。
❽ 苦：诸本同，《本经》此字后作“辛”。
❾ 紫：诸本同，《本草图经》此字后作“而似”。

参曰：赤黑兼色而得紫，参水火相射者，既济之为参也。犹未离乎火味之苦，水寒之气，金亦互，木亦交矣。故腑脏咸入，根身并叶尔。脏在胸，腑在腹；积者，五脏之所生；聚者，六腑之所成也。积解聚散而寒热平，清阳仍走上窍而利，浊阴仍走下窍而通矣。

败 酱

气味苦平，无毒。暴热，火疮赤气，疥瘙疽痔，马鞍热气。

核曰：败酱，一名苦菜。又名苦蘵，苦蘵同酸酱名，酸酱叶则高大也。亦与苦买❶、龙葵同名，种类则迥别矣。生江夏川谷，所在溪涧近水处亦有之。春初嫩苗塌地，似松❷菜叶，略狭长，面深背浅，有锯齿。采作菜蔬，漂去苦味，有陈酱气。三月茎渐高，数寸一节，节间生叶，各起小枝，四散如伞，高三四尺。入夏白花成簇，根白紫，八月采取，曝干用。

参曰：诠名败酱，烹之色臭相似，形脏腹肠之所需也。气平味苦，盖炎上作苦，苦性走下，苦肃肤腠，苦厚肠胃，平则无过不及矣。因名苦菜，月令小满，苦菜秀，白花整密敷布如盖。夏三月，此谓蕃秀，若所爱在外，犹夏日在肤，泛泛乎，若万物之有余也。盖夏火主时，金遇庚伏，而乃白花金布，抑秉制为用，制则化生欤。故从治暴热，火疮赤气，焦烁肺金肤皮形脏，而为疥瘙疽痔，马鞍热气者。热解则清而愈，此即点火成金，不烦另觅种子矣。仲景先生用治肠痈之为病，其身甲错，腹皮急，按之濡，如肿状，腹无积聚，身无大热，脉数，此为腹内有痈脓。不独焦烁肺金之形脏，并毁败腑配之大肠。金至斯坚，将来者进，成功者退，理势然也。

露蜂房

气味甘❸平，有毒。主治惊痫瘈疭，寒热邪气，癫疾，鬼精，蛊毒，肠痔。

核曰：露蜂房，一名蜂肠，一名蜂𦡄，一名百穿，一名紫金砂❹。生牂牁山谷，所在皆有。凡四种：一曰革蜂，窠大者一二丈，围树上，内窠小者，隔六百二十六❺个，大者隔一千二百四十个，其裹粘木蒂，采七姑木汁，其盖采牛粪沫，其隔采叶蕊也。二曰石蜂窠，附人家屋上，大小如拳，色苍黑，内有青色蜂二十一个，或十四个，其盖石垢，其黏处七姑木汁，其隔竹蛀也。三曰独蜂窠，大如鹅卵，皮厚，色苍黄，内有小蜂，头翅内向，仅大蜂一只，如石燕。独据外向，人马被螫，则立亡也。四曰草蜂窠，亦入药用。以革蜂窠为胜，今人多用檐前树枝上者。修治：同鸦豆枕等拌蒸，从巳至未出豆，炙松脆用。

参曰：黄蜂露处于显，其房倒垂而旋复；显者密之，蜜蜂退藏于密，其房横列于四隅密者显之，动者静，静者动，开者阖，阖者开，枢机之为用乎。故主气上而惊，气下而痫，倒置开阖而瘈疭，乖错阴阳而寒热。阳重者狂，阴重者癫，有阴无阳者鬼精，有阳无阴者蛊毒。显者密而密者显，行布不碍圆通，圆通不碍行布矣。至若肠澼为痔，通因塞用，蜂肠百穿，象形对待法也。

---

❶ 买：诸本同，《纲目》作“荬”。
❷ 松：诸本同，《纲目》作“菘”。
❸ 甘：诸本同，《本经》作“苦”。
❹ 砂：诸本同，《证类》、《纲目》作“沙”。
❺ 六：诸本同，《证类》、《纲目》此字无。

蛴　螬

气味咸，微温，有毒。恶血，血瘀，痹气，破折血、在胁下坚满痛、月闭，目中淫肤，青翳白膜。

核曰：生河内平泽，及人家积粪腐草朽木间。大如趾，身短节促，足长有毛，以背滚行，乃捷于脚，久之化蝉而去。生木根桑树中者，曰木蠹，曰桑虫❶，身长足短，口黑无毛，春雨后，化为天牛，大腹两角，在沙碛中，到走颇捷，平陆则不行矣。此属异类，宜早辨也。修治：采无时阴干，同糯米拌炒，至米焦黑，去身口肉分茸毛，并黑尘，分作三四截，研粉用；亦可生用，取汁。用下乳汁，杂猪蹄作羹，两无别也。

参曰：蛴谐齐；齐，垣屋两旁隰阪处也。螬谐曹；曹，庭榭东畔棘壤所也。故蛴螬湿生无母，多在垣屋庭榭积壤腐木间。《尔雅》所谓蟦蛴；《列子》所谓乌足之根，是也。色黑褐亦有外黄内黑者，身不及寸，腹文如蝎若蝉，故一名蝎，化复育、转玄蝉，离卑秽，应高洁，吸风饮露，好鸣种子也。行以背，驶于足，复育腹行，玄蝉足行矣。本草指内外洁白之木蠹桑虫，表里灰色之地蚕，蛸蛴者，谬矣。盖木蠹桑虫行以腹，地蚕若屈蠖之求伸，蛸蛴类蟋蟀之促蹶，皆非行于背也。然则行身之背者督，起于下极之俞，并脊里，上风府入属于脑，与任脉会于巅，蛴螬功力，力主督不会任，任内苦结，为恶血、为血瘀、为痹气、为折血在胁下坚满痛，男子为七疝，女子为血闭瘕聚，仍使之任督交通，环周会极。盖肝开窍于目。肝，木脏也，蛴螬兼木为食，若淫肤翳膜，皆目余眚，如木蘖栭菌然。螬食其余，何眚之有，且也木系系风府，循督会任故功用特著。昔仲子食螬剩者半李，遂使耳有闻，目有见，信有之矣。

丹雄鸡❷

气味甘，微温，无毒。主女子崩中，漏下，赤白沃，补虚，温中，止血❸。头主杀鬼，东门上者良。

隐居别录

鸡　子

气味甘平，无毒。主除热火灼烂疮❹，痫痓，开喉声，疗失音。

卵中白❺

气味甘，微寒。云心下伏热烦满❻，破大热烦。

卵中黄❼

气味甘温，无毒。主除烦热，解热毒❽。

卵　壳

气味咸平，无毒。主伤寒劳复，发音声。

---

❶ 虫：诸本同，《纲目》引韩保升曰作“蠹”。

❷ 丹雄鸡：此药诸本皆作“中品”，《本经》作“上品”。

❸ 血：诸本同，《本经》此字后作“通神，杀毒，辟不?”。

❹ 火灼烂疮：诸本同，《本经》作“火疮”。

❺ 卵中白：诸本同，目录作“鸡子白”

❻ 云心下伏热烦满：诸本同，《纲目》引《别录》作“目热赤痛，除心下伏热，止烦满咳逆，小儿下泄，妇人产难，胞衣不出，并生吞之。醋浸一宿，疗黄胆”。

❼ 卵中黄：诸本同，目录作“鸡子黄”。

❽ 主除烦热，解热毒：诸本同，《纲目》引《药性》作“醋煮，治产后虚及痢，小儿发热。煎食，除烦热。炼过，治呕逆”。

核曰：鸡，羽属，五方所产，种类甚多，大小形色，各各殊异。盖日中有鸡，西方物也；大明生东，故鸡入之。卵生思抱，伏而未孚者，谓之曰涅。又曰：鸡伏无雄亦卵，以卵告灶，伏亦出之，俗曰灶鸡。破卵而出，毛羽遂具。无外肾，亏小肠。好睨视，跑而食之，每有所择，故曰鸡廉。食而不饮，有屎无溺也。呼曰朱，朱，相传鸡本朱氏翁，化为之者。按汉祝鸡翁，居尸乡山下，养鸡百余载，皆有名字，呼名则种别而至，则朱乃祝之转也。其栖也知阴晴，其鸣也知时刻。鸣必三度，又能自守，不为风雨止。诗云：风雨凄凄，鸡鸣喈喈，风雨萧萧，鸡鸣胶胶，风雨如晦，鸡鸣不已。喈喈鸣而不失其和，胶胶，不失其固也。鸡老岁久至晓方鸣，持寒也。或乙丙夜，辄独鸣，则行旦有赦，谓之盗啼。无故群鸣，谓之荒鸡；牝鸡雄鸣，雄鸡乳卵，老鸡人言，谓之不祥。古称鸡有五德：戴冠，文也；傅矩，武也；敢斗；勇也；得食相告，仁也；守夜不失时，信也；有此五德犹日沦而食之，何也？以其所从来近也。《埤雅》云：蜀鲁荆越诸鸡，越鸡小，蜀鸡大，鲁鸡犹其大者。庄子云：一越鸡不能伏鹄卵，鲁鸡固能矣。成玄英云：越鸡，荆鸡也；鲁鸡，今之蜀鸡也。按韩子云：鲁鸡之不期，蜀鸡之不支，则玄英所谓鲁鸡，今之蜀鸡者，非是矣。《尔雅翼》云：荆与越为小，蜀与鲁为大，荆越相近，蜀非巴蜀，鲁成公会于蜀者，亦鲁地云尔。李时珍云：蜀中鶤鸡，楚中猲❶鸡，并高三四尺；江南矮鸡，脚仅二寸许；南越长鸣鸡，昼夜啼叫；南海石鸡，潮至则鸣；辽阳食鸡、角鸡，俱肥美大胜诸鸡；朝鲜长尾鸡，尾长四尺。丹赤者，人药最良。近道称太和者为第一，下元岁戊子，两浙群鸡，肋尖都生爪甲，五爪具者，辄登天而鸣，去则不知所往。破卵者，每多五彩凤形，或三足、四足、五足、连胸，或连胁，或四翼、五翼、六翼、连脊，或连颈，或羽、或毛、或鳞、或介、或兽颈而鸡身，或鸡首而兽体，或两身三身而一头，或二头三头而两翼，或毛羽之根，遍生爪甲，或爪甲之端，多生毛羽，或卵大如鹄子，或蛋小如雀卵。色相千端，鸣啼百怪，时有小鸡，或作人言也。是年吴之崇明，每潮来，即浪滚丹赤雄鸡鸡身马蹄，无大小各重二斤许，不啻千万计，必协群龟池鱼，一涌遍海面，来不复去也。至犬羊禽鸟，或人身而犬头，或羊首而人躯，或一体二三首，或两犬联脊，或三羊并尾，或四豖一蹄，或狮头猴身，或人手犬足，灾害叠出，不堪枚举也。悲夫，人畜莫辨，犹从事鼎鼐者，亦曰殆❷哉。《延寿书》云：具五色者，玄身白首者，六指者，四距者，死不足申者，并不可食。但阉鸡而啼者，有毒。四月勿食抱鸡肉，令人作痈，成漏，并男子❸虚乏。弘景云：五岁小儿以下，食鸡者多生蛔，及寸白。鸡不可合胡蒜、芥、李、犬肝、犬肾食，并令人泄血痢。同兔食，亦作血痢。同鱼汁食，成心瘕。同鲤鱼食，痈疖。同獭肉食，成遁尸。同生葱食，成血❹痔。同糯米食，生小❺虫，一粒一虫，易生速计者也。其卵黄雌者为上，乌雌者次之，首乳者力胜。上锐下圆，端有点血，鲜赤者，首乳也。羽爪昉嗉，冠血膍胵，筋骨屎白，草窠

❶ 猲：诸本同，《纲目》作“伧”。
❷ 殆：冷本作“殒”。
❸ 子：诸本同，《纲目》作“女”。
❹ 血：诸本同，《纲目》作“虫”。
❺ 小：诸本同，《纲目》作“蛔”。

衣壳，咸收药用。其羽焚之，犹可致风，畜蛊之家，鸡辄飞走，此灵禽也，宁独克庖饵食而已。

参曰：东方肝木，其音角也，其窍目也，其主筋也，其卦巽也，其畜鸡也。故鸡鸣日出于寅，鸡伏日入于酉，通昼夜之阖辟，木秉金为用也。盖营行脉中，卫行脉外，经经纬络，阳出阴入而昼夜分，故主卫失两陆之常，惺反寂而寂反惺，寤反寐而寐反寤者，或营失经纬之守，崩反瘀而瘀反崩，积反漏而漏反积者，功力捷如影响。头为阳首，大明东生，鬼魅不祥，莫之敢撄矣。经云：卵应想成，便裹壳衣，范围黄白，所谓天地之先，阴阳之始，胚形未兆，其气浑若也。破卵而出，解甲之孚，曰混沌衣，曰凤凰蜕，取蜕脱之义尔。仲景苦酒汤，用未伏之卵，鸿濛未判而力用专。去黄留白以从阳，高悬之以类相求也。破之使出，音始出，声始发，一阴机彀动，会厌发，分气张，窦端而言，答述而语矣。去白留黄者，以从阴也，盖白赋阳外之形，黄铸阴内之脏；主少阴病，卫慾归内，烦难卧者，仍使之卫归阴陆，睡卧忓眠，不与觉时同也。并主百合病，百脉一宗，悉致其病者，罔剧涌泄，仍假百合药象。从治其本病，而后君以卵黄，乃治其标病。疾流阴气以成阳，合夫荣行脉中，卫行脉外，出阳入阴，如环无端，形与形相亲，脏与脏相叶，物各从其类也。若屎白之主转筋，脉微弦，上下行，臂脚挺直而艰曲者，冯脏真通于肝，肝脏筋膜之气也。仍合筋转脉摇，和柔相离，如鸡举足曰平，昼者昼，夜者夜，辟者辟，阖者阖矣。

蜚 虻

气味苦，微寒，有毒。逐瘀血，破❶血积、坚痞、癥瘕寒热，通利血脉及九窍。

核曰：生江夏川谷，牛马所在，都有之。形类蜜蜂，腹四❷褊微黄绿色，嘴锐而利，若锋鐩然。春半后，秋半前出，茂暑繁盛，腹有血者良。法取五月。修治：入丸散去翅足，熬❸熟用；汤法亦同。

参曰：蜚虻，一名虻虫、陆虻也。飞咂牛马血，嘴如芒刺然，性颇贪饕，腹满犹咂不已。用逐瘀血，破血积坚痞，癥瘕而成寒热者，遂其性，尽出其所留积而后快。盖❹血中有眚，乃积乃留，眚去血行，流不盈矣。通利血脉者，概手足二十四经隧而言，十二焉从头而走足，十二焉自足而走头，风马牛不相及者，而概咂焉。则凡经隧逆走头而逆走足者，乃积乃留，各遂其性，乃行乃流矣。故血失所行，血失所留者，清阳不走上窍而留，浊阴不走下窍而积，而行焉，而流焉，何窍不通，何窍不利。

神农本经下品

梓白皮

气味苦寒，无毒。主热气❺，去三虫。

核曰：梓，一名木王。生河内山谷，近道亦有，宫寺园亭，颇多植此。旧说椅即是梓，梓即是楸，楸即是櫰。盖楸

❶ 破：诸本同，《本经》此字后作“下”。
❷ 四：诸本同，《纲目》引宗爽曰作“凹”。
❸ 熬：诸本同，《纲目》引宗爽曰作“炒”。
❹ 盖：冷本作“盍”。
❺ 气：诸本同，《本经》此字无，《纲目》作“毒”。

之疏理而白色者为梓，梓实桐皮者为椅，其实两木，大类同，而小别异也。齐民要术称白皮有角者曰梓，或名角楸，又名子楸；黄色无子者曰柳楸，世呼荆黄楸云。然则是数者，又以有子为别耳，顾梓之子，荚细如箸，其长仅尺，冬后叶落，荚犹在树，总总然，荚中之子，各曰豫章。崔豹《古今注》云：楝子曰枣，梓子曰豫章，桑子曰椹，柘子曰佳，鲁季孙植六檟于蒲圃东门之外。子胥曰：植吾墓。任昉云：山中有楸户，掌楸木者，可为什器也。盖梓有三：木理白者梓，赤者楸，梓之美文者椅，楸之小者檟。桐亦名椅，与此不同。入药则宜白色有子者，用皮则生者良。

参曰：梓为百木长，室屋之间有此，余材不复震矣。亦有子道焉，昔者伯禽康叔见周公，三见而三笞，遂见商子，商子使观于南山之阳，见乔木而仰；又使观于北山之阴，见梓焉。晋然实而俯，商子曰，乔者，父道也；梓者，子道也。于是二子再见乎周公，入门而趋，登堂而跪，周公拂其首，劳而食之，则以能子道焉耳。《杂五行书》云：舍西种梓，令子孙顺者，盖亦取此。诗云：维桑与梓，必恭敬止，靡瞻匪父，靡依匪母，故古者见乔木，必下而趋，所以广孝也。桑者，母之所事，以供蚕缫；梓者，父之所植，以伐琴瑟，故见之而恭敬之心，惕然生焉，不必待于口泽手泽之所渐也。神农氏云：梓皮苦寒，入药最良，盖苦性趋下，寒平热毒，顺之也，敬止也。本经主去三虫。《别录》疗小儿身头热烦，疮疡虫蚀者，顾置室屋之间，余材且不复震。风虫之属，宁不降心而退舍焉。梓之益利于人道者大矣。

白头翁

气味苦温，无毒。主温疟、狂踢❶寒热，癥瘕、积聚、瘿气，逐血，止腹❷痛，疗金疮。

核曰：白头翁，一名白头老人，一名王主者，端居北位，今生吴越矣。他处虽时见，总不及两地者为贵。春生作丛主，株分挺出于众叶，发茎端如杏，叶上有缟白茸毛，若头发疆短，之如翁也。近根亦有白茸，根似蔓菁，色深紫，其茎有风则静，无风自摇，赤箭、独活、鬼臼同性。河南洛阳，界新安山中，多服此，云令人寿考。修治：得酒良，花、子、茎、叶，功无差等。

参曰：命名白头翁，形色之相肖。亦白秉金用，头为阳首。翁者，历年久，事尽知，故有风自静，无风自摇。验体之能立，用之能行，是以首出庶物，不为八风所夺也。宜哉荡中脏之垢秽，胡颈之瘿瘤，温疟之踢狂，积聚之传会，寒热之癥瘕，金疮之屠毒，百体治平，腹心患灭。

泽　漆

气味苦，微寒，无毒。主治皮肤热，大腹水气，四肢面目浮肿，丈夫阴气不足。

核曰：泽漆，出太山川泽，今江湖平陆有之。春生苗，一科分枝，丛生柔茎，色碧绿，如马齿苋、苜蓿叶辈，圆黄且绿，颇似猫睛，一名猫儿眼草。茎头五叶，中抽小茎五枝，每枝作细花，

---

❶ 踢：诸本同，《本经》作“易”。

❷ 腹：诸本同，《本经》此字无。

色青绿，复有小叶承之，齐整如一，一名五凤草，一名六叶绿花草。茎有白汁粘人，根亦白，中心劲硬如骨。本草为大戟、乌头苗者，谬矣。

参曰：泻水上行之为泽，水泻欲留之为漆，水大体用两叶矣。故水亡体用者，皮肤热；水惟具体者，大腹水气、四肢面目浮肿。缘丈夫阴足而精藏，而起亟，用行体至，体至用行，两无碍焉。仲景先生《金匮要略》论，咳逆上气，时时吐浊，坐不欲眠，其脉沉者，泽漆汤主之。第形寒饮冷则伤肺，两邪相击，为咳为痈为痿矣。此体用两冥，至肾气独沉宣水之用，即所以辅水之体，内外合邪，泮然冰释矣。

狼　牙

气味苦寒，有毒。主治邪气、热气、疥瘙、恶疡、疮痔，去白虫。

核曰：生淮南川谷，及冤句，今江东、汴东州郡，建康、三辅多有之。苗似蛇莓，叶厚而大，深绿色。六月花，八月实。实黑根白者佳，黑次之。设中湿，则易于腐烂。

参曰：狼牙象形，其善逐贪饕而肠直，治用类相同也。气寒味苦，有毒，逐邪热气，秉毒攻毒，捷如影响。盖风入虫成，热伤身窍，此以剧饮伤饱，至肠癖疽痔，阴蚀恶疡，饵服固多奇验，洗濯更易涤除也。

胡　粉

气味辛寒，无毒。主治伏尸、毒螫，杀三虫。

核曰：锡铅皆可造粉，锡粉莹洁无青气，仅可妇女饰面，色同肌理无辨也。第锡为五金贼，不入药用，丹灶家亦不采取。铅粉有青色，此即先天之一气，五金之纯液，入药最良，丹灶家烹炼作柜，匪此不用。按墨子云：大禹造粉。张华《博物志》云：纣烧铅锡作粉。则粉之来亦远矣。今金陵、杭州、韶州、辰州皆造，其法每铅百斤，熔化，削成薄片，卷作筒，安木甑内，甑下、甑中，各安醋一瓶，外以盐泥固济，纸封甑缝。风炉内，安火四两，火尽添炭，养一七，开甑扫取，仍封仍养，以尽为度。不尽者，炒作黄丹。渣滓，密陀僧也。《孟春余冬录》云：嵩阳产铅，居民多造胡粉。其法：铅块悬酒缸内，封闭四十九日，开之则化为粉矣。但铅气有毒，工人多用肥猪犬肉、浆酒❶以厌之。中其毒者，每至痿黄，瘫挛而毙。此皆巧者时出新意，以速化为利故尔。《相感志》云：韶粉不白，用莱菔子蒸制则白。

参曰：溉种金谷之糟醯，交烹黑铅而成粉，转作西白金，金向水中求也。更藉鼎瓮酝藏，蒸之浮之，解坚凝为柔脆，碎大块作微尘，烧之，粉复还铅，随分仍合，仍合随分，正所以征从革之体物不迁，用行数变也。咸属工力之使然，胡其产耳。夫如是，既袭容平之金德，则天气以急，地气以明，何有夫三虫伏尸螫毒死阴之属，尚有着脚处耶。仲景先生君黄连炎上之作苦，具太阳寒水之化令，且也金至斯坚，上达九天，下彻九渊，内周五脏，外弥肤腠，用治身热肤痛为浸淫，焦烁毛发肤皮金肺形脏者，黄连粉主之，藉炎敲袭清肃，易热恼置清凉地也。

---

❶ 浆酒：诸本同，《纲目》作“饮酒及铁浆以厌之”。

蜣 螂

气味咸寒，有毒。主[1]腹胀，寒热[2]。隐居云：治奔豚瘕积。

核曰：蜣螂，生长沙池泽，所在有之。以土包粪，转而成丸，雄曳雌推，置于坎中，覆之而去。数日后，小蜣螂孚乳于中也。有二种：鼻头扁，背袭玄甲，因有武士之称，腹翼下有小黄子，附母而飞，昼伏夜出，见灯光则来，狐并喜食之，宜入药用。小者身黑而暗，昼飞夜伏不堪用。修治：五月五日采取，蒸之，临用去足，火炙，勿置水中，令人吐。

参曰：蜣螂蛣蜣也，一名转丸、推车客，此湿生也。合粪壤水土，吐唾弄丸而感，枢轮之用乎。故主轮脱而胀腹，枢废而热寒。至若奔豚之下而上，瘕积之非其所据而据者，爰彼奋臂举负而奔，则化无停机，推车客为用大矣。释典诠蛣蜣具六即佛号，凡属有知，毋自堕，毋自弃也。

鼠 妇

气味酸温，无毒。主治气癃，寒热，月闭，血瘕，堕胎。

核曰：鼠妇，一名负蟠，一名湿生虫。出魏郡平谷，今处处有，多在下湿处，瓮器底土坎中。诗云：　蛜在室，郑玄言：家无人则生。大者长三四分，小者一二分，色灰褐，背有横纹，蹙起，双眸两须，多足奔趋，甚捷，断之无血，唯白浆耳。《尔雅》云：每在坎中，粘负鼠背，因名鼠负。韩保升云：犹枭耳好着羊身，名羊负来也。食之善淫，故得妇名。一名鼠姑，犹鼠妇也。

参曰：鼠妇，一名负蟠，湿生虫者，盖湿以合感，生必土坎瓮器之底，若举负而奔。虫之多足者，蟠也；犹鼠性善疑，畏明穴处，出则每不果，徘徊乃窜耳。如假血为瘕，而寒热生；假气为癃，而痹闭作。留爱纳想而乳字成，此非身所有者，窦而入之，悉皆消陨，倾营气之窠臼者也。

水 蛭

气味咸苦平，有毒。主治逐恶血瘀血、月闭，破血癥积聚，无子、利水道。

核曰：生雷泽池泽，处处河池田坂有之。色黄褐，间黑纹数道，腹微黄，背隆腹平，中阔，两头尖，都有嘴呐者，可引可缩，两头咂人，及牛马胫股，不满其欲，不易落也。虽燔汤烈火，煅研成末，入水变生，子入人腹，为害弥深，唯蓄血人，随血下陨，方堪药用，否则不敢当也。修治：五月六月采取，用米泔浸一宿，曝干，以冬猪脂煎令焦黄用。

参曰：水蛭，一名至掌、马蟥也。盖蛭类有三：曰山蛭，曰草蛭，药用水蛭也。生水中，喜吮人及马牛足股，蛭吮若莫知至而至者，果复性遂，蛭乃去，否则确乎其不可拔，宁断两头，入骨为患。故主力逐恶血瘀血，力破血癥积聚，此皆血留而盈；至若太冲脉过盛，任脉不通，月事不以时下，月闭无子者，平其太冲，辟其妊娠，月事仍以时下而有子。有余于血者，则用此法；不足于血者，不在用之。利水道者，此湿生虫，水族也。用利水道，故特易易，盖水入

---

[1] 主：诸本同，《本经》此字后作“小儿惊痫，瘈疭”。

[2] 热：诸本同，《本经》此字后作“大人癫疾狂易”。

于经而血成，不行焉，为恶为瘀，水蛭乃行不留，则留者行，亦可留不行，则行者留，非留行安能时下而有子，此行而后留，读农经者，大宜着眼。

别录上品

李根白皮

气味甘❶寒，无毒。主治消渴，止心烦，逆奔豚气。

核曰：李，处处有之。树高丈许，绿叶白花，果极繁茂，与麦同候，麦秋至，李熟矣。种类近百，子大者如杯❷如卵，小者如弹如樱。味有甘、酸、苦、涩之别；色有青、绿、紫、赤、黄赤、缥绮、胭脂、青皮、灰紫之殊；形有牛心、马肝、柰李、杏李、水李、离核、合核、无核、匾缝之异。生有武陵、房陵诸李。早则麦李、御李，四月熟。迟则晚李、冬李，十月、十一月熟。又有季春李，冬花春实也。《王祯农书》云：北方一种御黄李，大如碗，肉厚核小，甘津香美；江南建宁一种均亭李，色紫肥大，香如兰蕙，味若醍醐；一种璧❸李，熟则拆裂糕液，如乳如酪，香甜可口；一种御李，花色红黄，实状樱桃，先诸李熟；一种夫人李，表绿里赤，肉好肥满，干之，嘉庆子也。《素问》云：李韭皆酸。李，东方之果，木子也。《埤雅》云：李从木从子，性颇难老，老虽枝枯，子亦不细，品处桃上，果属有六，桃最为下。孔子饭黍，不以雪桃。诗曰：投我以桃，报之以李。又曰：丘中有麻，彼留子嗟；丘中有麦，彼留子国；丘中有李，彼留之子。言麻以衣之，麦以食之。又有李焉，且皆丘中植之，则留子之政修矣。此人之所以思之，法言曰：男子亩，妇人桑之，谓思吕子产相郑，桃李之垂于街者，莫之援也。然则丘中有李，又能使人不盗也。《尔雅》曰：桃曰胆之，枣李曰疐之，盖枣李之脐，去疐而已。旧云：桃李种法，大率欲方，两步一株，密则阴辄相扇，不惟子细，味亦不佳也。《谭子化书》云：李接桃而本强者，其实毛；梅接杏而本强者，其实甘。此明造化之权，有以知巧而移矣。本根皮白，甘酸二种，入药甘者良。修事：取东行者，刮去皱皮，炙黄用。

参曰：李，木之多子，老至犹繁，累不易落。若荔实专力在系也，与麦同候，继绝续乏，承顺天施，养生之道也。仲景先生用治水逆犯上，病名奔豚，横滑难制者，用甘李根白皮，甘禀土味，秉制为用，转承水下，且木实得酸，根白金色，环承制化，在本则子令母实，在金则虚则补母，在土则承乃制之。溯流而上者，顺流而下矣。乃克治平，斯无不顺，何逆之有。子名嘉庆，良有以也。《隐居别录》广推奔豚者，肾之积，气从少腹上冲心，心烦逆，又若厥状，撞心消渴也。

羊　肉

气味苦❹：甘，大热，无毒。暖❺中，字乳、余疾，及头脑大风，汗出虚劳，寒冷，补中，益气，安心，止惊。

核曰：羊类甚多，备载羖羊角条核。

参曰：羊，火属。子，羔，羊下有

---

❶ 甘：诸本同，《别录》作“大”。
❷ 杯：诸本同，《纲目》作“杯”。
❸ 璧：诸本同，《纲目》作“擘”。
❹ 苦：诸本同，《别录》此字无。
❺ 暖：诸本同，《别录》作“缓”。

火，若火始然，可进而大，心畜也。其为药用，通心，主血脉。经云：脏真通于心，心藏血脉之气也。《金匮要略》羊肉汤，疗产后腹中㽲痛。㽲音鸠。鸠，急也。血涩于营，脉滞于摇也。《别录》广字乳余疾。字，女子字；乳，女生子。余疾，疾解而不了了也。大风头脑，汗出虚劳寒冷者，木失达，火亡发也。发之达之，中乃补，气乃益，惊乃止，心乃安，木郁达，火郁发，子藉母补，母叶子助也。

别录中品

薤

气味辛，味温滑[1]，无毒。主金疮疮败。轻身，不饥，耐老。归骨除寒热，去水气，温中，散结气。作羹食，利病人。诸疮，中风寒，水气，肿痛[2]，捣涂之。日华曰：煮食耐寒，调中，补不足，止久利、冷泻，肥健人。

核曰：薤，一名藠音叫子、莜音钓子、火葱、菜芝、鸿荟。生鲁山平泽，所在亦有。八月栽根，正月分莳，宜白软良地。种法：一本率七八支，支多者科辄圆大，故以七八为率。《尔雅》云：□鸿荟，即此是也。状似韭，但韭叶中实而扁，有剑脊；薤叶中空而稍圆，有棱线，嗅如葱。三[3]月作花，细碎，紫白色，不结实。《尔雅翼》云：薤似韭而无实也。亦不甚荤，古礼脂用葱，膏用薤。膏，犬豕之属；脂，羊牛麋鹿之类。盖物各有所宜，故薤与牛肉同啖，令人癥瘕是矣。少仪云：为君子择葱薤，则绝其本末，有萎干者也，麋鹿鱼为泣，麕为辟鸡，野豕为轩，兔为宛脾，切葱若薤以实之，醯以柔之。言此四物，其作之状，以醋与荤菜淹之，悉皆濡熟，杀肉及腥。盖虽荤物，乃能去腥，故古人不去而用之。第狼食之迷，虎啖之愦，鼠吞之毛落，狗嚼之反胃，独与兽不相宜也。今圃人种薤者，每用大蒜置硫黄其中，久则种分为薤。薤有赤、白两种：赤者苦无味，白者肥[4]且美，可供食馔，充[5]药用，闽人目作素蔬，饭僧供佛，交天祀神，非此不称敬。别有一种，水晶葱，蒜根葱叶，与薤相似，其臭不臭，亦其类也。按《王祯农书》云：野薤，俗名天蒜。生麦原中，似薤而小，味益辛，亦可供食，但不多有。《尔雅》所谓山韭[6]者是矣。

参曰：薤赤者，苦无味，主金疮，疗风水。薤白者肥甘，气煊臭爽，充溢乎形气之间，空可满而满可空，实可虚而虚可实也。传云：五荤炼形，薤其一矣。夫物之英华之美者，莫如芝，如莲曰水芝，芋曰土芝，蜜曰众口芝，薤曰菜芝，盖书之记务光翦薤，以入清冷之渊，今薤叶篆，传者。以为务光所作。杜甫诗云：束比青刍色，圆齐玉筋[7]头，衰年关膈冷，味暖并无忧。王祯云：生则辛疏，熟堪温补，植之不蠹，嚼之有益，老者怡之，少者怀之，学道人资之，疾病人赖之，未岂狼餐虎噬，狗偷鼠窃，所能味其味哉。齐谐志有陆郭之兄，罹天行疾，后颇善啖，日食非石斛不饱。经十载，致家贫行乞。一日饥极，遇圃

---

[1] 辛，味温滑：诸本同，《别录》作“苦”；《纲目》作“辛苦温滑”。

[2] 水气，肿痛：诸本同，《别录》作“水肿”。

[3] 三：诸本同，《纲目》作“二”。

[4] 肥：诸本同，《纲目》作“补”。

[5] 充：原作“克”，据泠本改，下同。

[6] 韭：诸本同，《纲目》作“薤”。

[7] 筋：诸本同，《纲目》作“箸”。

有薤蒜者，各啖一畦，卒闷绝仆地，顷吐物如笼，渐大如牛马，行人置粒饭于上，渐缩小，久消成水，已而病寻瘳也。顾此不唯癥瘕之可柔，饥疮之可疗，并可治中消，惩贪吏之腹矣。汉世太官圃，冬种葱薤菜茹，覆以屋庑[1]，昼夜爇蕴以火，助其温澜乃生。召信臣为少府，以为不时之物，食之伤人，不可以奉供养，奏罢之。又汉孔奋为姑，臧长妻也，但食葱薤菜茇，而义熙中。太常谢澹生，遣四人还家种葱菜，免官人之贪，其贪廉之不同如此。今人多不采用，独金匮有薤白白酒汤，治胸痹，卒病论有薤白白饮，主少阴四逆，下利，后重。闭者使之通，泄者使之阖，枢机之用乎。

瓜子仁

气味甘寒，无毒。主治腹内结聚，破溃脓血，最为肠胃脾内壅要药。

核曰：瓜子，甜瓜子也。生成备甜瓜蒂核。

参曰：茎蔓乐延，稍壅辄溃，附本之瓜反小，近末之瓜转大，吮吸地液，性颇贪狼，虽夏火主时，无妨水大含遍者也。即一粒子，具瓜全体。仲景先生用治肠痈脓未成者，吮吸殆尽。《隐居别录》推广腹内结聚，破之溃之，结解聚散。故曰：最为脾胃壅滞要药也。

恶实

气味辛平，无毒。主治明目，补中，除风伤。

核曰：恶实，一名鼠粘，一名大力，一名牛蒡，一名蝙蝠刺。处处有之。三月生苗，高三四尺，叶如芋而长。四月开花作丛，淡紫色。实如枫捄[2]而小，萼上细刺，百十攒簇，一捄作子数十粒，色黑褐，好着人衣也。

参曰：恶音乌，非遏也。《礼器》云：晋人将有事于河，必先有事于恶池。《说文》云：恶池沤夷，并州川也。实者充满，缘彼充满，独远实也。一名大力、牛蒡者以此。《先人博议》云：此秉风大动摇之用，故抽水土之力独胜。味辛气平，为风木乃制为用矣。则凡病从风生，或因风寒薄郁乃成痉者，取之捷如影响。设属形层之外与上部者，功力尤胜。又云：此以承制之品，宜助肝木，便无太过之失，厥受和平之益矣。

酒

气味苦甘辛，温，有毒。主行药势，杀百邪、恶鬼、毒气。藏器云：通血脉，厚肠胃，润皮肤，散湿气，消忧发怒，宣言畅意。

核曰：世本云，帝女仪狄始作酒醪，变五味，少康作秫酒。《素问·上古天真论》以酒为浆；汤液醪醴论，黄帝问曰：为五谷汤液及醪醴奈何？岐伯对曰：必以稻米，炊之稻薪，稻米者完，稻薪者坚。帝曰：何以然？岐伯曰：此得天地之和，高下之宜，故能至完，伐取得时，故能至坚也。帝曰：上古圣人，之汤液醪醴，为而不用，何也？岐伯曰：自古圣人之作汤液醪醴者，以为备耳，为而弗服也。中古之世，道德将衰，邪气时至，服之万全，则酒自黄帝，业称上古作始，非独帝女仪狄造矣。《酒经》云：空桑秽饮，酝以稷藜，以成醇醪。此酒之始，乌梅女䴵，甜醹九投，澄酒百种，

[1] 庑：诸本同，疑为“庑”之误。

[2] 捄：冷本作“梂”，下句同。

此酒之终。《食货志》云：酒者，天之美禄，颐养天下，享祀祈福扶衰疗疾，非酒不行，故月令仲冬，命大酋，秫稻必齐，曲蘖必时，湛醻必洁，水泉必香，陶器必良，火齐必得，兼用六物，大酋监之，无有差忒。《白孔六帖》云：秫米一斗，得酒一斗，为上樽；稷米一斗，得酒一斗，为中樽；粟米一斗，得酒一斗，为下樽。《本草》云：葡萄瓜椹，杞菊苄芑，林檎橘柙，李桃杏梅，葱豉姜椒，羊羔鹿胎，虎胫熊掌，凡生物果谷草木之易酿者，皆可造酒。入药唯秫酒之清者，称无上乘。若秬合郁，酿之成鬯，此以阳据阴，则酒色香而黄，在器流动，诗所谓黄流在中者，是矣。故周人尚臭，灌用鬯，阴达于九渊，阳彻于九天，条畅于上下，致气于高远，所以降神也。《酒正职》云：既有米曲之数，又有功沽之巧。功沽为善恶，是酒之善者为功，恶者为沽也。《诗疏》云：一宿酒曰沽，盖酒以久为贵，故《周礼》有昔酒之名耳。天官酒政，掌酒政令，以式法授酒材，辨五齐之名。一曰泛齐，言酒熟而泛泛然也；二曰醴齐，酒成而上下一体，汁滓之相得也；三曰盎齐，成而色葱白也；四曰缇齐，昔而色红赤也；五曰治齐，渣滓沉下，充然悦口也。又辨三酒之物：一曰事酒；二曰昔酒；三曰清酒。再辨四饮之物：一曰清；二曰医；三曰浆；四曰酏，盖成周酒政严矣。在周书则有酒诰之篇。在周礼则有酒政之官。夫祭祀必有酒，奉养必有酒，燕享必有酒，是不容一日废也。然甘酒有戒，湎酒有征，沉酒有誓，彝酒有诰，先王无不致儆于酒。今周人以酒设官，是故五齐之酒，三酒四饮之物，厚薄之异，清浊之异，新旧之异，此固酒政之所必辨也。祭酒之用，宾客之用，王后世子饮膳之用，耆老孤子庶子飨食之用，此正酒正所当共者也。凡酒用于祭，饮酒用于燕，礼酒用于飨，陈酒用于宾客，秩酒用于养老，合而言之，曰公酒。然而酒人以其酒，入酒府；浆人以其饮，入酒府也。是皆王之所得用，而酒正掌酒之政令，未尝不致儆焉。其酒材也以式，授其实樽也以法，共颁酒则有法以行之，秩酒则有书契以授之。至于祭祀之酌有数，王者之燕饮亦有计也。他官会计，唯以岁终，而酒正之出，日入其成，日计之也。月入其要，月计之也。则周人之致谨于酒，可知矣先王于饮之器，且有法存焉。彝有舟，以示其过量，则有沉溺之祸。尊有罍，以示其不节，则有浸淫之患。六彝曰彝，所以示其祭酒之有常。六尊曰尊，所以示其祭酒之有等，先王器皿之度，往往有戒，而况于酌用之际乎。《饮箴》曰：酒之道，岂止于充口腹乐悲欢而已哉，甚则化上为淫溺，化下为讻祸。是以圣人节之以酬酢，谕之以诰训，然尚有上为淫溺所化，化为亡国，下为讻祸所化，化为杀身，且不见前世之饮祸耶。路酆舒有五罪：其一嗜酒，为晋所杀；庆封易内而耽饮，则国朝迁，郑伯室室而耽饮，终奔于驷氏之甲；栾高者酒而信内，卒败于陈鲍氏；卫猴饮于藉圃，卒为大夫所恶。呜呼！吾不贤者性实嗜酒，尚惧为酆舒之戮过，此吾不为也，又焉能俾喧为静乎，俾静为喧乎，不为静中淫溺乎，不为讻祸之波乎，既淫溺讻祸作于心，得不为庆封乎，郑伯乎，栾高乎。为之箴曰，酒之所示，示其全真，宁能我醉，不醉于人。

参曰：《方书》称清酒，即四饮之一曰清，浆人之为醴清也。扶衰养疾非酒不行，但不及乱可耳。如阴之五宫，生在五味，阴之五宫，伤在五味，过量乃及乱耳。《说文》云：酒，酉也，酿之美曲酉熚而味美也。又就也，就人性之善恶也。故酒不冰，曷命曰丹，集秋霜之粳谷，酝春生之麦酴，互交以金木，既济以水火，乃得冻不冰而火可然，六阳之为用乎。《隐居》云：主行药势，若百川之潜渫，泱漭之澮泞，腾波之赴势，动不可遏也。盖行身之剽悍者卫，勺饮入口，百体遍周，酒落焦府，不劳弹指，走血脉，通关津，达四街，彻九窍，布三百六十五节，开八万四千毛孔，亦犹卫气之剽悍，即芎力之骈驰，桂使之先聘，迅速捷机，亦无出其右者。不观立使怯者强，衰者壮，忧者斶，不怒者怒，不言者言，畅意力行矣。倘品行之不端，妍丑亦立见矣。就人性之善恶欤，诚莫之为而为，莫之致而致也。

别录下品

蒴藋细叶

气味酸，温，有毒。主治风瘙，瘾疹，身痒，湿痹，可作浴汤。

核曰：蒴藋，出熊耳川谷，及冤句，今田墅丘墟间亦有之。春初生苗，每枝五叶，夏半花白，如盏大。结子青碧，类绿豆，十月红熟，一名接骨。芹族也，芹品凡三：一水芹，水英也；二旱芹，陆英也；三蒴藋，木英也。盖木谓之华，草谓之荣，不荣而实，谓之秀；荣而不实，谓之英。陆英精岍者荣，采其英；蒴藋专精者叶，摘其叶。仲景《金匮要略》论，王不留行散，疗金疮，用蒴藋叶，因名蒴藋。细叶者，初生嫩绿小叶也。修事：初春摘取细叶，阴干，他时叶转大，气味劣薄矣。

参曰：蒴藋谐声，草谐蒴藋也。盖月冥初苏之为朔，雉伏翕羽之为翟，喻功力用相肖耳。故得开宣阳气，熏肤充身，而疮疡辟。乃宣阴气，骨接肌连，而金疮合，枢机之为用，铸形良品也。

芦根

气味甘寒，无毒。主治消渴客热，止小便利。

核曰：所在有之，生下湿陂泽中。其状似竹，叶抱茎生，无附傍枝。花白作穗若茅。根类竹而节疏。根行水底者，其味甘；露根水上者，不堪用也。

参曰：《诗疏》云：芦初生曰葭，嘉美也。长成曰苇，伟大也。未秀曰芦，芦，黑也。盖芦曰黑，黑，水色也。胪，腹前也，假言驴力之在胪也。其气寒，其味甘，对待热蕴胪腹，大者膀胱气，美失其中，致肾水失周胸臆而消渴，独沉膀胱而便利，与之各得其平。故水者，准也，称物平施，则水流而不盈，行险而不失其正。

苎麻

气味甘寒，无毒。主治安胎，胎[1]热丹毒。

核曰：苎麻，闽、广、江、浙多有。宿根不死，至春再发，一科数十茎，亦可分莳。高七八尺，叶如楮，无叉，面青背白，有短茸毛。夏秋间细穗青花。剥其皮可以绩布。荆杨间则三刈，取皮，以竹刮其表，厚处自脱。

参曰：门屏之间曰宁，《曲礼》云：

[1] 胎：诸本同，《别录》作"贴"。

天子当宁而立也。大蕿谓之麻，天子赐伯子男乐，则以蕿将之。功主安胎，顾名思义，则得之矣。先人云：质直而缕，如经如络，故易生则气胜，理润则血流。安胎捷于益母，世谛未之识也。

白附子

气味辛甘，大温，有小毒。心痛血痹，面上百病，行药势。

核曰：本出高丽，及东海、新罗国，今出凉州，及辽东。生砂碛下湿地，独茎，类鼠尾草，细叶周匝，生于穗间。形似天雄，根如草乌头小者，长寸许，干皱有节。

参曰：白附子，形肖附子而色白，阳毒独行之勇悍，亦相肖焉。气味辛温，功齐火热，手少阴心脏之体用药尔。经云：心者生之本，神之变也，其华在面，其充在血脉。为阳中之太阳，通于夏气，故主行药势，治心痛血痹，面上百病耳。

灶心黄土

气味辛，微温，无毒。主治妇人崩中，吐血，止咳逆血。醋调涂痈肿毒气。

核曰：灶心黄土，原名伏龙肝。取灶中对釜脐的之赤土也。伏火经十年者良。修治：乳研极细，水飞。

参曰：鳞虫木属曰龙。肝者，木脏也。盖肝藏血，故主血失所藏，为吐血，为逆血，为崩血，为便血，饵卧血归于肝，而诸血脏，心复得主，脾复归统，伏龙功力普矣。第木必侮土，木袭火传，火袭土驻，始而残贼，终而递生，由是观之，并可主木乘土下者脾衰，火烁肺叶者咳逆，而皆治之。《释典》云：带彼相起，彼带相起，生生之谓乎。醋调涂痈肿解毒者，醋醯也，攘粳谷而作酸，金行木德两备矣。全藉火土授受之伏龙，顺浮沉于生长之门，而春而夏，而长夏，而秋而冬，成言乎艮矣。何患肉理不通之痈肿，死阴毒厉之不攘乎。且也万物莫不生土而归土，物有所归，杀厉之气，暖然齐春仁之洁矣。

醋

气味酸苦温，无毒。消痈肿，散水气，杀邪毒。

核曰：醋，一名酢，一名醯，一名苦酒。五谷及秕糟饴果，皆可造。入药唯取晚粳者上，早籼者次，糯秫者又次。其法：三伏时，用陈仓米一斗，淘净蒸饭，摊冷盦[1]黄，晒簸，水淋净。判以陈仓米二斗，淘净蒸饭，和匀，气歇入瓮，遂注水淹过寸许，密封置暖处，三七日成。糯醋：秋社日，用糯米一斗，淘蒸，以六月六日造成，合小麹一分，和匀，同水二斗，注瓮中封酿三七日成。粟醋：法用陈粟米一斗，淘浸七日，蒸之，再淘淋，倍水入瓮密封，日夕开搅一次，一七日成。小麦醋：法用小麦二斗，水浸三日，蒸熟盦黄入瓮，水淹过麦，密封，七七日成。大麦醋：法用大麦一斗，水浸三日，蒸熟盦黄，晒干，水淋过，再以大麦二斗，蒸熟和匀，入瓮，注水封闭，三七日成。饴饧醋：法用饴饧十斤，水三十斤，煎化，俟温，入白麹末二十两，入瓮搅匀，封瓮口，日中晒，三七日成。糟秕诸果者，不堪药用，不尽纪也。

参曰：粳，溉谷也，酿之作酸。酸，木味也。是木本水为源矣，故法取粳造

---

[1] 盦：诸本同，《纲目》作“罨”，下同。

者良。盖酸津肝木诚肝脏之体用物，《楞严》云：谭说酢梅，口中酸出，耳提面命，尚尔津津，至决痈消肿肤受者，犹得蠲除，饮之啖之，宁不聚津，猪水泽，及稿瘁乎。若目为肝家本有之物，忘源者在在皆然矣。主散水杀邪，润湿者，仍归水大，邪孳者，宁不降心退舍焉。佐胆作导，疏泄前后阴，亦取致津敛液，以润枯肠，胆决乞醯，非无所自也。

猪　胆

气味苦寒，无毒。主伤寒热渴。陈藏器曰：敷小儿头疮，治大便不通，以苇筒纳入下部三寸，灌之立下。

核曰：猪豕也，易繫❶坎为豕，性趋下俯首，喜卑秽。天将雨，则进涉水波，为水畜也。盖十二子，亥为豕，故亥象形。以一阴生于午，至亥而六阴备，谓其嫌于无阳也。是以猪之在物，以从豕，在气，以从亥，其应水也，为能充❷其类焉。牝曰豝，曰彘；牡曰豵，曰豭。皮肤血肉、筋骨髓脑、脏腑膏膜、头胪脬卵、悬蹄耳垢、燖汤绳缚，咸归药用。若豭豕，其力转胜，故牡猪之胆，倍大于牝，诸方取用大胆者以此。

参曰：胆者，肝之腑、谋虑决断之所出焉。经云：十一脏皆取决于胆、其所赖以断判流行者众矣。囊皮裹汁，气用为先，是非块然肉好之比。性濡滑，味大苦，气大寒，大凡火热为眚，燥涸为证者，对待治之。至续脉慰劳，利肠涤垢此则气用前通，并得洁齐形脏。盖胆者，甲乙之始，阴阳之兆，所赖以断判行流，岂小补云乎哉。

蜘　蛛

气味微寒，有小毒。主治大人小儿㿗，及小儿大腹疔奚，三年不能行者。

核曰：蜘蛛，处处有之。色苍褐而斑，有棘毛，双眸巨口，六足大腹，爪牙锐利，啮人最毒，尿遗着人，遂作疮疡。腹下有细棱，丝从内放也。结网在人家檐角，篱头陋巷间，空中右绕作网，纶经二十有四，布纬七十有二，虫豸触着，即放丝捆扎细小，而后啖也。《埤雅》云：蜘蛛结丝，以网飞虫，人之用计，安能过之，扫其网，置衣领中，令人知巧辟忘。入药唯用悬如鱼罾者，亦名蛐蛐。赤斑者，名络新妇，入方术家用。余并不采取，种类甚多，大小颜色，亦不一也。《尔雅》但分蜘蛛、草、土，及蠨蛸四种。啮人甚毒，往往见于典籍。按刘禹锡传信方云：判官张延赏，为斑蜘蛛咬颈上，一宿有二赤脉绕项下，至心前，头面肿如数斗，几至不救。一人以大蓝汁，入麝香、雄黄，取一蛛投入，随化为水，点咬处，两日愈。贞元十年，崔从质员外，被蜘蛛咬，腹大如孕妇，僧教饮芋❸乳，数日而平。李绛兵部手集云：蜘蛛咬人，遍身成疮，饮好酒至醉，则虫于肉中，似小米自出也。刘郁《西域记》云：赤木儿城，有虫如蜘蛛，毒中人则烦渴，饮水立死，饮葡萄酒至醉，吐则解。元稹《长庆集》云：巴中蜘蛛大而毒，甚者身运❹数寸，踦长数倍，竹木被网皆死。中人，疮痏、痛痒倍常，

---

❶ 繫：诸本同，疑为“繋”之误。
❷ 充：冷本作“克”。
❸ 芋：诸本同，《纲目》作“羊”。
❹ 运：诸本同，《纲目》作“边”。

惟以苦酒调雄黄涂之，仍用鼠负虫食其丝❶则愈。修治：火熬焦者良。

参曰：蜘蛛喷泄放丝，磨旋右转，结网以网飞虫，知物触而遂诛之，地以阳杀阴藏之谓乎。易曰：结绳网罟，以佃以渔盖取诸离。象曰：明两作离继明照于四方之火德欤，重门击柝，以待暴客，盖取诸豫。象曰：雷出地奋，先王以作乐崇德，殷荐之上帝，以配祖考之木德欤，故圣人之作易也，仰观于天，俯察于地，而又观鸟兽之文，与地之宜，则所谓取才于物也。仲景两论，为方剂祖，蜘蛛辅木王之桂，曰蜘蛛散，主治阴狐疝，气偏有大小，时时上下，触突网募，乱作腹心者，尽诛之，卷束狂勃，剪灭不格也。陶隐居遵祖剂作别录，广治小儿三岁不能行。盖天道左旋，天以阳生阴长；地道右转，地以阳杀阴藏。地道也，坤道也，应地无疆，以顺天行之健。及小儿大腹疔，此高粱之变，洗除特易易耳。

唐本草

鳢肠

气味甘酸平，无毒。主治血痢。针灸疮发，洪血不可止者，敷之立已。汁涂眉发，生速而繁。

核曰：鳢肠，所在有之，南方下湿地尤多。苗似旋覆，茎似马苋，叶似杨❷柳，花细白，作实似小莲房，色青碧。一种苗梗枯瘦，似小莲花，色正黄，实亦作房，且圆，南人谓之小莲翘。二种折其苗，并有汁出，须臾遂黑，俗谓之旱莲，又谓之金陵草。

参曰：鳢，玄鳢，体色青玄，俗呼黑鳢。首具七星，随斗指而向之，神转不回之谓乎。美在肠，形相肖也。盖肠，畅也。通畅胃气，为水谷道，心肺腑，大小肠也。经云：肝主色，自入为青，入肾为黑。《尔雅翼》云：青出于蓝。《月令》云：刈蓝以染重玄，则又玄出于青矣，为肾之心药肝药，肝之肾药心药，心之肝药肾药也。故鳢肠产南而色玄，则凡毛发须眉，色变于色者，使之各色其色耳。经云：肾之合骨也，其荣发也，其主脾也；肺之合皮也，其荣毛也，其主心也。又为肺之脾药肾药，心药肝药矣。故鳢肠白华在秋，禀庚金之化，色味乃充，气平味甘，亦即土大舒和之用。又为脾之肾药心药，肝药肺药也。此以五星互呈，故得形脏敌应，为心肝脾胃，爪生发长，筋转脉摇，弥肤致腠，诚驻形形物耳。若主血痢，正胃失通畅，致谷道不泌不分。盖鳢至难死，自非连鲅者比。至主针灸疮发，洪血不止，鳢肠脉胜而通心，色胜而通肝，则脉有所主，血有所藏，心主肾也，肝主肺也，水火既济矣，木金互交矣。肤受者捷如影响，况饵食者乎。

豨莶

气味苦寒，有小毒。热䘌，烦满不能食。捣汁主金疮、止痛，续❸血、生肌❹，除诸恶疮，消浮肿。

核曰：豨莶，所在有之。春尽作苗，茎有直棱，间作班点。叶似枲耳，微长；又似地松，稍薄。对节生叶，花❺叶皆

---

❶ 丝：诸本同，《纲目》此字后作“尽”。
❷ 杨：诸本同，《纲目》此字无。
❸ 续：诸本同，《纲目》作“断”。
❹ 肌：诸本同，《纲目》作“肉”。
❺ 花：诸本同，《纲目》作“茎”。

毛。肥壤者，一株分枝数十。八九月作小花，深黄色。实如蒿子，外萼有刺，喜粘人也。修治：采叶洗净曝干，入甑中，每层酒润蜜酒，叠满，封固甑口，蒸一时许，取出，曝干。如前法，蒸曝九次，则气味香美。

参曰：楚人呼彘为豨，呼嗅为莶。盖肾畜彘，肾臭腐，为肾脏之体药也。其味苦，其气寒，其性润下，又为肾脏之用药也。对待热慝为眚，若蛰虫之坏我户耳。经云：肾虚者，心悬若病饥，烦满不能食，灸之则强食生肉。又云：肾虚胫肿寒逆，实则骨气以精，是故驻形者，其始淫气于肾，散精于骨，以次淫散，乃得筋柔肌生，血荣毛美耳。若风气通于肝，致筋膜弛痿，此以气病形，亦以形病气，辅肝之母，即所以补肾之形，形全则神俱，五形若一矣。

救荒本草

土 瓜

气味苦寒，无毒。邪热，解劳之，清心，明目。

核曰：苦瓜，副名癞葡萄、锦荔枝。所在都有，闽广尤多。四五月下子，生苗，引蔓长丈余，有涩毛。叶类野葡萄，茎间卷须，亦若葡萄之络绊也。七八月作小花，黄色五瓣。结实如鸡卵，皮上瘟癞，宛若荔枝壳状，初生青色，熟则黄赤，内有红瓤，丹红如血，壳极苦，瓤最甜，瓤中裹子，形扁色褐，似木鳖子状。闽广者，瓜长尺许，他处则圆短，但本大末锐耳。取壳皮青翠者，煮肉作羹，及盐酱充蔬味，虽苦涩，颇有清韵，善解热恼也。根如胡萝卜，质柔且滑，削挺作导，用泄腐秽耳。

参曰：苦瓜，苦诠味。瓜象形，象实缀在须蔓间也。壳苦瓤甜，因名苦瓜。生时青碧，熟则丹黄，水火通明，土金授受际也。形类荔实，又状人心，瓤肉正赤如凝血，壳皮痱瘟犹猬刺，第柔滑若肤肌，罔同荔刺之辣手。藉此形色，持维中土，递袭容平，乃得惩烦雪躁，息肩劳乏，顿开心目，转热恼为清凉地矣。根荄腻泽，削挺作导，通因塞用，特易易耳。

宋 嘉 祐

浆 水

气味甘酸温，无一❶。主调水❷引气，宣和强力，通关、开胃、止渴，六❸乱泄痢，消宿食。宜作粥，薄暮啜之，解烦去睡，调理脏腑。十❹令酸，止呕哕，白人肤，体如缯帛。

核曰：浆水，炊粟令熟，投冷水中浸六夕，味作酢，面生花，色类浆汁，故名浆水。盖粟粒细圆，南北皆有，北田犹多，苗都如茅，有青、黄、赤、白、黑、褐之殊，或因姓氏地名，或因形似时令，随义赋名，不啻数十种。如早有赶麦黄、百日粮；中有八月黄、老军头；晚有雁头青、寒露粟。故成熟有早晚，苗秆有高下，山泽有宜异，实收有息耗，质性有强弱，气味有美恶，顺天时，量地理，则用力少而成功多，任性返道，劳而无获矣。大都早粟皮薄而米充，晚

❶ 一：诸本同，《证类》作“毒”。
❷ 水：诸本同，《证类》作“中”。
❸ 六：诸本同，《证类》作“霍”。
❹ 十：诸本同，《证类》作“煎”。

粟皮厚而米瘦。与粱同类，穗大毛长，粒粗而黏者粱，穗小毛短、粒细而粳者，粟也。苗似粟，低小有毛，秀特舒散，米粒悦泽，一稃一米。米粒稍肥者，稷也；一稃二米，米粒稍细者，黍也。状如芦荻而内实，叶如芦穗而稍肥，米如椒子而坚硬者，蜀粟也。蜀粟，即高粱，《广雅》谓之水稷，又谓之荻粱，食物谓之芦穄，俗谓之芦粟，又谓之蜀秫也。苗叶都似蜀粟而肥，又类薏苡而长，六七月开花成穗，如秕豆状，苗心出苞，如棕鱼，白须四垂，久则苞裂子出，攒簇如珠者，玉粟。一名玉蜀粟，又名玉高粱，即今之御粟也。浆水所需，取陆种之早粟，一稃一米，最细而圆者。炊浸合宜，为用弥佳。日久致败，为害殊甚。禁李同食，令人霍乱。妊妇食之，令儿骨瘦，产后尤忌。清浆啜之，绝嗣不字，醉人频饮，失音不语也。

参曰：浆水，粟浆也。炊粟浸酿，六夕乃成，去滓纯水，一名清浆。盖粟本作㮥❶，象穗在禾之上也。《春秋》题辞云：粟乃金所主，米为阳之精，西叶米而粟成矣。孔子曰：粟之为言续也，为陆种之首，旧谷既绝，新谷未登，接绝续乏，名之曰粟。其味咸，其气寒，炊之作浆。其气温，其味酸且甘，顾谷类水属，叶西而登，炊之酿之，稼穑之甘，曲直成酸，五气固备，而酸津独著，爽旦微明，春生之象也。乃尔浆水谷味，开发上焦，熏肤充身，泽毛若雾露之溉。斯毛脉合精，行气于府，府精神明，留于四脏，则绝者接，而乏者续矣。何患气之失引，水之失调，关之不通，渴之不止，霍乱之难平，涌泄之难定，宿食之难消乎。薄暮啜之，解烦去睡，此爽旦微明，春生之休征也。调腑理脏，此腑精神明，留于四脏之休征也。煎之令酸，止呕定哕，此宣水谷味，开发上焦之休征也。白人肤体如缯帛，此熏肤充身，泽毛若雾露之溉之休征也。至宣和强力，将挈卫营，平权衡，成寸口，后天生气从之，先天真气自守矣。

宋开宝

白鱼

气味甘平，无毒。主治开胃、下气❷，去水气，令人肥健。

核曰：白鱼，一名鱎，一名鲌。匽，白也，白色也。生江湖中，大者长六七尺，色白形窄，腹扁，鳞细，内有细刺，头尾俱昂。灸疮不发者，作鲙食之。

参曰：鱼，冬渊春涉，化无停机者，共浮沉于生长之门。白者，金色；金者，水母，生生不息之源也。仲景先生用治水亡泽上而消渴，水亡润下而小便不利。《开宝》推广开胃；开胃者，开发上焦，熏肤充身，泽毛若雾露之溉。令人润身而肥健，气无有不下，水无有不去矣。盖用行则体消，体止则用息；用不忘体，体不亡用，亡则不祥莫大焉。顾水之从鱼，犹云之从龙，风之从虎，亲上亲下，物各从其类也。

日华

浮石

气味咸平，无毒。煮汁饮，止渴，

---

❶ 㮥：冷本作“㮥”。
❷ 气：诸本同，《证类》作“食”。

治淋，杀野兽肉[1]。

核曰：出南海、交州之阳。水沫集尘埃，荡漾水面日久凝结而成。色黄白，体虚而轻，仍未离乎尘沫本相也。先人云：山融成水，归宗走海，泡幻立坚仍呈本相，随波上下，止止行行，行行止止，会心者得之。

参曰：抱朴子云：烧泥为瓦，燔木为炭，水沫为浮石，皆去其柔脆，变其坚刚。《释典》云：火劣水势，湿为巨海，干为州潭，是故彼大海中，火光常起，彼州潭中，江河常注，虽幻化异形，而水火之性，终不陨灭。顾浮石之浮水上，即火性浮炕之上炎。《诗大雅》云：烝之浮之是也。若止渴治淋即湿者干之，干者湿之。若积块老痰，瘿疬疝瘕，砂石淋露，即去其坚刚，变其柔脆。随根身之缺陷，现四大之遍周，若以结治结，犹幻归幻耳。

铅　丹

气味辛，微寒，无毒。主吐逆反胃，惊痫癫疾，除热、下气，炼化还成九光，久服通神明。

核曰：铅丹，原生于铅，出蜀郡平泽。近皆炒铅为之，法用每铅一斤，以土硫黄十两，硝石一两。熔铅成汁，下醋点之，俟瀼沸时，遂下硫黄一块，少顷，再下硝少许，沸定再点醋，依前下少许硝、黄，待自作末，则成丹矣。近多以作粉铅脚，不炷成粉者，用矾石、硝石，合炒成丹，力转薄矣。若欲转丹为铅，只用莲须葱白汁，拌丹漫煎，煨[2]成金汁，倾出土上，即还铅矣。市肆者，每以盐硝砂石杂乱。凡用须用净水漂去硝盐，飞去砂石，澄干，微火漫炒，紫赤色，置土地上，摊去火毒，乃入药用。《会典》云：黑铅一斤，烧丹可得一斤五钱[3]。

参曰：铅秉重玄，五金水也。点烹成丹，碎大块作太末，转丹还铅，会太末归太玄，下而上，外而内，元始合璧，动定九光，丹体备已。故主吐逆反胃，惊走狂癫，下而上者，上而下矣。痫疾下气，忤恶聚积，外而内者，内而外矣。水济火则热除，火济水则通神，丹成敌应，莫捷于铅。

证　类

降真香

气味辛温，无毒。烧之，辟天行时气，宅舍怪异。小儿带之，辟邪恶气。

核曰：降真，原名新绛。出黔南、南海山中，及大秦国。似苏方木，烧之不甚香，得诸香和之，则特美。入药以番降，紫而润者良。今广东、广西、安南、汉中、施州、永顺、保靖，及占城、暹罗、渤泥、琉球诸番皆有。朱辅山《溪蛮丛话》云：鸡骨香，即降香，本出海南。今溪峒僻处所出者，似是而非，劲瘦不甚香。周达观《真腊记》云：降香生丛林中，番人颇费砍斫之功，乃树心也。其外白皮厚八九寸，或五六寸，焚之气劲而远。又《稽含草木状》云：紫藤香，长茎细叶，根极坚实，重重有皮，花白子黑。其茎截置烟焰中，经久成紫香，可降神也。

参曰：降真，新绛也，新致陈推。

---

[1] 肉：诸本同，《纲目》引大明作“食”。
[2] 煨：冷本作“煅”，义长。
[3] 钱：诸本同，《纲目》此字后作“三分也”。

降者大赤，易曰：乾为赤，坎为大赤，贯流先天一气者欤。主利率类以从阳，远于绝类以从阴也。烧之真降，诠名降真。盖真者，仙变通乎天，提挈天地，把握阴阳，独立守神，命曰真神。故主天行时气，宅舍怪异，辟邪恶气。远于生阳，显诸死阴之属者，敛臼消灭，顾赤心在中，重皮巩固，宛若卫外为固之为阳，藏精起亟之为阴也。仲景先生祖剂，主利脉革之半产漏下，佐以葱茎前通乎阳隧。君以旋覆，诚营血之师帅。旋者周旋，旌旗之指麾，覆者伏兵，奉旌旗之指麾者。而后新降起亟乎阴，卫外乎阳则行者留，留者行矣。本草失列品类，时珍补入纲目，疗金疮折跌出血不止者，此遵祖剂之行留而推广之。副名降真，良有以也。颐更推广之，不但系小子妇人吉，犹可系丈人之失与亡。协旋覆葱株斯藏精而起亟，卫外而为固者也。

纲　目

潦　水

气味甘平，无毒。主煎调脾胃，去湿热之圣药。

核曰：雨水曰潦，疾雨曰骤，徐雨曰零，久雨曰苦雨，曰愁霖，雨晴曰霁，时雨曰澍，雨而昼晴曰启也。盖雨从云下，天地气和而为雨，怒而为风。故凡易称雨者，皆和之象也。诗云：有渰萋萋，兴雨祁祁。渰，阴雨也，或作聊。渰，水气之云也。《传》云：雨，云水气。萋萋，盛貌。祁祁，徐貌。盖云欲盛，盛则雨足，雨欲徐，徐则入土，且亦云气不待族而雨者，非阴之和也。故诗云以萋萋，雨以祁祁为善尔。诗曰：灵雨既零，命彼倌人，星言夙驾，税于乘田。《瑞应图》云：灵雨，瑞雨也。降而应物，谓之灵雨。星，晴也。言夜而雨，夙而星见，于是督劝农乘，此传所谓务材训农者也。《盐铁论》云：周公之时，雨不破块，风不鸿[❶]条，雨则必以夜。夜者，正雨之时也。诗云：我来自东，零雨其濛，濛善沾濡，又喜阴结，不解羁旅之愁，于是为甚，诗以言其情也。雨无正曰，雨自上下者也。众多如雨，而非所以为政也。政者，正也。夫文一止为正，众多如雨，则无正矣。诗云：月离于毕，俾滂沱矣。又曰：益之以霡霂滂沱，大雨也；小雨谓之霡霂。《释名》曰：言淋沥沾浸，如人之沐，唯及其上支而已，根不濡也。盖霡膏润于土，如人之脉，故曰霡也。《说文》云：秋穜厚薶，故谓之麦。然则霂言其上，霡言其下也。诗云：芃芃黍苗，阴雨膏之，方暑之苗也。暑雨暴息，无阴云以覆之，日随蒸焉，则苗槁矣。将以润之，乃所害之也。故诗以阴雨为善。俗谚五月谓之分龙雨，曰隔辙。言夏雨多暴至，龙各有分域，雨暘往往隔一辙而异也。易云：密云不雨，自[❷]我西郊，言小畜也。畜者，畜也。升气又自乎西，故能为密云而已。盖入药之潦，宜取阴云之雨。斯本天地之和，本草取霪雨为潦，是非阴阳之正矣。《备录经雅》用供博粲云尔。

参曰：地气上为云，天气下为雨。雨出地气，云出天气，交互升沉，沛然降注也。对待水寒独沉，俾之起亟，熏肤充身，泽毛若雾露之溉欤。《别录》

---

❶ 鸿：冷本作“鸣”。
❷ 自：冷本作“目”。

主调煎脾胃之圣药。经言人之脾胃以地土名之，人之气汗，以风雨状之，器界益根身，疏相培亲相，无情于有情，互相感召耳。

李时珍

柏叶

主治煮汁，洗漆疮[1]。

核曰：侧柏，侧生扁柏叶也。生成见柏实条核。

参曰：木谐白者柏，向西承制，以全木德，肝脏体用备矣。叶侧曰孙，曰络，曰经，曰脉，克肖乎形。盖肝藏血，失所藏，血吐不止。守所藏，何吐之有。时珍广之洗疗漆疮，金形人，肤受其眚，名曰横漆克承制，又何横之有。

拾遗

裈裆

煮汁，主解箭毒并女劳复。陈藏器曰：阴阳易病，烧灰服之。并取所交女人衣裳覆之。

核曰：裈裆，小衣也。一名袴，一名犊鼻，一名触衣，以裈复为之。剪取近男妇二根隐处，衣旧者是。

参曰：裈，股衣也。裆，两股跨缝之中也。一名裤。裤，跨同。一名犊鼻者，男之裆。一名触衣者，女之裆，非短犊鼻，长触衣也。顾犊鼻名穴，亦男可触衣，女可犊鼻矣。盖裆当息吹流液之的，此气之所聚，即情之所钟，意之所之，即心之所向，无情之于有情，互相感召耳。洗汁疗箭毒，并女劳复；烧灰主阴阳易病。固火水之相射，成阴阳之合璧，匪此隐户之衣，不足以当飞簇之中，匪此近阴之器，不足以挽颓阳之宇。虽具报身能所痛痒之差别，总不离触尘与受爱憎之违顺。阅触衣、犊鼻之副名，遂可意料幻化，敌应之游戏矣。

---

[1] 主治煮汁，洗漆疮：诸本同，《纲目》作“气味苦，微温无毒。主治煮汁，洗漆疮”，疑脱。